ALTERN & KULTUR

VALIDATION ÖSTERREICH

„Man halte sich ans fortschreitende Leben
und prüfe sich beizeiten:
denn zum einen zeigt sich's,
ob wir lebendig waren,
zum anderen, ob wir's sind."

Johann Wolfgang Goethe

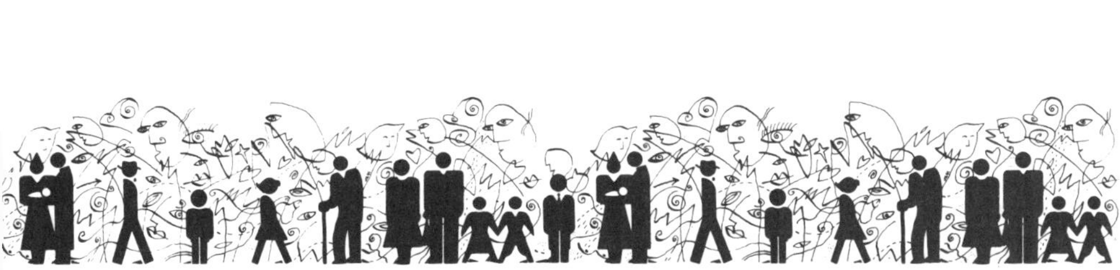

Naomi Feil

AUSBRUCH IN DIE MENSCHENWÜRDE

Validation – einfache Techniken um Menschen mit Altersverwirrtheit/Demenz vom Typus Alzheimer zu helfen

Mit einem Vorwort von Hilde Rosenmayr und einem Anhang

Titel der Originalausgabe
*„The Validation Breakthrough
Simple Technics for Communicating with
People with 'Alzheimer's-Type Dementia'"*
Copyright © 1993 Naomi Feil
Health Professions Press,
Baltimore Toronto London Sydney

ISBN 3-901291-04-0
©1993 Naomi Feil
1. Auflage, 1.-9.-Tausend
Übersetzung aus dem Amerikanischen: Heinrich Hoffer und Eva Valente
Lektorat: Vicki de Klerk-Rubin, Johannes Posch
Umschlag und Gestaltung: Mikela Willmann
Layout: Sylvia Burian
Druck: Wiener Verlag, Himberg bei Wien

Verleger: Altern & Kultur
A 1070 Wien, Zieglergasse 32, Tel./Fax (0043 1) 522 88 15

Vertrieb für Österreich und die Schweiz
Bürowerkstatt, A 1220 Wien, Dr. Otto Neurathgasse 1,
Tel 283 85 75 Fax 283 85 74
Vertrieb für die BRD
Waschzettel-Buchversand Alex Möckl
D 81653 Augsburg, Argonstr. 2 1/2, Tel. (0821) 56 30 80 Fax 555 707

ÜBER DIE AUTORIN

Naomi Feil ist die Begründerin der Validationsmethode und geschäftsführende Direktorin des Validation Training Institute, Inc., in Cleveland, USA.
In München geboren, mußte sie schon nach 4 Jahren mit ihren Eltern nach Amerika emigrieren. Diese Tatsache ist direkt verantwortlich für zwei ihrer unschätzbaren Eigenschaften: ihre eigene Multikulturalität, die sie befähigt, ihre Methode in verschiedenen Kulturkreisen zu praktizieren und zu lehren, und ihre im ganzen deutschsprachigen Europa bekannten Vorträge, die mitunter zweisprachig, amerikanisch und deutsch, in einem sind. Fügt man hinzu, daß sie eine erträumte Broadway-Karriere ganz in den Dienst der Verbreitung der Validationsmethode gestellt hat, wird verständlich, warum sie eine gesuchte Vortragende ist, die es versteht andere von ihrem Konzept der einfühlenden Kommunikation mit sehr alten verwirrten Menschen zu begeistern.
Beruflich schöpft sie aus zwei Quellen: einer abgeschlossenen akademischen Ausbildung in Sozialarbeit und Psychologie (Columbia University, New School for Social Research, University of Michigan), und aus ihrer lebenslangen Erfahrung mit alten Menschen und dem Umgang mit ihnen. Daraus hat sie auch Drehbücher für (Lehr-) Filme entwickelt, die ihr gemeinsam mit ihrem Mann Ed neun Preise eingebracht haben.
Heute gilt ihr Interesse der Verbreitung ihrer Methode auf der ganzen Welt, was ja auch im Originaltitel "The Validation Breakthrough" zum Ausdruck kommt. Natürlich geht es auch um Qualitätssicherung, darum, daß das Wesen von Validation bei Wahrung aller kulturellen Eigenständigkeit zwischen Australien, Nordamerika und Europa gleich bleibt. Daß sie selbst validierend mit ihrer Umwelt umgeht, im Sinne einer anteilnehmenden, wertschätzenden Kommunikation, macht mich dankbar für jede Begegnung.

Heinrich Hoffer

Ich widme dieses Buch meiner Freundin und Lektorin Lita Kohn, ohne die es nie geschrieben worden wäre. Ihr Rat, ihr Enthusiasmus und ihr ehrliches Suchen nach allem, was dem Leben Bedeutung verleiht, waren eine Hilfe für mich, meinen späten Jahren gelassen entgegenzublicken.

INHALT

Dr. Hilde Rosenmayr

Das Sprechen über Menschenwürde, die ungeachtet von Geschlecht, Rasse und Alter jeder menschlichen Person zusteht, erweckt oft ein unbehagliches Gefühl: es ist relativ leicht, Menschenwürde für alle zu fordern; aber was tun wir, um die nur zu offensichtlichen Verletzungen der Menschenwürde zu lindern und zu heilen?

Daß Menschen alt und immer älter werden, ist eine der großen Chancen unseres Jahrhunderts. Die schöne Parole: „Dem Leben nicht nur mehr Jahre, sondern auch den Jahren mehr Leben geben!“, kann auf verschiedene Weise verwirklicht werden. Es kann einerseits bedeuten: die Gesundheit so weit wie möglich zu erhalten, die Schaffenskraft durch Dazulernen auf neue und noch unerschlossene Bereiche auszuweiten, das reichhaltige und oft ungenützte Potential, das in jedem Menschen verborgen ist, voller auszuschöpfen, mehr Unabhängigkeit und Selbständigkeit zu erringen. Tatsächlich gelingt es immer mehr Älteren, vor allem unter den Voraussetzungen von mannigfachen sozialen Stützungssystemen, Bildungs- und Gemeinschaftsangeboten, nicht nur ein längeres, sondern auch ein länger leistungsfähiges Leben zu führen – wem immer diese Leistungen zugutekommen mögen.

Neben der Zahl der „aktiven Senioren“ nimmt jedoch auf der anderen Seite auch jene der hinfälligen und verwirrten alten Menschen zu. Keine Altersgruppe wächst so schnell wie die der Über-85-jährigen. Die Mehrzahl von diesen sind altersbedingt angepaßt, aber unter ihnen wächst, noch einmal schneller, der Anteil der Desorientierten, Verwirrten, Alzheimer-Erkrankten, Dementen, der Personen mit auffälligen Verhaltensweisen unterschiedlicher Art.

Für diese Menschen hat Naomi Feil seit 1963 in jahrelanger Arbeit mit sowohl Desorientierten wie auch Wohlorientierten die Methode der Validation entwickelt. Ein Grundpfeiler ihrer Arbeit ist die Erkenntnis, daß nicht die anatomische Struktur des Gehirns allein ein abweichendes Verhalten verursacht, wenn auch altersbedingte Veränderungen sehr wohl eine Rolle spielen.

Der entwicklungspsychologische Ansatz von Erik Erikson ließ sie verstehen, daß in jedem Lebensstadium verschiedene psychische und soziale Aufgaben zu vollbringen und Haltungen zu erwerben sind, die zur Bewältigung der nächsten Entwicklungsstufe befähigen. Gelingt die Lösung dieser Aufgaben nicht, so kehren sie auf einer späteren Entwicklungsstufe wieder. Werden sie auch dann nicht bewältigt, so warten die verdrängten Aufgaben so lange, bis die Kräfte nachlassen, sie wie ein eiterndes Geschwür aufbrechen können und die Kontrollen eines angepaßten Verhaltens hinwegfegen.

Aufgabe des Alters ist, eine Bilanz des eigenen Lebens zu ziehen, und mit dem leben zu lernen, was aus einem geworden ist. Haben wir früher Vertrauen in uns selbst gewonnen, so können wir uns auch im Alter akzeptieren als das, was wir waren, und das, was wir gerne geworden wären, aber nicht geworden sind. In einer solchen Haltung können wir auch die Beeinträchtigungen des Alters mit Geduld und Zuversicht auf uns nehmen; und auf der Grundlage dieser Zuversicht kann dann vielleicht ein neuer offenerer Blick sowohl auf die eigene Zukunft wie auf die Welt der Jüngeren gerichtet werden, in der wir nicht mehr die erste Rolle spielen müssen, in der aber das Recht, als Menschen dazusein, so wie wir sind, anerkannt wird.

Unbewältigte Aufgaben, vor allem die Aufgabe des Anheimstellen-Könnens des eigenen Lebens, drängen jedoch auch dann zur Lösung, wenn Sinne, Gedächtnis und Körperfunktionen gestört sind; die Wechselwirkung erhöht noch die Störanfälligkeit. So kann es dann zu Verhaltensweisen kommen, die den Pflegenden zunächst unverständlich, anstößig, verletzend, ja unerträglich scheinen. Wer unvollkommen gelebt, d.h. sich mit seiner Unvollkommenheit nicht ausgesöhnt hat, wird gedrängt, im verbleibenden Rest Inhalt und Sinn nachzuholen - und ist gerade dann dazu unfähig. Der Leidensdruck von solcherart Verwirrten ist unerträglich, ihr Verhalten rührt aus ihrer verzweifelten Anstrengung, doch noch in Frieden sterben zu können.

Die Methode der Validation sucht nicht, den Zustand solcher Menschen zu „bessern“, sondern sie geht davon aus, daß dieser als Ergebnis einer notwendigen, wenn auch verzweifelten Bemühung anerkannt werden muß, und daß eine Zuwendung, die auf dieser Erkenntnis basiert, Erleichterung schafft. Validations-Anwender handeln aus der Überzeugung heraus, daß die Zustände der Verwirrtheit sehr wohl ihren Sinn haben, wertvoll = „valid" sind, und daß in einer liebevollen Begleitung dieser Sinn zum Tragen kommen kann. Daher rühren die anerkannten Erfolge der Validation.

Naomi Feil hat nicht nur die Gründe für das Verhalten von Verwirrten erkannt, sie hat auch Techniken entwickelt, die den Helfern erlauben, solche Menschen mit Respekt und Empathie zu begleiten. Helfer können lernen, sich in die Logik hinter der Verwirrtheit sehr alter Menschen einzufühlen und sie positiv zu stimulieren, statt ihnen ihre eigene Verhaltenslogik aufzwingen zu wollen, was die Verwirrtheit nur vergrößert. Helfer gewinnen damit zugleich ein höheres Maß an eigener Festigkeit. Der vorliegende Band enthält eine Menge konkreter und spezifischer Ratschläge, was zu tun und zu sagen ist, auch und gerade in Situationen, in denen die Helfer nicht wissen, was sie tun und sagen sollen, oder wenn nichts mehr zu wirken scheint.

Obwohl die Techniken vielfältig und praktisch sind, bedeuten sie doch mehr als „Tips und Tricks" – sie sind auch geeignet, zu einer Einstellungsänderung der Helfer zu führen. Sie können übergroßen Belastungen und burn-out-Effekten entgegenwirken, sei es bei Helfern in Alten- und Pflegeheimen, sei es bei pflegenden Familienangehörigen, die ja wegen der engen Bindungen an den Patienten und wegen ihrer Mehrfachbelastung oft körperlich und seelisch stark überfordert und häufig in noch schlechterem Zustand sind als die Patienten selbst. Die Validationstechniken kommen aber auch allen Menschen zugute, die mit alten Menschen zu tun haben, Ärzten, Personen in der Administration und in den Dienstleistungen. Sie ermöglichen es, Verständnis für den eigenen Alterungsprozeß anzuregen und die Angst davor abzubauen. Darüber hinaus können sie vielleicht auch Verständnis für allgemeine Zustände der Desorientiertheit anbahnen, mit denen wir in unserer so schnell sich wandelnden Welt immer häufiger konfrontiert werden.

Validation als Form des Umgangs mit verwirrten alten Menschen hat somit zur Folge, daß eine weitaus größere Zielgruppe als nur diese von ihr profitieren kann. Indem sie den Verwirrten als sich abmühenden Menschen in seiner Unvollkommenheit anerkennt, verleiht sie ihm Würde, die Würde eines Menschen eben, die nicht die Würde des Vollkommenen, sondern die Würde des unentwegt Strebenden ist. Validation verleiht aber auch die gleiche Würde allen, die in ihrem Sinne mit Verwirrten und anderen alten Menschen zu tun haben, weil sie mit einem wahrhaftigeren Menschenbild leben lernen. Von dort her kann eine Kultur von Pflege und Betreuung aufgebaut werden, in der nicht bloß die Belastung durch die Pflege, sondern auch der tiefere Sinn der Pflegeaufgabe, ja, des Miteinander-Lebens im Vordergrund stehen.

Dr. Hilde Rosenmayr ist Vorsitzende des UN-Komitees nichtstaatlicher Organisationen für Fragen des Alterns in Wien

„ICH BIN GESTORBEN."

Florence Trew
1872 – 1963

Ich schreibe dieses Buch für Florence Trew, die lange Jahre in einem Pflegeheim lebte, und für die vielen Millionen sehr alter Menschen wie sie. Als wir uns zum ersten Mal begegneten, im Dezember 1940, war sie 68 Jahre alt und ich war 8.

Aufgewachsen bin ich in einem Altersheim. Natürlich mußte man mindestens 65 oder älter sein, um aufgenommen zu werden. Aber ich lebte dort, weil mein Vater, ein Psychologe, der Verwalter war. Meine Mutter war die erste diplomierte Sozialarbeiterin, die in einem Altersheim arbeitete, sie baute dort die Abteilung Soziale Dienste auf.

Mrs Trew war meine beste Freundin im Heim. Trotzdem durfte ich sie nie beim Vornamen nennen. Immer blieb sie „Mrs Trew". Sie war groß, mit einer guten Figur, und balancierte ständig ihre Bifokal-Brille auf der langen, dünnen Nase. Wenn sie etwas unterstreichen wollte, dann hob und senkte sie ihren Kopf so heftig, daß die Gläser gefährlich ins Rutschen kamen und gerade noch an der Nasenspitze hingen. Mrs Trew hat mir oft vorgelesen. Ich liebte ihre tiefe, aber klare und volltönende Stimme, die mich oft tröstete. Nur einmal habe ich erlebt, daß ihre Stimme zitterte, damals, als sie mir eine Stelle aus ihrem Tagebuch vorlas.

Sie hatte mich in Tränen aufgelöst auf dem rissigen Trottoir gefunden, das zum Heim führte. Die Schnallen meiner Rollschuhe hatten sich unrettbar ineinander verkeilt.
Florence Trew kniete sich zu mir nieder, um jedes Wort zu verstehen. Mein Bruder und ich hatten von unserer Mutter neue Rollschuhe bekommen. Seine Schuhe waren höchst elegant mit dem Wort „Rollerblitz" verziert. Meine hießen, noch dazu in viel kleinerer Schrift, nur „Gleiter". Ich erzählte also Mrs Trew, daß meine Mutter den Bruder viel lieber hätte als mich. Meine Rollschuhe sei-

en viel schäbiger als seine, deswegen könne er auch – weit voraus – elegant dahinsegeln, während ich armer Tolpatsch hilflos hinter ihm her rutsche.

Mrs Trew verstand diese Ungerechtigkeit sofort. Um mir in meinem Schmerz beizustehen, griff sie nach ihrem Tagebuch, das sie in ihrer schwarzen großen glänzenden Handtasche immer bei sich trug. Sie fand die gesuchte Seite ohne hinzuschauen. Beim Berühren des Papiers erstarrte sie und kniff die Augen zu.
Plötzlich riß sie die Augen weit auf – zwei blaue Fragezeichen. Wir starrten einander schweigend an, in geteiltem Leid.

Mrs Trew las mir aus ihrem Tagebuch vor. Ihre geliebte melodische Stimme hatte sich zu einem düsteren, leblosen, einförmigen Mißton verwandelt. Die Worte schienen wie von selbst aus dem Buch zu kommen, ganz ohne Mrs Trews Seele.

10. Juni 1891
Liebes Tagebuch:
Meine Mutter hat sich nicht im geringsten geändert. Sie hat mich heute wieder derartig bloßgestellt, genau wie damals bei Fräulein Nelson in der dritten Klasse. Erinnerst du dich, Tagebuch? Es war ein Dienstag, Elternsprechtag. Gerade als die Glocke läutete, sprach sie mit Fräulein Nelson. Beim Sprechen zeigte Mutter mit dem Finger auf mich, so daß alle zu mir schauten. Ich kauerte mich auf meinem Stuhl zusammen und wollte am liebsten in den Erdboden versinken. In ihrer Speziallautstärke raunte sie: „Florence kann sich einfach nicht von dem dummen Spielzeughasen trennen. Deswegen hat sie keine Freunde.“ Dann beugte sie sich auch noch nieder zu Sally Quinn in der ersten Reihe. „Meine Liebe, würdest du dich gerne anfreunden mit jemandem, der überall hin einen hölzernen Spielzeughasen mitnimmt? Doch sicher nicht!“ Sally Quinn kicherte. Meine Mutter war befriedigt. Die ganze Klasse kicherte. Meine Mutter wandte sich wieder Fräulein Nelson zu: „Ich mache mir Sorgen um Florence. Ich möchte einfach nicht, daß sie diesen blöden Hasen ihr ganzes Leben am Schoß hat.“ Sie kümmerte sich nicht mehr um die Lautstärke, türmte sich vor mir auf und streckte ihre Hand nach Creaky aus.

„Creaky gehört m-m-mir“, sagte ich. Aus Liebe zu ihm begann ich zu stottern. Ich hielt seine Schnur noch fester und ließ ihn unter der Schulbank verschwinden. Papi hatte ihn für mich gemacht, zu meinem 3. Geburtstag, kurz bevor er uns verließ. Creakys lange weiße Ohren waren weich wie Samt. Sie zu berühren war ungeheuer beruhigend, fast als ob Papi noch da wäre. Er hatte auch die Schnur um Creakys Hals gebunden, damit ich ihn hinter mir herziehen konnte. Dabei ließen seine Verbindungsstücke ein wunderbares Rattern und Knattern hören, sodaß ich immer wußte, er war hinter mir. Meine Mutter riß ihn mir mit soviel Kraft aus der Hand, daß ein Fuß abbrach. Sie marschierte nach vorne und warf Creaky in Fräulein Nelsons Papierkorb aus Metall. Es knallte und dröhnte. Ich stürzte vor zu seiner Rettung, als Fräulein Nelson den Papierkorb mit Creaky hinaustrug.

Mrs Trew schloß das Tagebuch und ihre Augen. Ich nahm ihre Hand. „Und was ist dann passiert?“ flüsterte ich.
„Ich bin gestorben“, gab sie mir zur Antwort.

1950 verabschiedete ich mich von meiner Freundin. Sie blieb im Heim und ich ging nach New York, um Sozialarbeit und Psychologie an der Columbia Universität zu studieren. Um 1956 herum begann ich mit alten Menschen in New Yorker Gemeindezentren zu arbeiten. 1963 ging ich zurück nach Cleveland um zu unterrichten, meinen Studienabschluß zu machen und mit den verwirrten Bewohnern in dem Heim zu arbeiten, in dem ich aufgewachsen war.
Im Sommer 1963 war es heiß und schwül. Im Aufenthaltsraum der Sonderstation für verwirrte Heimbewohner standen die Fenster weit offen. „Hilfe! Helft mir!“ Flehende Stimmen kamen von überall. Niemand blieb stehen um zu schauen. Niemand achtete auf das, was sie riefen. Der Aufenthaltsraum war von der Sonne hell erleuchtet, wie von einem Scheinwerfer angeleuchtet ragten Köpfe über zusammengesunkene Körper in geriatrischen Rollstühlen. Sie waren in den Sesseln festgebunden. Einige saßen aufrecht, starrten ins Leere.

Meine Aufmerksamkeit wurde hingezogen zu einem der Sessel, in dem sich ein formloses weißes Bündel befand. Es war eine ausge-

trocknete Frau, mit Armen so dünn und weiß, daß die blauen Adern ein Spitzenmuster bildeten. Wie in einer Mausefalle saß die winzigkleine Frau in dem schweren Sessel, eingezwängt zwischen dem riesigen Rückenpolster und dem hölzernen Tablett. Mechanisch schlug sie auf das Tablett, durch das sie ihrer Freiheit beraubt war.
„Kri. Kri. Kri.", krächzte sie mit tiefer rauher Stimme. Der Tonfall war gespenstisch. Ihre Hände liebkosten einen unsichtbaren Gegenstand, streichelten etwas, das nur sie sehen konnte. Über den knochigen Schultern fiel ihr Kopf hin und her. Lose Strähnen dünnen weißen Haares hingen in die blauen Augen. Das Hauskleid, das sie trug, zeigte Spuren eines rosafarbenen Blumenmusters, nach viel zu vielen Waschgängen ausgebleicht, ihre Hausschuhe waren zerrissen. Sie griff nach meinem Handgelenk, als ob sie es nie mehr loslassen wollte. Ich betrachtete ihre langen Finger, die abgebrochenen Fingernägel, die unzähligen Leberflecken auf ihrem Unterarm. Knotige Venenstränge führten von jedem Fingerknöchel zu ihrem dünnen Handgelenk. Zufällig blickte ich auf ihr Namensschild.

„Florence Trew". Konnte das dieselbe Florence Trew sein? Mit meinem inneren Auge sah ich Mrs Trew vor mir. Vor 20 Jahren war sie 65 gewesen. Bei unserem letzten Zusammentreffen hatten wir ein altes Volkslied gesungen, so laut, daß andere Bewohner im Vorbeigehen mißbilligend die Köpfe schüttelten. Danach waren wir 10 Kilometer zu Fuß ins Kino am Euclid Boulevard gegangen. Als Heimbewohner durften wir gratis hinein. Wir teilten uns eine Portion Popcorn und starrten sehnsüchtig auf Flash Gordon. Wir waren ein Team. Gemeinsam hatten wir 30 Cents pro Tag verdient, indem wir schmierige Gummistücke aus Autoreifen geholt hatten, um unseren Beitrag zu den Kriegsanstrengungen zu leisten. Wir zwei hatten sogar den Preis für die besten „Gummipflücker" gewonnen. Mrs. Trew hatte die Medaille voll Stolz an ihre Tür gehängt.

Die Erinnerung schnürte mir die Kehle zu. Ich beugte mich hinunter und sah ihr in die Augen. „Denken Sie noch an unsere Medaille? Unseren Beitrag zum Krieg? Erinnern Sie sich an das 'Gummipflücken?'" Sie horchte auf, schaute mir voll in die Augen, ließ den Blick nicht mehr los von mir. Sie flüsterte meinen Kosenamen: „Mimi, Mimi, hol mich aus diesem Sessel!"

„Sie können sie nicht losbinden", warnte mich die Stationsgehilfin. „Vorige Woche hat sie versucht abzuhauen und ist dreimal gefallen. Wenn Sie sie losbinden und sie stürzt wieder, sind Sie verantwortlich."
„Was ist geschehen?" Ich beugte mich ganz dicht über Mrs Trew, fragte sie im Flüsterton.
„Sie haben ihn weggeworfen. Sag ihnen, sie sollen ihn zurückgeben, Mimi. Bitte." Mrs Trew's Stimme hatte den weichen Klang von früher. Ihre blauen Augen waren klar. Der Griff, mit dem sie meine Hände hielt, war fest.
„Wen?" fragte ich. „Wen haben sie Ihnen weggenommen?"
„Creaky. Sie hat ihn in den Abfallkorb geworfen." Mrs Trew zeigte auf die Schwester.
„Das ist die Schwester, Mrs Trew, und nicht Ihre Mutter."
Mrs Trew schüttelte den Kopf und war enttäuscht von mir. Sie drehte sich weg, schaltete mich gleichsam aus, starrte ins Nichts und jammerte leise „Kri. Kri. Kri".
Ich blieb standhaft. „Mrs Trew, haben Sie einen Schlaganfall gehabt?" Ich war unsicher, ob ihr Kurzzeitgedächtnis noch funktionierte. Sie starrte mich sprachlos an. Ihre Lippen formten Worte, aber ohne Ton. Resigniert und schlaff saß sie da, der Körper von den Gurten eingezwängt. „Ich bin gestorben", seufzte sie.
Ich redete ihr zu. „Sie können nicht tot sein, Mrs Trew. Sie sprechen ja mit mir!"
„Das bildest du dir nur ein, Liebes", sagte Mrs Trew traurig.
„Möchten Sie gerne sterben, Mrs Trew?" fragte ich weich.
„Ja." Die Antwort kam scharf und klar. „Creaky und ich sind Abfall, Müll. Müllauto. Autoreifen-Abfall. Gummipflücker-Abfall. Müllmüll müll. Muhmuhmuh. Werft uns in die Mülltonne!"
Mrs Trews Stimme erhob sich plötzlich zu einem schrillen durchdringenden Schrei. Sie schleuderte den imaginären Gegenstand zu Boden.
„Halt's Maul, Frau!" antwortete eine heisere Männerstimme.
„Maul halten!" Jetzt war es ein ganzer Chor.
Mrs Trew begann zu weinen und flüsterte unter Schluchzen: „Armer Creaky, sie hat dir den Fuß ausgerissen. Deine weißen Oh-

ren sind so weich. Hol mich raus aus diesem Sessel. Hilfe! Hilfe!"
Mrs Trew begann wieder zu schreien.
Ich legte den Arm um Florence Trew.
Die heisere männliche Stimme klärte mich auf: „Die ist verrückt, Frau. Der kannst du nicht mehr helfen. Hilf mir! Mach mir diese Dinger auf!" Der Hochbetagte zerrte an seinen Gurten, aber der weiße Stoff gab keinen Millimeter nach. In seiner Frustration überschrie er sogar noch Mrs Trew. Der Aufenthaltsraum war erfüllt von kakophonischem Stimmengewirr: „Hilfe! Holt mich raus! Halt's Maul! Hundesohn! Gebt ihnen Chloroform!"

Die Stationsgehilfin bedachte mich mit einem scheelen Blick. Ihre schrille Stimme durchbrach das Gejammere. „Sie regen sie ja alle nur sinnlos auf. Wenn sie so anfangen, lassen sie sich nicht mehr aufhalten." Während sie das sagte, straffte sie mit einer geübten Handbewegung Mrs. Trews Gurte.

Mrs Trew trat die Stationsgehilfin hart gegen das Schienbein. Dabei sprudelte sie heraus: „Gib mir meinen Creaky zurück, du Hündin. Ich hasse dich. Alle Kinder in dieser Klasse hassen dich."
Ganz ruhig, voll Selbstbeherrschung und Geduld, befeuchtete die Stationsgehilfin ihre Lippen mit der Zunge. Mit einer Armbewegung umschloß sie die zusammengesunkenen Alten in ihren Geriatrie-Sesseln. „Bitte regen Sie sie doch nicht auf, Naomi. Sie können ihnen nicht helfen. Ich arbeite seit 5 Jahren hier, ich weiß Bescheid."
Ohne Mrs Trew anzuschauen, schnappte sie den Sessel und karrte sie rasch den Gang hinunter, wobei sie auf die Rückenlehne einredete. „Du solltest diese bösen Worte nicht in den Mund nehmen, Süße. Das weißt du doch. Eine Hündin", erklärte sie geduldig, „ist ein weibliches Tier. Ich bin kein weibliches Tier, sondern Ihre Pflegerin, und ich mag Sie sehr. Es ist Zeit zum Schlafen, Schlafi-Schlafi machen. Alles ist in bester Ordnung, Liebling."
Ihre Stimme, diesmal süßlich, verlor sich im Gang, bis sie verschwand.
Mrs Trew hatte keine Möglichkeit mehr, ihren Kopf nach mir zu wenden. Florence Trew und ich hatten keine Möglichkeit, uns voneinander zu verabschieden. Sie starb noch in dieser Nacht.

Die nächsten 30 Jahre habe ich mit Menschen wie Florence Trew gearbeitet. Ich entwickelte die VALIDATION, eine Methode, um mit ihnen zu kommunizieren. Diese sehr alten, verwirrten Menschen haben sie mich gelehrt. Gelernt habe ich aus ihren Lebensgeschichten, von ihren Familien, ihrem Betreuungspersonal und ihren Freunden. Ich habe aus Fehlern gelernt. Ich habe gelernt, daß sehr alte, verwirrte Menschen intuitive Weisheit haben, die aus den Tiefen der menschlichen Natur stammt, die uns allen zueigen ist. Hinter ihrer Verwirrtheit liegt menschliches Wissen, das weit über alle geographischen oder religiösen Grenzen hinausgeht, über Zeit, Kultur oder Rasse. Wenn die zeitliche oder örtliche Gegenwart verblaßt, wenn der Beruf nicht mehr lebensbestimmend ist, gesellschaftliche und soziale Verpflichtungen ihre Bedeutung verloren haben, dann schimmert diese grundlegende menschliche Natur durch.
Die Natur hilft diesen sehr alten Menschen, ihre innere Weisheit zu finden. Wenn das Augenlicht nachläßt und die Außenwelt verschwimmt, blicken sehr alte Menschen nach innen. Sie verwenden ihr sehr lebendiges „inneres Auge" um zu sehen. Personen aus der Vergangenheit werden real. Wenn das Kurzzeitgedächtnis versagt und die Zeit verschwimmt, beginnen sehr alte Menschen, Lebenszeit nicht mehr in Minuten, sondern in Erinnerungen zu messen. Wenn die Hochbetagten ihre Sprache verlieren, dann ersetzen ähnliche Klänge, Rhythmen oder in der Kindheit gelernte Bewegungen die Worte. Um die Verluste der Gegenwart überleben zu können, holen die sehr Alten die Vergangenheit zu Hilfe. Durch sie finden sie Wissen und Weisheit.

Ich schreibe dieses Buch aus vier Gründen. Zum ersten schreibe ich, damit Söhne und Töchter, Schwestern und Ärzte, Nachbarn und Freunde die Validationsmethode anwenden lernen. Lernen, wie sie mitgehen können, Seite an Seite mit einem alten Menschen, in dieser endgültig letzten Lebensphase. Sie werden Empathie (Einfühlung) lernen. Sie werden den Verwirrten zuhören, mit ihnen sprechen lernen, anstatt sie festzugurten oder wie Kinder zu behandeln. Sie werden lernen, sie zu respektieren.

Zum zweiten schreibe ich, damit alle Pflegenden auch ein bißchen Freude in ihrer Arbeit mit sehr alten, verwirrten Menschen be-

kommen. Eine 50-jährige Tochter, die versteht, warum ihre Mutter jetzt die Reisetasche packen muß, um den längst verstorbenen Ehemann zu besuchen, kann eine Verbindung zu ihr knüpfen. Diese Tochter wird mehr über ihre Eltern erfahren.
Eine Pflegerin, die weiß, wie eine zusammengesunkene, sprachlose Person durch Berührung zu stimulieren ist, kann eine Erinnerung an Berührungen der Mutter wachrufen, und die Augen der alten Frau aufleuchten lassen. Ihre Lippen formen ein Wort. Ihr Körper strafft sich. Die Pflegerin singt mit der alten Frau ein bekanntes Wiegenlied. Die alte Frau weiß zwar nicht, wie die Pflegerin heißt, aber sie liebt sie. Die Pflegerin empfindet Freude, weil sie geliebt wird, und weil sie die alte Frau ein Stück weit wieder zum Leben erwecken kann. Die Interaktion dauert 3 Minuten.

Drittens schreibe ich für alle diejenigen von uns, die ein hohes und glückliches Alter erreichen wollen. Wenn wir uns in verwirrte Personen einzufühlen lernen, dann fangen wir auch an, die Ursachen hinter der Verwirrtheit zu verstehen. Wir können lernen, was dazugehört, um erfolgreich zu altern. Wir können Einsicht in unsere eigenen „Durchhänger" gewinnen. Wir können lernen, unsere eigenen ungelösten Lebensaufgaben zu erkennen. Wir können daran arbeiten diese Aufgaben JETZT zu lösen – bevor wir das hohe Alter erreicht haben. Wir können uns ein ganzes Repertoire an Verhaltensweisen zulegen, um mit Verlusten fertig zu werden. Wenn wir mit angstmachenden Gefühlen rechtzeitig umgehen lernen, dann wird uns das Alter nicht mit einem Rucksack voll Schmutzwäsche überrumpeln können. Wir müssen uns vorbereiten, solange unsere Sprache, unsere Logik und unsere sozialen Kontrollen noch intakt sind und wir fähig sind, uns zu verändern.

Viertens und zu guter Letzt schreibe ich auch für die jüngeren Generationen, die einmal die Pflege übernehmen müssen und werden. Im Jahr 2000 wird es in Amerika 10 Millionen Menschen über 80 geben. Wir wollen, daß diejenigen, die uns betreuen werden, uns verstehen anstatt uns auszugrenzen. Wenn einmal unsere Kontrollen nachlassen, wenn wir unsere Wunden entblößen, wenn unsere Gefühle genauso inkontinent werden wie unsere Blasen, dann wollen wir nicht medikamentös ruhiggestellt werden. Wir wollen nicht als „alte Missetäter" etikettiert werden. Wenn lange unterdrückter Zorn plötzlich ausbricht – in der Endphase unseres Lebens statt in der Pubertät – dann wollen wir Eure Einfühlung.

Florence Trew hat ihre Gefühle ihr Leben lang unter Kontrolle gehalten. Sie unterdrückte ihre Wut auf ihre Mutter. Erst als sie weit über 80 war – nachdem sie die physische Kontrolle verloren hatte, nach dem Verlust von Ehemann, Haus, Tochter, Gesichtssinn, Kurzzeitgedächtnis und Mobilität, holte sie diese schmerzhafte Erinnerung wieder hervor. Wieder und wieder schrie sie im Aufenthaltsraum des Pflegeheimes mit ihrer Mutter. Die Pflegerin erschien ihr nur als Schemen, weil Florence Trew's Sehnerv beschädigt war. Mit ihrem Inneren Auge konnte sie hingegen klar sehen. Sie verwendete die unklaren Umrisse der Pflegerin, um sich die Mutter vor Augen zu rufen. Und sie verwandelte die verschwommenen Figuren in ihren Rollstühlen in Kinder der dritten Schulstufe, die hinter ihren Pulten sitzen.
Mrs Trew hatte die letzte Phase ihres Lebens erreicht. Ihre letzte Aufgabe: reinen Tisch zu machen vor dem Sterben. Sie kehrte in die Vergangenheit zurück um alte Verletzungen aufzuarbeiten. Die 8jährige Florence hat nie geschrien: „MUTTER, ICH BIN GESTORBEN AN DEM TAG, ALS DU CREAKY IN DEN MÜLLEIMER GEWORFEN HAST“. Sie hat 80 Jahre lang gewartet. Sie hat zu lange gewartet.

TEIL 1

Über die Alzheimer'sche Krankheit und die Anwendung von Validation

Teil 1 beinhaltet neun Kapitel. Im ersten Kapitel beschreibe ich den herkömmlichen Vorgang des Alterns und menschlicher Entwicklung und benenne die maßgeblichen sozialen und psychischen Bedürfnisse der Hochbetagten.

Im Kapitel 2 wird das Konzept der Validation vorgestellt, und ich beschreibe die charakteristischen Stadien, die die Hochbetagten durchleben, wenn sie die letzten Anstrengungen unternehmen – ich nenne diesen Abschnitt die Aufarbeitungs (Verarbeitungs) phase des Lebens*.
Weiters stelle ich die Validationstechniken vor, die dazu beitragen, die Würde der jeweiligen Person in jeder Phase aufrecht zu erhalten.

Die Kapitel 3, 4, 5 und 6 bieten lebendige Darstellungen von Personen in fortschreitenden Stadien der Aufarbeitungsphase:

- mangelhafte/unglückliche Orientierung*
- Zeitverwirrtheit
- sich wiederholende Bewegungen und
- Vegetieren (Vor-sich-hin-Dämmern*).

Diese Kapitel schildern die physischen und psychischen Merkmale, die für jede dieser Stufen typisch sind. Sie zeigen auch, wie Validation sowohl den desorientierten* Hochbetagten hilft als auch den Personen, die sie pflegen.

Kapitel 7 behandelt den besonderen Fall von früh einsetzender Alzheimer-Krankheit, der sogenannten Alzheimer-Demenz, die noch vor dem Alter von 70 einsetzt. Validation ist deutlich weniger wirksam bei Personen dieses Alters als bei solchen, die zwischen 80 und 90 desorientiert werden. Anders als bei verwirrten Hochbetagten verfallen Personen mit früh einsetzender Alzheimer-Krankheit trotz Validation. Trotzdem kommt es zumindest für die Pflegenden durch Validation zu Erleichterungen in der Arbeit mit den früh Erkrankten, wenn auch nur kurzfristig.

Kapitel 8 betrachtet einige der Untersuchungen, die über die Auswirkungen von Validation auf desorientierte Hochbetagte, professionelles und halbprofessionelles Pflegepersonal sowie Angehörige gemacht wurden. Wie dieses Kapitel zeigt, gab es wiederholt positive Auswirkungen auf alle drei Gruppen.

Das neunte Kapitel beschäftigt sich schließlich mit den Unterschieden zwischen Validation und sieben anderen Methoden, die oft bei desorientierten Hochbetagten angewendet werden.
Dies sind:

- Realitätsorientierung
- Verhaltenstraining
- Psychotherapie
- Ablenkung/Diversion*
- Lebensrückschau
- Erinnerungsarbeit/Reminiscence*
- Remotivation.

KAPITEL 1

ALTERN, ENTWICKLUNG UND DIE ALZHEIMER'SCHE KRANKHEIT

ÜBER MEIN LERNEN

„Du hast mich mit Worten kastriert"

ISIDOR ROSE

Als wir uns kennenlernten, war Isidor Rose ein großer, knochiger, gutaussehender Mann. Er bewegte sich zielgerichtet und war auch noch in Zeit und Raum orientiert, aber nicht glücklich bei dieser Orientierung. Er war unglücklich/mangelhaft orientiert. Isidor steckte voller emotioneller Verletzungen aus der Vergangenheit, er litt unter den Gefühlen, denen er sich in der Vergangenheit nicht gestellt hatte. 1963 wußte ich noch nichts über die letzten Kämpfe, die ich später die Aufarbeitungsphase nannte, und beurteilte Isidor Rose nach den üblichen Verhaltensnormen für Alte, die nicht das Problem einer unerledigten Lebensaufgabe hatten. Ich verstand ihn und all die Leute, die so waren wie er, falsch.

1963 also fand ich Isidor Rose, als er gerade verzweifelt versuchte, lose Enden zu verknüpfen. Noch bevor wir einander vorgestellt waren, flüsterte er mir zu, daß seine Schwester Helen Geld spare, indem sie ihm nicht genug zu essen gab. Seine Schwester erstaunte mich durch ihr Mitgefühl für diesen verbitterten alten Mann. Nach seinem Tod versuchten Helen und ich gemeinsam, Isidor zu verstehen. Wir begannen mit seiner Krankengeschichte. Der Abschlußbericht spiegelt sein trauriges Dasein :

Pers. Habe: 1 schwarzer Anzug, 3 Hemden, 1 Pyjama, 1 Paar Shorts, 1 Rasierapparat, 1 Paar Schuhe
Ersparnisse: keine
Finanzielle Verhältnisse: monatl. Pension für Veteranen
mediz. Diagnose: Hirnschlag, halbseitig links gelähmt; Paget'sche Krankheit* der Knochen; Osteochondrom* am linken Schienbein; 1955: Hodenentzündung; 1963: Prostata-Operation.

psychol. Diagnose: chron.-organ. Hirnsyndrom*; Typus senile Demenz*.
Totenschein: Isidor Rose starb am 1.6. 1973 um 11.45 Uhr morgens.
Zeit zwischen Todeseintritt und endgültigem Tod ca. 5 min.
Todesursache: Atemstillstand.

Helen sprach dann mit mir über Isidors früheres Leben. „Er wollte so sehr geliebt werden", sagte sie mir. Ihre Stimme klang hohl, tiefe Ringe unter den Augen ließen ihr Gesicht verschwollen und gespenstisch aussehen. „Er wollte jemand sein. Unser Vater hat ihn nie geliebt. Er bestrafte ihn, indem er ihn auf dem Dachboden einsperrte. Noch heute höre ich in meinen Träumen Vater schreien: 'Du bist zu nichts nutze, Isidor. Du wirst es nie zu etwas bringen!' Isidor schrie nie zurück. Ich sah ihn nie weinen."
„Wissen Sie, Isidor wurde zur falschen Zeit geboren. Unsere Eltern konnten sich einfach ein zweites Kind nicht leisten. Sie waren damals gerade aus Rußland nach Amerika gekommen und besaßen nicht einen Penny. Meine Mutter arbeitete in einer Fabrik als Näherin und sie versteckte mich unter der Nähmaschine. Damals war ich zwei Jahre alt. Als der Chef mich entdeckte, feuerte er sie, und dabei war sie schon mit Isidor schwanger."
Helen Wallace sprach schnell, ihre Worte überstürzten sich, breiteten ihr Leben vor mir aus.
„Ich weiß, daß Isidor nicht an der Scheidung von seiner Frau schuld war. Sie behauptete immer, daß er impotent wäre. Dabei wünschte er sich nichts sehnlicher als ein Kind. Isidor wartete auf den Tag, an dem er für seinen Sohn eine Saisonkarte für Baseball kaufen würde können. Vater nahm Isidor nie irgendwohin mit, nicht einmal zu einem Ballspiel. Als Isidors Frau ihn verließ, zog er zu uns ins Haus. Er half uns, die Hypothek abzubezahlen. Wissen Sie, ein erfolgreicher Rechtsanwalt war er nie. Als er den Ephraim Gross-Fall verlor, seinen einzigen großen Fall, gab er auf. Er sagte, der Richter habe etwas gegen ihn, wozu sollte er es noch einmal versuchen? Danach konnte er kaum noch seinen Lebensunterhalt verdienen. Armer Kerl! Jeden Tag ging er den Hügel hinauf zu seinem Anwaltsbüro an der Ecke Buckeye- und der 116. Straße. Weiß der Himmel, was er da den ganzen Tag tat. Dann fiel er einmal hin. Der Arzt sagte, er hätte eine Knochenkrankheit. Er strengte

sich so an, trotzdem zu gehen. Als er dann die Kellertreppe hinunterfiel, gab er mir die Schuld. Er behauptete, ich gäbe ihm nicht genug zu essen. Verrückt! Außerdem wollte er seine Sozialversicherungsschecks nicht mehr unterschreiben, er sagte, wir würden sie stehlen. Zu dieser Zeit rief ich dann Sie, fast 11 Jahre ist es jetzt her. Mein Gott! Ich kann gar nicht glauben, daß es schon so lange her ist."

Zusammen betrachteten wir dann Isidors trauriges, späteres Leben. Wir gingen zurück bis ins Jahr 1962, als er in die Tagesheimpflege kam.

Im Rückblick erschienen mir die Auszüge aus seiner Krankengeschichte wie eine Aufzählung verpaßter Gelegenheiten.

3/62: Isidor Rose, 73, kommt ins Tagesheim. Der Klient ist leicht verwirrt, meistens kontinent. Er behauptet, seine Schwester stehle ihm Geld. Das Personal wird angewiesen, Realitätsorientierung mit ihm durchzuführen.

5/62: Klient beschuldigt den Leiter des Pflegeheims, ihn zu mißhandeln und behauptet, er sperre ihn auf dem Dachboden ein. Erscheint aufgeregt und beschimpft zornig das Personal. Das Personal versichert, daß niemand ihn verletzen wolle. Realitätsorientierung scheint bei dem Klienten nicht zu greifen.

4/63: Klient unterzieht sich Prostata-Operation; obwohl die Operation erfolgreich verläuft, beschuldigt er den Chirurgen, ihn kastriert zu haben; wirkt nach der Operation noch verwirrter und beschimpft das Personal noch mehr.

5/63: Klient wird von Psychiater untersucht, Diagnose: Persönlichkeitsspaltung* mit Wahnvorstellungen; senile Demenz mit chron.-organ. Hirnsyndrom;

Verhaltenstraining empfohlen, um mit unerwünschtem Verhalten besser umgehen zu können; Tagespflegepersonal wird angewiesen, den Klienten zu ignorieren, wenn er aggressiv wird.

8/63: Verhaltenstraining greift nicht, Klient wird körperlich aggressiv, wenn er ignoriert wird; Tagespflegepersonal nicht länger in der Lage, mit ihm umzugehen.

3/69: Klient wird in Pflegeheim übernommen; fast immer inkontinent; Klient gibt Pfleger die Schuld daran.

4/69: Klient wird von Sozialarbeiter besucht: kein Kontakt möglich; Klient dreht den Kopf weg, kritzelt gewohnheitsmäßig (Klient war Rechtsanwalt) auf Notizblock, den er immer bei sich trägt,

wenn der Sozialarbeiter versucht, Einsicht in sein Verhalten zu bekommen.
10/70: Klient weigert sich zu sprechen, hält Augen geschlossen; Handschrift zeigt starke Verschlechterung.
3/71: Klient während der Wachzeit im Rollstuhl festgebunden; verstärktes Auftreten von sich wiederholenden Bewegungen; Klient wird mit dem Löffel gefüttert.
11/71: Psychiater verschreibt Medikamente, um die sich wiederholenden Bewegungen besser unter Kontrolle halten zu können; Klient spricht nicht, scheint sich seiner Umgebung überhaupt nicht mehr bewußt zu sein.
12/71: Klient in die Intensivstation verlegt, wo er gefüttert, gewindelt und bewegt wird.
1/73: Heute beende ich meine Aufzeichnungen über Isidor Rose. Klient verstorben.

Ich habe 10 Jahre gebraucht, um zu verstehen, was mit Isidor Rose geschah. Nie habe ich versucht, mich in ihn hineinzuversetzen, auch nicht in die unzähligen sehr alten Menschen, mit denen ich von 1963 bis 1973 gearbeitet habe, die genau so waren wie er. Ich habe sie nach Kriterien beurteilt, die auf jüngere Personen zutrafen; auf Personen, die eben nicht die körperlichen und sozialen Verluste des hohen Alters hinnehmen mußten, Menschen, die sich ihren Gefühlen immer gestellt haben, die also nicht erst jetzt, knapp vor ihrem Tod, nie ausgelebte Gefühle äußern müssen, damit sie in Frieden sterben können.
Isidor Roses Sehkraft und Hörvermögen waren stark beeinträchtigt. Er litt unter seiner schwachen Blase und den geschädigten Hirnzellen und konnte im hohen Alter seinen Zorn nicht mehr länger zurückhalten. Er war nicht mehr fähig, „auf die Vernunft" zu hören oder auf meine Realität einzugehen. Er hatte keine Veranlassung mehr, sich zu beruhigen und sein Verhalten zu ändern. Er *mußte* schreien, um seinen aufgestauten Zorn endlich loszuwerden. Er hatte seine eigene Wirklichkeit.
Mit seinem Inneren Auge versetzte er sich zurück in sein Anwaltsbüro, um den Richter zu bestrafen, der gegen ihn entschieden hatte bei seinem einzigen großen Fall. Er wollte sich selbst bestärken, um seinem Vater ins Gesicht zu schreien: „Ich bin ein *guter*

Mensch! Du warst ungerecht! Du hast mich mit Worten kastriert! Ich habe meinen Wert!“

Damals wollte ich Isidor Rose und andere 80- bis 90-jährige meinen Standards anpassen, ich wollte, daß sie sich nach meiner Auffassung von Wirklichkeit richteten, einer Wirklichkeit, die ich ja meinem damaligen Alter gemäß sah. Ich wußte noch nicht, daß die sehr Alten völlig anderen Schwierigkeiten gegenüberstehen. Erst der Tod von Isidor Rose lehrte mich, alten Leuten zuzuhören, die in ihre Vergangenheit zurück gehen müssen, um sie in Ordnung zu bringen.

Ich hörte Isidor Rose nie zu. Erst als er starb, wurde mir klar, daß ich mir sein Leben hätte anschauen müssen um zu erfahren, wie er mit seinen Problemen umging, wie er seine Gefühle ausdrückte, wie er seine Verluste ertrug, wie er sich durchbrachte. Isidor Rose stellte die Vergangenheit wieder her, um sich selbst zu heilen. Sein Verhalten war nicht pathologisch, sondern altersentsprechend. Er brauchte Einfühlung. Seine Lebensgeschichte liefert uns die Erklärungen für seine „Verwirrtheit“. Er hörte seinen Vater mit seinem „Inneren Ohr“. Er sah den Richter mit seinem „Inneren Auge“. Er benutzte seine lebendigen Erinnerungen, um seine Vergangenheit noch einmal zu leben, um etwas darin in Ordnung zu bringen, damit er sich im Alter nichts vorzuwerfen hatte. Er hat sich durchs Leben geschleppt, seinen Ärger für sich behalten und immer den anderen die Schuld gegeben, wenn das Leben ihm übel mitspielte. Erst im hohen Alter hat er seinen Zorn zugelassen. Mit 14 war er still, mit 84 konnte er endlich sagen, wie sehr er damals verletzt worden war. Er wollte geliebt werden, er bettelte um Anerkennung, aber es war zu spät. Eine wahre Lawine von körperlichen Verfallserscheinungen verstärkte noch sein Gefühl von Wertlosigkeit. Trotz der Schläge, die er erlitt, wäre aus ihm kein „lebender Toter“ geworden, wenn ich ihm nur zugehört hätte. Er hätte mit mir in Verbindung treten können, bis er starb. Isidor Rose machte mir klar, daß sehr alte Menschen ihre unterdrückten Gefühle, die sie bis ins hohe Alter wie ein schweres Gepäckstück mit sich herumschleppen, abladen müssen, bevor sie sterben. Sie kommen in den letzten Abschnitt des Lebens: in den Abschnitt der Aufarbeitung. In dieser Phase versuchen die Hochbetagten, all die losen Gefühlsenden ihres Lebens zu verknüpfen, bevor sie sterben. Jetzt, in diesem sehr hohen Alter, nehmen sie sich die Aufgaben vor, die sie schon Jahre früher erledigen hätten sollen.

EINE THEORIE DER LEBENSENTWICKLUNG UND DAS BEDÜRFNIS NACH VALIDATION

DIE ABSCHNITTE DER LEBENSENTWICKLUNG

Viele Entwicklungspsychologen, besonders Erik Erikson (1963), gehen davon aus, daß in unterschiedlichen Lebensabschnitten jeweils eine Lebensaufgabe vollendet werden müsse.

Im **frühkindlichen Alter** lernen wir, darauf zu vertrauen, daß unsere Mutter uns nie allein draußen in der Kälte lassen wird. Warm, sicher, an ihre Brust geschmiegt fühlen wir uns umsorgt, eins mit der Welt. Dann, völlig unvorhergesehen, trifft ein schneidendes Geräusch unsere Ohren. Das Telefon. Auf einmal sind wir allein, getrennt von unserer Mutter. In der Kindheit kennen wir nur die Gegenwart, *jetzt.* Wir merken nicht, daß die Zeit vergeht, wir merken nur, daß wir auf einmal allein sind. Wir sind hungrig, es ist kalt, wir zittern. Rot vor Zorn heulen wir. In dieser Situation stellen wir uns gerade unserer ersten Lebensaufgabe: wir müssen darauf vertrauen, daß unsere Mutter wieder zurückkommt. Wir müssen auch glauben lernen, daß wir die Kälte überleben, den Hunger, den Zorn und die Angst. Unsere Mutter beweist uns immer wieder, daß sie zurückkommt. So lernt das Baby durch ständige Wiederholung: ich bin liebenswert. Mama wird mich nie verlassen. Ich kann warten. Ich werde die Kälte, den Hunger, den Zorn und die Angst überleben. Mama wird mich nie zurückstoßen.

Wenn aber das Kleinkind nie lernt, Vertrauen zu haben, trägt es als Kind eine immense Bürde. Im Kindergarten läuft das Kind, es stolpert, fällt und schreit: „Du hast mich mit Absicht zu Fall gebracht!“ Dieses Kind lernt nicht, bei sich selbst den wahren Grund für seinen Sturz zu suchen, sondern sucht jemand anderen, dem es die Schuld geben kann. Dieses Kind wird schwierige Zeiten nicht durchstehen, es lernt nie, eigenverantwortlich zu denken. Es wird zum Ankläger. Anstatt darauf zu vertrauen, daß es harte Zeiten überleben und meistern kann, wird es die Gesellschaft verdächtigen, ihm Unrecht zu tun.

In der **Kindheit** besteht unsere Lebensaufgabe darin, Kontrolle zu erlangen. Wir sind tief befriedigt, wenn es uns gelingt, bestimmte Regeln einzuhalten. „Mama, schau, was ich gemacht habe! Ich habe alles in den Topf gemacht! Schau doch, wieviel ich gemacht habe. Ich habe das Richtige am rechten Ort zur rechten Zeit gemacht. Papa! Schau schnell! Ich kann schon freihändig radfahren! Autsch! Ich bin über einen Stein gefallen." Das Kind, das schon als ganz kleines Kind gelernt hat zu fallen und deswegen nicht zu verzweifeln, wird zwar weinen, dann aber wird es einfach wieder aufstehen und weiterfahren. „Hallo, schau her, ich kann es!" So ein Kind kann noch so oft hinfallen, zerbrechen wird es daran nie.

In unserer Kindheit setzen wir den Grundstein für die Fähigkeit zu vertrauen, die uns dann unser Leben lang begleitet und weiterhilft.

Aber wenn die Eltern uns immer wieder eintrichtern, daß wir perfekt sein müssen – nichts schmutzig machen, nichts verschütten, nicht hinfallen, nicht weinen, uns nicht weh tun, nichts vergessen – werden wir nie lernen (aus Fehlern wird man klug), Kontrolle über uns selbst zu erlangen, und damit haben wir noch ein Gewicht mehr auf unserem Rücken. Bis ins hohe Alter werden wir dann diese zwanghafte Selbstkontrolle mitschleppen. Wir werden Angst haben, unsere Gefühle einzugestehen. Wir halten uns immer ganz fest am Geländer. Wir passen immer schön auf unsere Sachen auf. Wir beginnen anzuhäufen, zu horten.

In der **Adoleszenz** ist es unsere Aufgabe, bisherige familiäre Bindungen zu lösen und zu rebellieren. Mit 15 kann aus der Mutter, die wir bisher geliebt haben, eine böse Hexe werden. Unser Vater wird zu einem Drachen, der mit Feueratem seine Macht demonstriert. Mit 15 müssen wir gegen unsere Eltern kämpfen, damit wir uns von ihnen trennen können, damit wir schließlich unseren eigenen Wert kennen. Wir kämpfen eigentlich um unsere eigene Identität. Wir bekämpfen die, die uns am nächsten stehen, und wir kämpfen, um herauszufinden, wer wir sind. Sind wir einzigartig? Was macht unsere Einzigartigkeit aus? In der frühen Kindheit haben wir gelernt, daß uns unsere Eltern lieben, auch wenn wir mit ihnen kämpfen. Wir können eine Rebellion gegen sie durchaus wagen. Aber wenn wir das Gefühl haben, daß uns die Eltern nicht bedingungslos lieben, dann ist eine Rebellion gegen sie riskant. Wenn wir nämlich in so einem Fall kämpfen und die Regeln brechen, dann könnte es sein, daß Mama und Papa uns nicht mehr lieben. Wir wären dann ganz allein. Also kapitulieren wir. Dann sind *wir* wieder gut. Wir tun immer, was Mama und Papa von uns verlangen. *Wer* sind wir? Wir sind Mamas braves Mädchen. Wir sind die braven Schüler des Lehrers. Wir sind die gute Ehefrau des Mannes, die verläßliche Arbeitskraft des Chefs. Leider erfahren wir aber nicht, wer die Person ist, die *in uns steckt*, wenn wir von einer dieser austauschbaren Autoritätspersonen loskommen. Denn bisher hat die Außenwelt unsere Identität bestimmt. Aus lauter Angst, zurückgestoßen zu werden, schlagen wir uns auf *ihre* Seite, heißen wir *ihre* Ansichten gut, bejahen wir *ihre* Meinung. So lernen wir nie, wir selbst zu sein. Damit die anderen an uns Anteil nehmen, müssen wir für sie jemand sein. Ohne Familie, ohne Arbeit sind wir gar nichts. Auf diese Weise wird unser Rucksack immer schwerer, je älter wir werden. Wir werden zu Märtyrern.

Wenn wir dann **erwachsen** sind, besteht unsere Aufgabe darin, jemandem anderen nahe zu stehen. Wir suchen intime Nähe. Wir möchten gerne: „Ich liebe dich" flüstern. Wir wollen jemanden berühren ohne Angst, zurückgestoßen zu werden. Wenn wir uns über uns selbst bereits im klaren sind, wenn unsere Identität aus uns selbst kommt, können wir es riskieren, verletzt zu werden. Wir können „Ich liebe dich" sagen, weil wir darauf vertrauen können, daß wir überleben werden, wenn unsere Liebe abgewiesen wird. Wir können ruhig einmal fallen, denn wir werden nicht auseinanderfallen.

Wenn es uns allerdings nicht gelungen ist, unsere früheren Lebensaufgaben zu erfüllen, werden wir nicht so weit kommen, Intimität zu suchen. Wenn wir uns als kleine Kinder nie getraut haben, das Geländer loszulassen, wie können wir uns dann als Erwachsene trauen, die Stöße, die dieser Lebensabschnitt für uns bereithält, auszuhalten?

Terrorisiert von der frühkindlichen Angst, alleingelassen zu werden; hat uns als Kinder jedes Versagen in tödliche Verlegenheit gebracht; als Teenager hatten wir Angst, zurückgewiesen zu werden; das alles führte dazu, daß wir uns von den anderen fernhalten. Wir leben isoliert. Wir sind Einzelgänger geworden.

Die fünfte Lebensaufgabe wartet auf uns, wenn wir im **mittleren Alter** sind: wie ein Schilfrohr nachgeben zu lernen, bevor wir brechen. Wir merken, daß aus unseren Fältchen Falten werden. Unser

Haar wird dünn. Die Haut ist nicht mehr straff genug, sie hängt an uns wie ein zu großes Kleidungsstück; Tränensäcke und Fettpölsterchen sind kaum mehr zu verbergen. Wenn wir in den Spiegel schauen, sieht zwar alles beinahe so aus wie fünf Jahre zuvor, aber eben nur fast. Einige von uns haben einen schweren Schlag hinnehmen müssen – bei manchen waren die Verluste zu viele. Wir haben vielleicht unseren Partner verloren, vielleicht eine Brust, eine Niere oder unsere Arbeit. Aber wir konfrontieren uns damit. Wir trauern. Wir schauen in den Spiegel und akzeptieren die Tatsache, daß wir nicht ewig leben werden. Wir erweitern unser Lebensrepertoire. Wir lernen sozusagen neue Tasten auf der Klaviatur des Lebens kennen. Wir entwickeln uns weiter. Der Partner stirbt – wir finden einen neuen engen Freund. Wir gehen in Pension, aber die Arbeit fehlt uns. Wir suchen uns eine Beschäftigung zB als ehrenamtliche Helfer.

Wenn wir immer nur gehört haben, daß wir perfekt sein müssen, daß wir nie die Kontrolle verlieren dürfen, dann können wir unsere Gefühle nicht (mit)teilen, wir schaffen es nicht, jemandem unser Herz auszuschütten. Ohne unsere Partner sind wir nichts. Ohne unsere Arbeit sind wir nichts. Um weiterzuleben, tun wir so, als würden diese Verluste uns gar nicht treffen. Wir wagen es nicht, neue Töne zu erlernen. Immer wieder spielen wir auf den gleichen Tasten. Wir spielen immer noch die gleiche, ausgeleierte Rolle, die wir immer gespielt haben, auch wenn sie mittlerweile nicht mehr zu uns paßt. Eine Witwe weigert sich, eine neue Beziehung einzugehen – niemand ist gut genug für sie. Ein Musikliebhaber weigert sich, einen Hörapparat anzuschaffen – es sei einfach zu teuer, sagt er. Ein leitender Angestellter macht sich über eine Beschäftigung als freiwilliger Helfer lustig – seine Zeit ist kostbar. Wir stecken fest. Wir sind auf den nächsten Lebensabschnitt nicht vorbereitet. Wir klammern uns an ein Verhalten, aus dem wir eigentlich schon herausgewachsen sind.

Im **Alter** müssen wir dann Rechenschaft über das ablegen, was wir in unserem Leben getan haben. Jetzt sollen wir zurückschauen und herausfinden, was wir *waren.* Im Alter bereiten wir uns auch darauf vor, zu sterben. Wir sind zufrieden mit dem, was wir im Leben erreicht haben. Wir sterben, aber wir haben Respekt vor uns selbst, obwohl wir Schwächen haben, Fehler und unerfüllte Träume.

Ich habe mir immer gewünscht, eine großartige Schauspielerin zu sein, aber die wurde ich nicht. Stattdessen habe ich meine schauspielerische Begabung dafür genützt, eine gute Lehrerin zu werden. Ich mag mich. Trotz meiner unerfüllten Träume, meiner Fehler, meiner Verluste bin ich froh, daß ich geboren worden bin. Ich respektiere mich. Ich habe Integrität. Ich kann Kompromisse schließen. Ich kann akzeptieren, was ich bin, was ich war und was ich nie geworden bin. Das Leben ist es wert, gelebt zu werden.

Wenn wir *nicht* akzeptieren können, wer wir sind, wenn wir nicht darauf vertrauen können, daß wir auch geliebt werden, wenn unser Augenlicht schwächer und wenn unser Haar dünner wird, unser Erinnerungsvermögen nachläßt, dann fallen wir in Hoffnungslosigkeit. Wenn wir uns tief in uns drinnen nicht so akzeptieren, wie wir sind, haben wir nichts, was wir den Verlusten entgegensetzen können, nichts, um sie auszugleichen, und wir werden verbittert und hoffnungslos.

Ignorierte Hoffnungslosigkeit arbeitet weiter in den Menschen, wird zur Depression. Eine Depression ist ein innerlicher Wendepunkt. Wut, Auflehnung, Scham, Schuld, Liebe - Gefühle, die ein Leben lang erfolgreich zurückgehalten werden, fangen an, uns zu vergiften. Mittlerweile ist unser Gefühls-Rucksack so schwer, daß wir ihn nicht mehr tragen können und mittlerweile stehen wir auch schon an der Schwelle zum hohen Alter.

Jeder Lebensabschnitt hat eine zu ihm gehörige einzigartige Aufgabe. Wenn man sie übergeht, tauchen unerfüllte Lebensaufgaben später im Leben noch einmal auf. Die Aufgabe fordert unsere Beachtung. Sie gibt uns zu einem späteren Zeitpunkt eine zweite Chance. Sie ist sehr hartnäckig und verfolgt uns sogar bis ins hohe Alter. Wenn wir immer noch so tun, als ob wir sie nicht sähen, wird sie auf den Moment warten, wo sie die Bühne für sich allein hat. Sie wartet bis ins hohe Alter, wenn unsere Kontrollen nachlassen. Sie wartet, bis wir unsere feste Rolle auf dieser Bühne vergessen haben, dann tritt sie wieder in Erscheinung.

DAS BEDÜRFNIS NACH VALIDATION

Aufgrund meiner Erfahrungen mit Isidor Rose und anderen vergleichbaren Fällen habe ich eine Methode entwickelt, die ich einfühlende Kommunikation nenne. Diese Methode hat hochbetagten Menschen geholfen, ihre Würde wieder zu erlangen, ihre Ängste zu vermindern und zu verhindern, daß sie ins Stadium des Vegetierens abgleiten. Meine Methode – Validation – hat tausende Pflegepersonen von Menschen wie Isidor Rose zur Kommunikation mit ihren Klienten befähigt und ihnen geholfen, „Burnout“* oder Depressionen zu vermeiden.

Von Isidor Rose lernte ich die allerwichtigste Charakteristik des sehr hohen Alters: Entwicklungsgeschichte und körperliche Veränderungsprozesse sind *untrennbar* miteinander verbunden. Ich muß *den ganzen Menschen betrachten,* nicht nur den Zustand seines Gehirns, um die Gründe für sein Verhalten zu begreifen. Verhalten orientiert sich in jedem Alter an der körperlichen, psychischen und sozialen Entwicklung. Wir hören dem Teenager zu, wenn er seine Wut herausläßt, aber wir beurteilen ihn nicht nach unseren Verhaltens-Standards. Wir wissen ja, wie es ist, wenn man mit 15 gegen jede Autorität ankämpft. Viel schwerer ist es, sich in sehr alte Menschen einzufühlen, die wichtige Lebensaufgaben nicht erledigt haben und erst mit 90 rebellieren.

Ein sehr hohes Alter zu erreichen ist immer noch neu.

Wir müssen uns zum ersten Mal in der Geschichte Gedanken machen, wie es ist, sehr alt zu werden, da die Medizin unsere Lebensspanne ausgedehnt hat. Pflegende erleben jetzt eine neue Generation von sehr Alten, die vor ihrem Tod in die Vergangenheit zurückkehren müssen, um sie aufzuarbeiten. Wir müssen das Zusammenwirken von körperlichen, psychischen und sozialen Veränderungen bedenken, die das Verhalten der sehr Alten beeinflussen. Ein dreijähriges Kind, das mit seinen Phantasiekameraden spricht, hat keine Halluzinationen. Es verwendet lediglich seine Phantasie, es tut so, als wäre es in einer ganz bestimmten Situation, es spielt Vater oder Mutter. Mit drei Jahren ist dieses Verhalten völlig altersentsprechend. Mit 33 nennt man das gleiche eine Halluzination*. Mit 93 kann sich aber ein sehr alter Mensch adäquat verhalten, nämlich dann, wenn er oder sie jemanden aus der Vergangenheit sieht. Wenn wir uns aber in Personen dieses Alters *einfühlen* wollen, müssen wir komplexe Webmuster im Zusammenspiel von körperlichem Verfall und Entwicklungsbedürfnissen verstehen lernen.

Jeder Lebensabschnitt hält eine ausschließlich für diesen Zeitraum bestimmte Aufgabe für uns bereit. Personen, denen es gelingt, die jeweiligen Aufgaben zur richtigen Zeit zu erfüllen, lernen damit auch, ihre Umwelt zu meistern. Sie haben genügend Vertrauen, um auch Fehler begehen zu können, können auch manchmal ihre Kontrolle verlieren, ohne sich schuldig zu fühlen. Sie lernen es, ihre innersten, intimsten Gefühle auszudrücken, ohne Angst davor zu haben, abgewiesen zu werden, ohne Angst vor Zurückweisung oder Scham. Sie lernen, darauf zu vertrauen, daß sie auch harte Zeiten durchstehen können. Menschen, die ihre Lebensaufgaben in jedem Abschnitt erledigen, erreichen Integrität im späteren Leben. Im Alter sind sie imstande, neue Rollen anzunehmen. Sie können einen Verlust betrauern, akzeptieren, daß sie einen Fehler gemacht haben oder mit der Tatsache leben, daß einige ihrer Träume wohl nie in Erfüllung gehen werden. So ist es eben. Und gerade weil sie die Stärke besitzen, sich auf veränderte Lebensumstände einzustellen, gelingt es ihnen auch, etwas Neues anzufangen, wenn das Alte nicht mehr ist, in eine neue Rolle hineinzuwachsen, wenn die alte nicht mehr zu ihnen paßt. Sie schaffen es, sich neue Ziele zu setzen und darauf hin zu arbeiten. Diese Menschen brauchen keine Validation

Heute erreichen aber immer mehr Leute ein sehr hohes Alter, denen es nicht gelungen ist, alle ihre Lebensaufgaben zu erfüllen. Diese unerledigten Aufgaben lassen sie nicht in Ruhe, sie verfolgen sie bis ins hohe Alter. Was nicht erledigt wurde, taucht im Alter wieder auf. Auch wenn man sie ein Leben lang begräbt, explodieren diese Gefühle im Alter.

Menschen mit ungelösten Lebensaufgaben tragen große emotionelle Lasten. Sie tun ihr Bestes, sie vor ihrem Tod noch aufzuarbeiten. So wie Isidor Rose ersetzen sie Personen, die sie in der Gegenwart vor sich haben, durch Menschen ihrer Vergangenheit, um schmerzende Emotionen loszuwerden. Sie treten ein in die Aufarbeitungsphase ihres Lebens, damit sie in Frieden sterben können.

Validation geht von der Annahme aus, daß viele sehr alte Menschen am Ende ihres Lebens in diese Aufarbeitungsphase kommen, und daß eben bestimmte Techniken, die im nächsten Kapitel genau beschrieben werden, uns helfen, mit ihnen zu kommunizieren, um mit ihnen ihre Vergangenheit aufzuarbeiten.

Als ich 1963 in das Altenpflegeheim zurückkehrte, in dem ich aufgewachsen war, stellte ich fest, daß die meisten der Bewohner, die gelernt hatten, Kompromisse zu schließen, noch orientiert und integriert waren. Sie waren mit den Tatsachen des Alters mitgegangen und konnten deshalb das Leben immer noch genießen. Nur 23 Personen waren verwirrt oder desorientiert. Sie waren die Beschuldiger, die Märtyrer, die Jammerer, die Wanderer, die Schreier, die Auf- und Ab-Geher, die Schläger und Zwicker, die niemand wollte. Damals wußte ich es noch nicht, aber sie alle trugen in sich eine Ladung eiternder, sie vergiftender Gefühlen. Sie waren die sehr alten Leuten, mit denen ich in der Spezialabteilung für Desorientierte arbeitete, fernab von den orientierten Bewohnern, die ihr „verrücktes" Verhalten übelnahmen. Auch das Personal wollte mit diesen sehr alten Menschen, die ihre Gefühle und ihr Verhalten entweder nicht kontrollieren wollten oder konnten, die sich nicht anpaßten, nur wenig zu tun haben. Früher wären diese 23 Leute wohl an Lungenentzündung oder Herzversagen gestorben, doch die moderne Medizin hielt sie am Leben. Ihre Körper überlebten sie.

Natürlich arbeitete ich auch mit den sehr alten orientierten Bewohnern des Heimes. Viele von ihnen hatten einen Krebs überlebt, eine Herzkrankheit, einen Schlaganfall. Viele von ihnen hatten ihr Kurzzeitgedächtnis verloren, ihr Augenlicht, ihr Gehör oder ihre Beweglichkeit. Trotzdem blieben sie orientiert. Als ich ihre soziale Biografie untersuchte, mit ihren Familienangehörigen sprach, Tag für Tag mit ihnen arbeitete, stellte ich fest, daß sie nur sehr wenige unbewältigtes Übergepäck mit sich schleppten. Sie hatten die meisten ihrer Lebensaufgaben zum richtigen Zeitpunkt erfüllt. Sie hatten gelernt, anderen Menschen zu vertrauen und ihre eigenen Fehler zuzugeben. Sie waren nicht hilflos, wenn ein Problem auftauchte. Sie konnten auch tiefe Gefühle ausdrücken. Sie hatten die Verluste, die das mittlere Alter mit sich bringt, überlebt und waren auf das hohe Alter vorbereitet, als sie ins Pflegeheim kamen. Sie haben Kompromisse gemacht. Wenn das Leben nicht so verlief, wie sie es wollten, konnten sie es so nehmen, wie es war. Sie waren froh, am Leben zu sein.

1963 hatten die 23 verwirrten Bewohner folgenden Befund: „Chronisch-organ. Hirnsyndrom, seniler Demenztyp, oft begleitet von cerebraler Atheriosklerose*." Aber bis 1980 hatte sich die Zahl der desorientierten Bewohner bereits verdreifacht auf 69 und bei ihnen stellte man senile Demenz vom Typ Alzheimer mit den damit verbundenen Störungen fest. Da die Bewohner immer länger lebten, wurde auch die Spezialabteilung für Desorientierte immer größer. Diese sehr alten Leute brachten mir stückchenweise bei, daß man für seinen letzten Umzug packen muß. Man muß die Schmutzwäsche ausmustern, die man in der Vergangenheit angesammelt hat. Man ist beschäftigt, man verspürt den unwiderstehlichen Drang, die losen Enden zu verknüpfen. Aber es ist keine bewußte, absichtliche Bewegung hin zur Vergangenheit. Sie entspringt dem tiefsten menschlichen Bedürfnis: in Frieden zu sterben. Wer im hohen Alter Integrität erreicht hat, kommt gar nicht in die Aufarbeitungsphase. Die Aufgaben sind ja zur rechten Zeit erfüllt worden. Aber da wir immer länger leben, gibt es auch eine ständig wachsende Zahl von Personen sehr hohen Alters, die bis zu diesem letzten Lebensabschnitt der Aufarbeitung kommen.

WER SIND DIE SEHR ALTEN UND WAS IST DEMENZ?

Die Sozialwissenschafterin Bernice Neugarten unterscheidet zwischen „jungen Alten“ und „alten Alten“ (Neugarten, 1970). Die jungen Alten sind Personen zwischen 55 und 74; die alten Alten sind Personen ab 75. Neugarten vertritt die Meinung, daß diese zwei Gruppen von älteren Erwachsenen verschiedene soziale und psychische Bedürfnisse haben und deshalb auch verschieden zu behandeln sind.

KÖRPERLICHE VERÄNDERUNGEN, DIE SEHR ALTE LEUTE BETREFFEN

Während der vielen Jahre, in denen ich mit älteren Leuten zu tun gehabt habe, habe ich bemerkt, daß sich der Zustand des Körpers ab 75 zu verschlechtern beginnt, auch bei den stärksten. Sehr oft nimmt die Muskelkraft ab; die Kontrolle über die Blase läßt nach; Arthritis*, Osteoporose* und Kreislaufprobleme beeinträchtigen die Beweglichkeit; die Sinnesorgane werden schwächer; der Blutzufluß zum Gehirn ändert sich, wodurch kognitive Funktionen* beeinträchtigt werden. Arterien, die Sauerstoff und Nährstoffe zum Gehirn transportieren, sind manchmal verstopft, mitunter führt das zu kleinen Hirnschlägen, die aber oft nicht bemerkt werden.

Jeden Tag sterben im Gehirn Tausende von Neuronen*. Leider werden diese Zellen im Unterschied zu anderen Körperzellen nicht ersetzt. Der Abbau dieser Neuronen ist ein fortschreitender Prozeß und beginnt schon mit 30. Bei jemanden im Alter von 80 wird man die Summe der bis dahin entstandenen Verluste bereits deutlich spüren, einige kognitive Fähigkeiten einschließlich Vernunft und Intuition lassen stark nach. Es wird immer schwerer, sich an etwas zu erinnern, das man erst vor kurzem gelernt hat. Daten und Namen fallen einem nicht mehr ein. Diese Denkprozesse können aber auch durch die Alzheimer-Krankheit in Mitleidenschaft gezogen werden, auf die ich im nächsten Abschnitt eingehe.

DEMENZ

Das Wort *Demenz* kommt aus dem Lateinischen. Es setzt sich zusammen aus der Vorsilbe *dis,* was in diesem Sinn soviel wie *weg von* bedeutet, und *mens,* dem Wort für *Geist, Denken.* Im 18. Jahrhundert wurde es zum ersten Mal verwendet, und zwar von zwei französischen Forschern (Philippe Pinel und J. E. Esquirol), die damit jene Art von geistigem Verfall und Idiotie beschrieben, die durch Gehirnläsionen oder -krankheiten entsteht.

Identifikation der Alzheimer-Krankheit

untersuchte ein deutscher Neurologe, Alois Alzheimer, bei einer Autopsie das Gehirn einer 51-jährigen Frau. Er beobachtete „bemerkenswerte Veränderungen in den Nervenfasern" und eine „eigenartige Substanz in der Hirnrinde" und kam zu dem Schluß, daß es sich dabei „offensichtlich um einen klar zu erkennenden Krankheitsverlauf" handle (Alzheimer, 1907, S.148). Alzheimer fand jene Nervenfaserknoten und altersbedingten Ablagerungen, die diese Krankheit kennzeichnen, und so wurde die Krankheit nach ihm benannt. Nervenfaserknoten bestehen aus einzelnen, verdrehten Fasern bzw fadenartigen Strukturen im Hirn. Altersbedingte Ablagerungen sind schichtweise Ablagerungen eines Proteins, Beta Amyloid, die an der Oberflächenmembran von absterbenden Nervenzellen gefunden werden.

Diese Nervenfaserbündel und altersbedingten Ablagerungen, die die Alzheimer-Krankheit verursachen, entstehen wahrscheinlich im Lauf der Zeit. Der Neurologe Dennis Selkoe ist der Meinung, daß „die meisten von uns, die bis in ihre späten 70er Jahre leben, einige wenige solcher Ablagerungen und Knoten ebenso entwikkeln, besonders im Hippocampus und anderen Hirnregionen, die

für das Gedächtnis zuständig sind" (Selkoe, 1991, S.68). Der Nobelpreisträger Carleton Gajdusek berichtete, daß 90% aller Personen über 90 Ablagerungen im Gehirn entwickelten (Gajdusek, 1985).
Die Alzheimer-Krankheit wurde ursprünglich als eine Form der präsenilen bzw nicht altersbedingten Demenz angesehen. Diese Unterscheidung zwischen altersbedingter und nicht altersbedingter Demenz wurde aber 1968 aufgegeben, als man bei Autopsien herausfand, daß sich die Gehirne sehr alter Personen und jüngerer Personen bezüglich dieser Krankheit ähnelten. „Senilität wurde also wieder zur Alzheimer-Krankheit, und damit praktisch über Nacht zu einer sehr verbreiteten Krankheit" (Miller, 1988, S.41). Heute wird der Ausdruck organisches Hirnsyndrom sehr selten verwendet; auch zwischen altersbedingter und nicht altersbedingter Demenz wird nicht mehr unterschieden.

Diagnose: Alzheimer-Krankheit
Der bekannte Gerontologe Jaber F. Gubrium schreibt:
Von der Diagnose her stellt man die Krankheit Alzheimer durch Ausschließung fest. Das heißt, wenn ein Arzt vor einem möglichen Alzheimer-Fall steht, muß er zuerst herausfinden, ob der- oder diejenige nicht vielleicht an einer Demenzform leidet, die der Alzheimer'schen Krankheit ähnlich ist. Davon gibt es nämlich sehr viele. Dann besteht ein großer Teil der diagnostischen Arbeit darin, die geeignete Suchstrategie zu entwickeln. Eine solche Strategie soll nämlich nicht direkt auf die Alzheimer'sche Krankheit selbst hinzielen, sondern sie soll umgekehrt zuerst alle möglichen Bedingungen herausfiltern helfen, die zur Demenz des Betroffenen geführt haben können.
Der Test, den man verwendet, um Alzheimer festzustellen, zeigt Defizite in den folgenden Bereichen auf:

- Erinnerung
- Orientierung
- Beurteilungsvermögen
- logisches Denken
- abstraktes Denken
- angemessene Reaktionen auf Gefühle
- Aufmerksamkeits- oder Konzentrationsvermögen

- Alltagsverrichtungen

Der physische Beweis für die Alzheimer-Krankheit, also die Ablagerungen und Knoten, kann nach dem jetzigen Stand der Forschung erst nach dem Tod eines Klienten durch die Autopsie erbracht werden. Die Diagnose erstellt man anhand zweier Punkte: erstens am charakteristischen Verhalten des/der Erkrankten, zweitens durch das Ausschließen anderer möglicher Gründe für die Schwierigkeiten der Person.

Die Beziehung zwischen körperlichen Veränderungen und Demenz bei sehr alten Personen

Die Beziehungen zwischen den organischen Anhaltspunkten für die Alzheimer-Krankheit – eben die Nervenfaserknoten und die altersbedingten Ablagerungen – und den körperlichen, psychischen und am Verhalten erkennbaren Merkmalen der Krankheit bleiben unklar. Nervenfaserknoten und altersbedingte Ablagerungen werden zwar in allen Gehirnen von Alzheimer-Fällen gefunden, aber man findet sie auch in Gehirnen von Leuten, die keine Anzeichen von Demenz oder mangelhafter Orientierung aufweisen. Daher nimmt man an, daß die anatomischen Veränderungen im Gehirn nicht der einzige Grund für die Veränderungen im Verhalten der sehr alten Personen sind. Viele Menschen über 80 überleben die Schäden der Hirnzellen und bleiben auch orientiert. Obwohl viele von ihnen vielleicht weniger sehen oder hören als vorher und auch andere körperliche Schwächen hinnehmen müssen, behalten sie doch die Fähigkeit, sich mit Worten zu verständigen, wissen immer noch, wann und wo sie leben, und sie können auch angemessene Urteile abgeben. Diese Leute haben nämlich:

- sich den Herausforderungen und Enttäuschungen ihres Lebens gestellt
- die Probleme des Alltags voll Hoffnung zu lösen versucht
- sich selbst und anderen Fehler und Schwächen verziehen
- Kompromisse schließen können, wenn sie ein bestimmtes Ziel nicht erreicht haben
- sich selbst respektiert, auch wenn sie Fehler und Schwächen an sich entdeckt haben und unerfüllte Träume hatten

- körperliche und soziale Verluste überlebt
- ihren körperlichen Verfall, den Verlust geliebter Personen und die Tatsache, daß sie sterben müssen, akzeptiert
- ihre Lebenslust behalten
- es vermieden, der Vergangenheit nachzutrauern; es ist vielmehr so, daß sie sich gern daran erinnern
- neue Beziehungen aufgebaut
- sich auf den Tod vorbereitet, indem sie mit ihren geliebten Angehörigen Frieden geschlossen haben.

Orientierte sehr alte Leute brauchen keine Validation, solche Leute validieren sich selbst.
Seit 1956 habe ich mit orientierten sehr alten Leuten gearbeitet. Einige dieser Menschen hatten körperliche Schäden, die ihr Kurzzeitgedächtnis beschädigten und ihnen auch die Kontrolle über ihre Gefühle schwer machten. Trotzdem war unter diesen sehr alten Leuten, mit denen ich gearbeitet habe, niemand, der seinen Gefühlen – positiven wie negativen – nicht schon zu Lebenszeiten ihren Raum gelassen hätte. Daher mußten sie nicht jetzt erst Gefühle ausleben, die ihrem Alter nicht mehr entsprachen. Trotz der Schlaganfälle und anderer körperlicher Beeinträchtigungen, die ihr Verhalten beeinflußten, blieben sie intakt.
Obwohl die Alzheimer-Krankheit immer mit strukturellen Veränderungen im Gehirn in Verbindung gebracht wird, erkennen Psychiater und Neurologen, die mit älteren Personen arbeiten, schon seit längerem die Auswirkungen von Gefühlen auf das Gedächtnis an. „... Einiges von dem, was man bislang als Hirnerkrankung ansah, kann auch eine massive Verteidigung gegen die Realität des Todes und des hohen Alters sein", schrieb Kral 1962. „Streß selbst kann auch eine Rolle spielen" (Zitiert in Butler & Lewis, 1977, S.76).
Mit dem Verlust von Freunden, Familie, Gesundheit und gesellschaftlichem Status verlieren alte Leute oft auch ihre Motivation, sich gesellschaftlichen Normen anzupassen. Die Unfähigkeit, wichtige zu ihrer Entwicklung gehörende Aufgaben früher in ihrem Leben zu erledigen, rächt sich jetzt. Jetzt kehren sie in die Vergangenheit zurück, um sie aufzuarbeiten. Dazu kommt, daß diese sehr alten Menschen nicht mehr über das Rüstzeug verfügen, um die durch das Alter selbst immer schwerer werdenden Aufgaben erfüllen zu können. Das Ergebnis ist, daß sie sich immer mehr zurückziehen. Durch Validation aber kann man ihnen hel-

fen, ihren Wert wiederzuerlangen. Durch Validation kehren manche sogar wieder zur Wirklichkeit der Gegenwart zurück und antworten wieder mit fokussiertem Augenkontakt, ihre Sprache verbessert sich wieder, sie haben wieder einen regelmäßigeren Schritt und erlangen auch wieder die Kontrolle über manche sozialen Bereiche.

Wenn man erkennt, daß die Hochbetagten alle ihre Energie zusammennehmen, um eine legitime Lebensaufgabe endlich fertigzustellen, könnte man damit auch das Risiko einer Fehldiagnose verringern. Es kann durchaus so sein, daß Verwirrung bei einem jüngeren Menschen das Anzeichen für eine körperliche Krankheit ist, aber es kann auch sein, daß Verwirrtheit bei sehr alten Menschen die normale Reaktion darauf ist, daß sie ihr Kurzzeitgedächtnis verloren haben und das Alltagsdenken auch umgehen, weil sie die Vergangenheit wieder vor sich erstehen lassen wollen, um eine Verletzung, die ihnen in dieser Zeit zugefügt worden ist, endlich zu pflegen und heilen zu lassen, bevor sie sterben.

FRÜH EINSETZENDE ALZHEIMER-KRANKHEIT

Desorientiertheit bei jüngeren Personen, die an Alzheimer erkranken, wird für gewöhnlich nicht verstärkt durch den Verlust körperlicher Gesundheit, durch Veränderungen in der sozialen Stellung oder durch den Verlust geliebter Personen. Es ist mir nicht gelungen, soziale oder psychische Gründe zu finden, die dem unglücklichen Verhalten von Personen, die an früh einsetzender Alzheimer-Krankheit leiden, zugrunde liegen. Ganz anders als bei älteren Personen gelingt es den 40-, 50- oder 60-jährigen Alzheimerkranken oft nicht, auf eine Berührung oder auf einen Augenkontakt durch die Pflegeperson zu reagieren. Sie schauen ins Leere. Es geschieht auch oft, daß die Leute in späteren Stadien der Krankheit ohne sichtlichen Grund zuschlagen. Obwohl Validation sehr oft die Lebensqualität solcher Leute für kurze Momente verbessert (wie im Kapitel 7 gezeigt wird), hatte ich keinen Erfolg bei dem Versuch, mit Validation das Fortschreiten der Krankheit zu verlangsamen. Trotz aller meiner Anstrengungen, genau das zu verhindern, sind alle Personen, die an früh einsetzender Alzheimer-Krankheit litten, bis in das Stadium des Vegetierens gekommen.

DIE SEHR ALTEN, DEMENZ UND MENSCHLICHE GRUNDBEDÜRFNISSE

Seit 1963 habe ich mit hochbetagten, verwirrten Menschen in Pflegeheimen gearbeitet, die alle an Alzheimer-Krankheit litten. Ich habe ihre sozialen und psychischen Bedürfnisse aufgezeichnet, sowohl in der gerontologischen Literatur als auch auf Film (Feil, 1967, 1972, 1973, 1974, 1978, 1982, 1985, 1989, 1991, 1992a, b, c; Feil & Flynn, 1983; Feil, Shove & Davenport, 1972). Ich habe lange gebraucht, bis ich verstand, warum sie sich so und nicht anders benahmen, und ich habe gelernt, mit ihnen zu kommunizieren.

Ich habe auch herausgefunden, daß die Diagnose Alzheimer nur einen Teil der Geschichte erzählt, daß es unmöglich ist, das Verhalten einer Person zu verstehen, wenn man nicht das Alter und die sozialen und psychischen Bedürfnisse dieser Person in seine Überlegungen miteinbezieht. Erst die Arbeit mit hunderten desorientierten Menschen hat mir die Augen für ihre psychischen Bedürfnisse geöffnet. Mir wurde klar, daß Personen, die erst spät in ihrem Leben an dieser Orientierungsschwäche zu leiden begannen, *bestimmte* psychische und soziale Bedürfnisse haben:

- Sie müssen unbedingt jene Gefühle herauslassen, die ein Leben lang in ihnen eingesperrt waren
- Sie müssen das Gleichgewicht wieder herstellen und ihre Einsamkeit vermindern, wenn die Sehkraft, das Gehör, die Beweglichkeit und das Kurzzeitgedächtnis schwächer werden oder ausfallen.
- Sie müssen ihre früheren sozialen Rollen wieder herstellen. Sie sehen oft in Personen der Gegenwart wichtige geliebte Menschen aus der Vergangenheit.
- Sie müssen oft unbefriedigende Beziehungen aus der Vergangenheit lösen, bevor sie sterben können.
- Sie müssen unerledigte Lebensaufgaben in Ordnung bringen, damit sie in Frieden sterben können.

Um diese Bedürfnisse zu befriedigen, sehen sie mit dem Inneren Auge. Sie erinnern sich an bekannte Stimmen aus der Vergangenheit, und glauben dann auch, sie wirklich zu hören. Um wieder das Gefühl zu haben, nützlich zu sein, durchleben sie noch einmal Szenen ihrer Arbeit oder Arbeitsabläufe, sie bewegen ihre Hände und Füße so, wie sie sie in der Arbeit bewegen mußten. Wenn sie bereits nicht mehr sprechen können, ahmen sie Laute nach, um ihre Gefühle auszudrücken. Am wichtigsten scheint mir aber, daß sie trotz ihrer Verwirrtheit immer noch diese allen Menschen gemeinsame Bedürfnisse haben, zu jemandem zu gehören, ihre Identität zu finden, sich selbst auszudrücken.

In all diesen Jahren, in denen ich mit hochbetagten Verwirrten gearbeitet habe, und in denen ich mich um sie gekümmert habe, habe ich folgendes herausgefunden: wenn sie validiert werden, wenn man auf ihre sozialen und psychischen Bedürfnisse eingeht, versinken sie nicht ins Stadium des Vegetierens. Sie können bis zu ihrem Tod mit uns kommunizieren. Oft erwacht ihre Redefähigkeit wieder wie aus einem tiefen Schlaf; ihre Augen leuchten auf; ihr Gang verbessert sich; gut eingeführte sozial-familiäre Rollen können wieder eingenommen werden; für sie negatives Verhalten wie Schreien, Auf- und Ab-Gehen, das Beschuldigen anderer Personen und das Schlagen hören langsam auf.

Sehr alte Personen, die auf sich gestellt versuchen, sich durch die Qualen der Aufarbeitungsphase durchzuarbeiten, leiden enorm. Sie werden natürlich auch oft zu einer Quelle der Frustration und des Schmerzes für diejenigen, die sie pflegen, auch für Familienmitglieder, die einfach nicht mehr weiter wissen, die dem unerklärlichen Verhalten dieser Personen hilflos gegenüberstehen. Und da es ja immer mehr Menschen in den USA und in der übrigen Welt gibt, die ein sehr hohes Alter erreichen, müssen sich immer mehr Familien und Institutionen mit diesem bizarren und beleidigenden Verhalten auseinandersetzen. Für diesen Personenkreis ist das Bedürfnis, die verwirrten sehr alten Leute zu verstehen und mit ihnen zu kommunizieren, mittlerweile überwältigend groß.

Pflegepersonen und Familienmitglieder, die in den sehr alten Verwirrten lediglich Geistesschwache sehen, sind nicht fähig sie zu validieren. Wenn Pflegende jedoch einmal begriffen haben, daß dies Menschen sind, deren körperliche Verfassung immer schlechter wird, daß eben diese Menschen mit den Schwierigkeiten des Alterns nicht mehr länger fertig werden, daß sie außerdem einen letzten Kampf ausfechten, in dem sie versuchen, unerledigte Aufgaben ihres Lebens endlich zu lösen, dann beginnen sie auch, sie zu verstehen. Nun können sie, ausgerüstet mit den einfachen Techniken der Validation, die in Kapitel 2 beschrieben werden, lernen, wie man mit desorientierten sehr alten Personen kommuniziert, die um ihr Überleben kämpfen.

DAS KONZEPT UND DIE TECHNIKEN VON VALIDATION

WAS IST VALIDATION?

Validation ist eine Kommunikationsform und Therapie, mittels welcher man lernen kann, mit solchen sehr alten Personen, die an der Alzheimer-Krankheit bzw damit verwandten Formen von geistiger Verwirrtheit leiden, in Verbindung zu treten und zu bleiben. Ich habe diese Therapie während vieler Jahre entwickelt. Als Sozialarbeiterin, die auf Altenarbeit spezialisiert ist, habe ich jahrzehntelang mit verwirrten Bewohner/inne/n von Pflegeheimen gearbeitet. Im Lauf der Jahre bemerkte ich, daß sehr alte Menschen, die an einer Demenz vom Typ Alzheimer leiden, ähnliche Verhaltensformen zeigen. Nach und nach ließen sich verschiedene Gruppen von körperlichen und verhaltensmäßigen Zügen und Besonderheiten erkennen, die eine Unterscheidung von verschiedenen Gruppen verwirrter Hochbetagter möglich machten. Zwischen 1963 und 1980 erarbeitete ich Thesen als Antwort auf die Frage, warum sich hochbetagte Menschen so benehmen, wie sie sich eben benehmen. Aufbauend auf dem Verständnis für ihr Verhalten entwickelte ich Techniken für die Kommunikation mit ihnen. Validation wurde direkt aus meiner Arbeit mit hochbetagten Bewohnern von Pflegeheimen entwickelt.

Validation basiert auf einer Geisteshaltung, die älteren Erwachsenen, die an Demenz vom Typ Alzheimer erkrankt sind und die darum kämpfen, vor ihrem Tod noch bestimmte unerfüllte Aufgaben zu erledigen, vor allem Respekt und Einfühlung entgegenbringt. Validation ermöglicht auch eine Einschätzung des Verhaltenstypus der verwirrten alten Menschen und bietet einfache, praktische Techniken an, die helfen, ihre Würde wiederherzustellen, und die verhindern helfen, daß sie in das Stadium des Vegetierens absinken.

Durch Validation bekommen verwirrte, sehr alte Menschen jemanden, der ihnen mit Einfühlung zuhört, jemanden, der sie nicht verurteilt, sondern ihre Sicht der Realität akzeptiert. In dem Maß, in dem das Vertrauen zwischen den Klienten und den validierenden Pflegepersonen wächst, läßt das Angstgefühl nach und auch die Notwendigkeit, die Klienten festzubinden. Schlußendlich wird das Gefühl des Selbstwertes wieder stärker. Körperliche und soziale Funktionen verbessern sich und ein Rückzug in das vegetierende Dasein wird verhindert.

DIE PRINZIPIEN DER VALIDATION

Validation fußt auf 10 Grundsätzen und Werten (siehe S.52).
Um das Verhalten einer Person zu verstehen, muß man ihre körperlichen Stärken, ihre sozialen und psychischen Bedürfnisse kennen. Verhalten kann man nicht als angemessen oder unangemessen beurteilen, wenn man es nicht im Zusammenhang mit eben diesen Bedürfnissen sieht. So erwartet man zB von einem 13-jährigen, daß er rebelliert. Man weiß, daß er sich körperlich und hormonell verändert und daß es daher für ihn schwer ist, sich zu beherrschen. Teenager beschimpfen ihre Eltern, schlagen mit Türen und sind dann schuldbewußt. Wir wissen, daß das für einen Teenager durchaus eine ganz normale psychische, soziale und körperliche Reaktion sein kann, und kämen auch nicht auf die Idee, das als manisch-depressives Verhalten zu sehen. Würde hingegen ein 45-jähriger Mann sich so verhalten, seine Kollegen beschimpfen und dann depressiv werden, könnte die Diagnose durchaus manisch-depressiv lauten. Was wir vom Verhalten eines 45-jährigen Mannes erwarten, ist völlig anders als das, was wir von einem 13-jährigen erwarten. Also noch einmal: jedes Verhalten muß *im Zusammenhang* mit dem, was zu jeder Phase des Lebens gehört, gesehen werden.
Validierende Pfleger/innen beziehen das Wissen um den Verlust des Augenlichts, des Gehörs, des Kurzzeitgedächtnisses und der sozialen Kontrollen von sehr alten Leuten in ihre Arbeit mit ein. Validierende Pflegende verstehen, daß einige Hochbetagte, die für den Alltag nur mehr ein vages Gefühl empfinden, sehr leicht in die Vergangenheit reisen können, um dort vertraute Gesichter wiederzufinden. Sie müssen dorthin zurückkehren, um zerrissene Beziehungen wieder zusammenzufügen. Validierende Pflegende würden nie meinen, daß solche Menschen sich unpassend verhalten. Wenn man es im Zusammenhang mit körperlichen, sozialen und psychischen Faktoren betrachtet, ist ihr Verhalten *Heilung*, ihre Rückkehr in die Vergangenheit hat eine Funktion, einen Zweck.

Validation basiert auf der Annahme, daß hinter allem Verhalten eine Ursache steht. Das Verständnis dafür, warum verwirrte, sehr alte Leute sich so benehmen, und das Akzeptieren dieses Benehmens sind Schlüssel zu ihrer Validation. Validierende Pflegende nehmen die körperlichen Verfallserscheinungen als gegeben hin; sie betreten die Welt dieser Menschen und werden zu helfenden, vertrauten Personen. So fühlt sich der hochbetagte Mensch sicher und beginnt zu kommunizieren, mit oder ohne Worte.
Verwirrte alte Menschen reagieren auf die ehrliche Berührung, auf ehrlich gemeinte Hilfe, Pflege und auf ehrliche Einfühlung der validierenden Pflegerperson. Wachsendes Selbstwertgefühl und Wohlbefinden durch die Validation führen oft zu deutlichen Veränderungen im Verhalten. Am wichtigsten aber ist, daß alte Menschen in der Aufarbeitungsphase nicht in das Stadium des Vegetierens absinken, sondern daß sie weiterhin mit all ihren Kräften kommunizieren, die Verbindung aufrechterhalten.

DIE VIER ABSCHNITTE DER AUFARBEITUNGSPHASE DES LEBENS

Sehr alte Leute, die die Notwendigkeit wichtiger Lebensaufgaben in früheren Abschnitten ihres Lebens bewußt nicht wahrgenommen oder verweigert haben, befinden sich nun in einer Periode ihres Lebens, in der sie das dringende Bedürfnis haben, eben diese unerledigten Aufgaben zu erfüllen, damit sie in Ruhe sterben können. Sie durchleben für gewöhnlich vier Stadien der Aufarbeitungsphase:

1.) mangelhafte/unglückliche Orientierung
2.) Zeitverwirrtheit
3.) Sich Wiederholende Bewegungen
4.) Vegetieren/Vor-sich-hin-Dämmern

Mit jedem Stadium nimmt der körperliche Verfall zu, und es kommt zu einem Rückzug ins Innere. Es ist oft sehr schwer, hochbetagte verwirrte Menschen einer dieser Kategorien zuzuordnen, da diese Menschen häufig zwischen den Stadien hin- und herwech-

Die 10 Grundsätze und Werte der Validation

1. Alle Menschen sind einzigartig und müssen als Individuen behandelt werden.
2. Alle Menschen sind wertvoll, ganz gleichgültig, in welchem Ausmaß sie verwirrt sind.
3. Es gibt einen Grund für das Verhalten von verwirrten, sehr alten Menschen.
4. Verhalten im sehr hohen Alter ist nicht nur eine Folge anatomischer Veränderungen des Gehirns, sondern das Ergebnis einer Kombination von körperlichen, sozialen und psychischen Veränderungen, die im Laufe eines Lebens stattgefunden haben. → Biografiearbeit
5. Sehr alte Menschen kann man nicht dazu zwingen, ihr Verhalten zu ändern. Verhalten kann nur dann verändert werden, wenn die betreffende Person es will.
6. Sehr alte Menschen muß man akzeptieren, ohne sie zu beurteilen.
7. Zu jedem Lebensabschnitt gehören bestimmte Aufgaben. Wenn man diese Aufgaben nicht im jeweiligen Lebensabschnitt schafft, kann das zu psychischen Problemen führen.
8. Wenn das Kurzzeitgedächtnis nachläßt, versuchen ältere Erwachsene, ihr Leben wieder in ein Gleichgewicht zu bringen, indem sie auf frühere Erinnerungen zurückgreifen. Wenn die Sehstärke nachläßt, sehen sie mit dem Inneren Auge. Wenn ihr Gehör immer mehr nachläßt, hören sie Klänge aus der Vergangenheit.
9. Schmerzliche Gefühle, die ausgedrückt, anerkannt und von einer vertrauten Pflegeperson validiert werden, werden schwächer. Schmerzliche Gefühle, die man ignoriert und unterdrückt, werden immer stärker.
10. Einfühlung/Mitgefühl führt zu Vertrauen, verringert Angstzustände und stellt die Würde wieder her.

seln. Jede Person ist einzigartig; es kann daher keine allgemein gültige Formel für ihre Zuordnung geben. Eine 90-jährige Frau kann sich um 7 Uhr morgens durchaus noch zurechtfinden, um halb neun am Vormittag kann sie aber vielleicht schon glauben, daß ein Mann unter ihrem Bett ist. Um halb drei am Nachmittag möchte sie vielleicht nach Hause gehen, um ihre Mutter zu sehen. Obwohl also Stimmungen im Laufe des Tages wechseln, bleiben die meisten Personen dennoch die meiste Zeit in einem Stadium der Aufarbeitungsphase. Wenn es notwendig ist, wechselt die validierende Pflegeperson mit dem verwirrten Klienten von Stadium zu Stadium, indem sie die geeigneten Validationstechniken anwendet.
Pflegende, die mit Menschen in der Aufarbeitungsphase arbeiten, lernen es, die körperlichen und seelischen/psychischen Merkmale, die zu den vier Stadien gehören, zu erkennen (siehe Tafel 1, S. 54/55). Kapitel 3 beschäftigt sich mit dem ersten Abschnitt der Aufarbeitungsphase, nämlich der mangelhaften oder unglücklichen Orientierung. Kapitel 4 untersucht den zweiten Abschnitt, die Zeitverwirrtheit. Kapitel 5 hat den dritten Abschnitt zum Inhalt, das Stadium der Sich-wiederholenden-Bewegungen. Kapitel 6 beschreibt den letzten Abschnitt der Aufarbeitungphase, Vegetieren/ Vor-sich-hin-Dämmern. Sehr alte Leute, die nicht validiert werden, durchleben alle vier Stadien. Wie wir jedoch sehen werden, müssen Personen, die validiert werden, nicht unbedingt zur letzten Stufe kommen und können in Frieden mit sich selbst sterben.

DIE TECHNIKEN DER VALIDATION

Die Techniken der Validation sind einfach. Man muß dafür keinen Hochschulabschluß haben; was man dafür braucht, ist das Vermögen, desorientierte alte Menschen zu akzeptieren und sich in sie einzufühlen. Pflegende, die validieren wollen, müssen fähig sein, ihre eigenen Urteile und Erwartungen von Verhalten hintanzustellen, um die gefühlsbedingten Beweggründe hinter der Verwirrtheit sehr alter Menschen zu begreifen. Familienmitglieder, Pflegehelfer, Sozialarbeiter, Ergo- und Physiotherapeuten, Krankenschwestern, Pflegeheimbedienstete, einfach jeder, der mit verwirrten, sehr alten Personen lebt oder arbeitet, kann diese Techniken erlernen. Dazu braucht man nur 8 Minuten am Tag: 8 Minuten ehrlichen, offenen, urteilsfreien, mitfühlenden Kommunizierens und Zuhörens.

TAFEL 1: DIE 4 STADIEN DER AUFARBEITUNGSPHASE

	STADIUM 1 mangelhafte oder unglückliche Orientierung	STADIUM 2 Zeitverwirrtheit
Grundlegende helfende Ratschläge / Hinweise	• verwende folgende Fragen: wer, was, wo und wann • setze Berührungen so wenig wie möglich ein • bewahre Abstand	• verwende Wörter des „Fühlens „wie" ich sehe", „ich fühle" • verwende Berührung und Augenkontakt
Orientierung	• hat einen Begriff von der Zeit • hat einen Begriff von der jetzigen Realität • erkennt mit Schrecken seine unglückliche Orientierung	• kann mit der Uhrzeit nichts mehr anfangen • vergißt Namen und Orte • Schwierigkeiten mit Begriffen nehmen zu
Körpermerkmale Muskeln	• gespannte, feste Muskeln • meistens kontinent/ Blasenmuskel funktioniert meistens • schnelle, direkte Bewegungen • zweckgerichtetes Gehen	• sitzt aufrecht, aber entspannt • weiß, daß die Blasenkontrolle nicht mehr richtig funktioniert • langsame, sanfte Bewegungen
Ton der Stimme	• rauh, anklagend und oft weinerlich	• leise, selten rauh
Augen	• klar und hell konzentriert, auf etwas gerichtet	• klar, nicht konzentriert sieht nach unten, Augenkontakt löst Wiedererkennen aus
Gefühle	• leugnet Gefühle	• ersetzt Empfindungen und Gefühle der Jetzt-Zeit mit solchen aus der Vergangenheit
Körperpflege	• kann einfache Dinge selber tun • braucht jemanden, der ihn daran erinnert	• verlegt oft persönliche Gegenstände • schafft sich eigene Verhaltensregeln
Kommunikation / Gespräch	• positive Reaktion auf erkannte Rollen/Personen • negative Reaktion auf die, die weniger orientiert sind	• antwortet auf hinweisenden Ton und Berührung • lächelt, wenn er gegrüßt wird
Erinnerung und Denkvermögen	• kann lesen und schreiben, außer wenn blind • hält sich an Regeln und Übereinkünfte	• kann lesen, aber nicht mehr leserlich schreiben • schafft sich eigene Regeln
Humor	• Reste von Humor • Humor nicht mehr zu erkennen	• will keine Spiele spielen

Wiedergabe mit Erlaubnis von Nursing Times, wo diese Tafel zum erstenmal, in einem Artikel am 10. 2. 1988 erschien

	STADIUM 3 Sich wiederholende Bewegungen	STADIUM 4 Vegetieren/ Dämmerzustand
Grundlegende helfende Ratschläge / Hinweise	• verwende Berührung und Augenkontakt • gehe mit den Bewegungen der Person mit	• spiegle Bewegungen von Körper und Gemüt • verwende emotionelle Anregungen
Orientierung	• schließt die meisten Anregungen der Außenwelt aus • hat eigenes Zeitgefühl	• erkennt weder Familie, Besucher, alte Freunde noch Pflegepersonal • kein Zeitgefühl
Körpermerkmale Muskeln	• vornübergebeugt • nimmt nicht mehr wahr, daß seine Blasenkontrolle nicht mehr funktioniert • rastlos; Auf- und Abgehen	• weich • wenig Bewegung • strengt sich nicht mehr an • häufige Fingerbewegungen
Ton der Stimme	• langsam, gleichmäßig	
Augen	• Augen geschlossen (Gesicht verschlossen, kein Ausdruck) Selbstanregung ist ganz gering	• meistens geschlossen
Gefühle	• zeigt sexuelle Gefühle ganz offen	• schwer einzuschätzen
Körperpflege		
Kommunikation / Gespräch	• einige wenige allgemein benutzte Wörter • hört nicht zu und spricht nicht mit anderen	• reagiert auf Ton und Berührung
Erinnerung und Denkvermögen	• hat keine Motivation zu lesen oder zu schreiben • sieht keinen Anlaß/hat keine Motivation zu lesen oder zu schreiben	• nichts offensichtlich/leicht zu erkennen • schwer einzuschätzen
Humor	• lacht leicht, oft ohne Anlaß	• schwer einzuschätzen

Diese Techniken verringern deutlich die Angstzustände der sehr alten Verwirrten. Sie sind eine enorme Hilfe für Familienmitglieder und Pflegende, die sonst durch die tägliche anstrengende Arbeit mit desorientierten älteren Erwachsenen einfach ausbrennen.
Wie die Kapitel 3 bis 6 zeigen, gibt es verschiedene Validationstechniken, die für verschiedene Abschnitte in der Aufarbeitungsphase geeignet sind. Einige Techniken wie zB das Zentrieren können mit sehr alten Menschen in allen Stadien durchgeführt werden; andere Techniken wie zB Berühren sind dagegen nur in bestimmten Abschnitten geeignet (Feil,1992b).
Wie gesagt, die Techniken der Validation sind einfach zu erlernen und können innerhalb eines typischen Tagesablaufs leicht ausgeführt werden. Pflegende, die diese Techniken verwenden, verbessern damit nicht nur das Leben ihrer Klienten, sondern auch ihr eigenes.

Technik 1: Zentrieren

Um sich zu zentrieren, auf die Mitte zu besinnen, konzentriert sich der/die Pflegende auf seinen/ihren Atem, um möglichst viel Ärger und Frustration durch ihn auszustoßen. Indem sie ihrem Ärger und ihrer Frustration freien Lauf lassen, öffnen sich Pflegende für die Gefühle der Menschen, mit denen sie in Verbindung kommen wollen. Da es eine Voraussetzung ist, seine eigenen Gefühle beiseite zu lassen, damit man einer anderen Person einfühlend zuhören kann, sollte jede Validationssitzung mit dieser Technik beginnen.
Das Zentrieren nimmt etwa drei Minuten in Anspruch und ist angenehm und entspannend. Um sich zu zentrieren:

1. Konzentrieren Sie sich auf einen Punkt ungefähr 5 cm unterhalb Ihrer Körpermitte.
2. Atmen Sie tief durch die Nase ein und füllen Sie Ihren Körper mit Luft. Atmen Sie durch den Mund wieder aus.
3. Beenden Sie alle inneren Dialoge auf und widmen Sie Ihre ganze Aufmerksamkeit Ihrem Atem.
4. Wiederholen Sie diesen Vorgang langsam achtmal.

Technik 2: Verwenden Sie eindeutige, nicht wertende Wörter, um Vertrauen herzustellen.

Menschen, die gerade ihr Leben aufarbeiten, wollen ihre Gefühle nicht verstehen. Sie interessieren sich nicht dafür, warum sie sich so und nicht anders verhalten. Wenn man sie mit ihren Gefühlen konfrontiert, ziehen sie sich zurück. Wenn man mit ihnen erfolgreich kommunizieren will, muß man es vermeiden, sie etwas zu fragen, das sie zwingt, ihre Empfindungen einzugestehen. Stattdessen sollte die Pflegeperson Tatsachenfragen stellen – wer, was, wo, wann und wie. Die Frage, *warum* sie etwas taten oder *warum* etwas Bestimmtes geschah, sollten alle Pflegenden im Gespräch mit einem verwirrten Menschen strikt vermeiden.

Eine 80-jährige Frau klagt darüber, daß die Tochter ihren Schmuck stehle. Anstatt mit ihr zu streiten, konzentriert sich die Tochter auf sachliche Fragen. „Wer stiehlt deine Juwelen, Mutter?" fragt sie. Die Mutter denkt über die Frage nach und antwortet:"Diese besserwisserische junge Person, die immer den Mund offen hat. Du weißt schon, Gladys irgendwie, ich kann ihren Familiennamen nicht aussprechen. Diejenige, die glaubt, ein Haus zu putzen bedeutet, den Staub von einem Raum in den anderen zu kehren."

„*Was* nimmt sie mit?" fragt die Tochter, stets bei sachlichen Fragen bleibend.

„Das letzte, was sie gestohlen hat, waren meine schwarzen Ohrringe – die, die dein Vater mir geschenkt hat."

„Das waren deine Lieblingsohrringe", antwortet die Tochter. „ Papa hat dir wunderschöne Sachen gegeben. Er wußte genau, was an dir gut aussehen würde. Wann hat er sie dir denn gegeben?"

„ Gleich nach der Hochzeit, während der Flitterwochen", antwortet die Mutter. Ihr Zorn wurde validiert, sie hört auf, die Heimhilfe zu beschuldigen und beginnt, sich an ihren Ehemann zu erinnern.

Technik 3: Wiederholen

Für Leute in der Aufarbeitungsphase ist es oft ein Trost, ihre Worte noch einmal von anderen zu hören. Wiederholen bedeutet, daß die Pflegeperson den Sinn dessen, was der Klient gesagt hat, noch einmal sagt und dabei möglichst die selben Schlüsselwörter ver-

wendet. Auch auf den Klang der Stimme und die Sprachmelodie sollte eingegangen werden. Wenn man mit einer Frau spricht, die schnell redet, soll man auch schnell reden.
Ein 77-jähriger Mann beschuldigt seinen Mechaniker, das Auto kaputtzumachen. „Sie haben meine Gangschaltung kaputtgemacht. Das ist jetzt schon das dritte Mal, daß Sie das Auto beschädigen. Ich zahle Ihnen nicht einen Penny, bis Sie es wieder in Ordnung gebracht haben. Ich will, daß mein Auto so funktioniert, wie es das normalerweise tut."
Der Mechaniker weiß, daß sich dieser alte Mann mit seinem Auto identifiziert. Die Gänge sind schon ausgeleiert, wie der alte Mann auch. Er kann auch nicht akzeptieren, daß er bei Nacht immer schlechter sieht und daß er seinen Orientierungssinn verloren hat. Um ihn zu validieren, wiederholt der Mechaniker seine Worte, indem er sich mit Einfühlung der Stimmlage des Mannes anpaßt.
„Sie wollen ihr Auto wieder tipptopp haben. Sie wollen, daß ich es wieder so herrichte, daß es funktioniert wie früher."
„Verdammt richtig, genau das will ich – ohne wenn und aber. Die Gänge haben letzte Woche noch einwandfrei funktioniert. Richten Sie es wieder so, wie es früher war. Ich werde für dieses Auto keinen einzigen neuen Teil kaufen! Das ist ein gutes Auto."
„Ja, das ist wirklich eine tolle Maschine, Mr Simpson. Und Sie sagen, daß Sie sie auch in Zukunft so haben wollen. Sie sagen, daß die Gänge letzte Woche noch funktioniert haben?"
„Naja, ich hatte einige Schwierigkeiten mit dem Rückwärtsgang. Als ich vergangene Nacht unterwegs war, bin ich beinahe rückwärts in die falsche Straße eingebogen."
Auf einer sehr tiefen Bewußtseinsebene weiß der alte Mann, daß er seine Sehkraft verliert, und daß ihn sein Orientierungssinn im Stich läßt. Er vertraut dem Mechaniker, der nicht mit ihm streitet oder ihm seine Schwächen unter die Nase reibt. Validiert fühlt sich der alte Mann stärker.

Technik 4: Extreme einsetzen

Das Anwenden dieser Technik geht so: man fordert die Person auf, bei einer Beschwerde an die schlimmste Möglichkeit zu denken. Wenn die Person jetzt an den schlimmsten Fall denkt, drückt sie ihre Gefühle intensiver aus und empfindet dadurch Erleichterung.

Ein Beispiel: eine Pflegeperson will eine Frau validieren, die sich darüber beschwert, daß das Essen ungenießbar sei. Man fragt sie:“Ist das das schlechteste Hühnchen, das Sie jemals gegessen haben?“ Die Pflegende weiß, daß die Frau nur ihre Frustration wegen ihres schlecht sitzenden Gebisses loswerden muß. Sie weiß, daß diese Frau jemanden braucht, der sich ihren Ärger anhört. Dadurch, daß die Frau ihren Ärger ablassen kann, indem sie sich über das schlechte Essen beschwert, hilft die Pflegeperson der Frau, ihre Angst zu verkleinern.

Technik 5:
Sich das Gegenteil vorstellen

Sich das Gegenteil vorzustellen führt oft dazu, daß man sich an eine bereits bekannte Lösung des jeweiligen Problems erinnert, vorausgesetzt, der sehr alte Mensch vertraut dem/der Pflegenden. Eine 85-jährige Frau klagt darüber, daß jede Nacht ein Mann ihr Zimmer betritt. „Dieser Mann ist letzte Nacht wieder gekommen.“Um sie zu validieren, fragt der/die Pflegende, ob sie sich an Zeiten erinnern könne, als dieser Mann nicht gekommen sei. „Gibt es Nächte, in denen er *nicht* kommt?“
„Mein Gott ja, jetzt, wo ich dran denke, fällt es mir wieder ein: als Sie mich letzte Nacht besucht haben, hat er sich nicht blicken lassen. Aber sobald Sie weg waren und ich wieder allein war, war er wieder da – so sicher wie nur irgendwas.“
Der/die Pflegende wiederholt die Worte der Frau. „Sie meinen, dieser Mann kommt immer dann, wenn Sie allein sind. Wenn ich die ganze Zeit bei Ihnen bleiben würde, würde dieser Mann Sie nicht belästigen?“
„Wissen Sie, ich war in meinem ganzen Leben nie allein. Mein Mann war immer bei mir. Es war schrecklich, als er starb.“
„Was haben Sie gemacht, als er tot war?“
„Ich hatte solche Angst, daß ich alle seine Bilder genommen habe, und sobald die Nacht kam, habe ich seine Lieblingswalzer gespielt. Ich bin die ganze Nacht aufgeblieben, habe Bilder von ihm angesehen und mir seine Musik angehört. Nur so habe ich die Nacht überstanden.“ Indem sie sie dazu bringt, an eine Situation zu denken, in der dieser Mann nicht auftauchte, hilft die Pflegeperson der Frau, sich daran zu erinnern, wie sie mit einer ähnlichen Lage früher im Leben fertig geworden ist. Zusammen suchen die Frau

und die validierende Pflegeperson die Bilder. Zusammen erinnern sie sich an den Ehemann der Frau. Die Frau setzt nun wieder die ihr vertraute Methode ein, mit der Angst, allein gelassen zu werden, umzugehen.

Technik 6: Erinnern

Das Erforschen der Vergangenheit führt dazu, daß man bereits bekannte Methoden zur Lösung eines Problems wieder einsetzt; damit kann ein verwirrter Mensch mit einem jetzt aktuellen Problem leichter umgehen. Es ist für jemanden, der schon sehr alt ist, ja ziemlich schwierig, einen neuen Weg zur Lösung eines Problems zu finden. Eine validierende Pflegeperson kann einem Klienten dabei helfen, eine alte, bewährte Methode, Streß zu bekämpfen, wieder zu entdecken. Wenn man Worte wie „immer" oder „nie" verwendet, weckt man damit möglicherweise frühere Erinnerungen. Etwa bei der Frage: „War es immer schon so, daß Sie nur schwer schlafen konnten, Frau Johnson? Auch als Ihr Mann noch am Leben war?", kann es sein, daß damit eine Erinnerung wachgerufen wird, die die Klientin schon vergessen hat. Diese Erinnerung kann ihr aber zeigen, was sie damals dagegen gemacht hat, und sie kann es jetzt wieder auf die gleiche Art versuchen.
Technik 5 und Technik 6 werden zusammen eingesetzt, sie wirken zusammen und helfen den Hochbetagten, alte Methoden zum Abbau von Streßsituationen wieder anzuwenden.

Technik 7: Ehrlichen, engen Augenkontakt halten

Sehr alte Leute im Stadium der Zeitverwirrtheit und der Sich-wiederholenden-Bewegungen fühlen sich geliebt und sicher, wenn ihnen die Pflegenden, die sich um sie kümmern, durch engen Augenkontakt Anteilnahme vermitteln. Sogar ältere Leute, die nicht mehr so gut sehen, können den konzentrierten Blick einer validierenden Pflegerin fühlen, wenn sie ihnen direkt in die Augen sieht. Leute, die das Zeitgefühl verloren haben und herumwandern, ständig auf der Suche nach einem Elternteil, der sich um sie kümmert, hören oft mit dem Herumgehen auf, wenn eine validierende Pflegeperson ihnen direkt in die Augen schaut. Aus der validierenden Pflegeperson wird dann ein Elternteil, der sich um sie kümmert, und die zeitverwirrten Menschen fühlen sich sicher und geliebt. Ihre Angst wird kleiner. Manchmal nehmen sie sogar die Gegenwart wieder wahr.

Technik 8:
„Mehrdeutigkeit“: setzen Sie unbestimmte Fürwörter ein, die mehrere Lösungen zulassen

Zeitverwirrte Leute verwenden oft Wörter, die für die anderen keinen Sinn ergeben. Sie verständigen sich auch oft ohne Worte, und zwar auf verschiedene Arten, was das Verstehen sehr schwierig macht. Wenn eine Pflegeperson aber Mehrdeutigkeit zuläßt, kann man oft mit zeitverwirrten Personen kommunizieren, auch wenn man gar nicht versteht, was sie sagen. Ein Beispiel: ein zeitverwirrter Klient schreit: „Diese Katagänge tun mir furchtbar weh!“ Die Pflegeperson reagiert darauf mit der Frage: „Wo tun *sie* weh?“. Das Fürwort *„sie“* ersetzt das unbekannte Wort „Katagänge“. Ein zeitverwirrter Klient kann dem/der Pflegenden auch anvertrauen: „Ich drodle mit den Wummsern.“ Darauf könnte man fragen: „War *es* lustig? Haben *sie* irgend etwas gesagt?“ Die Wörter „er“, „sie“, „es“, „jemand“ und „etwas“ ersetzen jene Wörter, die man nicht im Wörterbuch findet. Die Zeitverwirrten können sich aber weiterhin mitteilen, und man kann so auch den Rückzug in das Vegetieren, den Dämmerzustand, verhindern.

Technik 9:
Klar, sanft und liebevoll sprechen

Ungeduldiges oder unfreundliches Sprechen führt bei Verwirrten oft dazu, daß sie zornig werden oder sich zurückziehen. Hohe, sanfte Klänge sind wiederum für ältere Menschen schwer zu hören. Es ist wirklich wichtig, daß man mit einer klaren, sanften und liebevollen Stimme spricht. Oft führt eine solche Stimme eben dazu, daß Erinnerungen an eine geliebte Person wieder wach werden und sie hilft auch dabei, Streß abzubauen.

Ein 90-jähriger Mann, bereits zeitverwirrt und im Stadium der Sich-wiederholenden-Bewegungen, vermißt seine Frau. Er kann nicht mehr sehen und nicht mehr hören, er kann auch die Vergangenheit nicht mehr von der Gegenwart unterscheiden. In der Nacht sucht er nach ihr, findet eine schlafende Frau und legt sich zu ihr ins Bett. Die validierende Krankenschwester versteht, daß der 90-jährige Mann in die Vergangenheit zurückgeht, weil er einfach ein Bedürfnis nach seiner Frau hat. Obwohl der Mann taub ist, spricht die Krankenschwester sanft und liebevoll, und es gelingt ihr, sowohl die Sehnsucht des alten Mannes als auch die Angst der Frau zu vermindern.

„Oh Herr Jones, Sie vermissen Ihre Frau so sehr, nicht wahr, Sie haben geglaubt, daß Frau Drew Ihre Frau ist. Sieht sie ihr sehr ähnlich?“, fragt sie leise, liebevoll und mit Respekt. Während sie spricht, hilft sie behutsam Herrn Jones aus dem Bett von Frau Drew.

Der alte Mann fängt zu weinen an, als die Krankenschwester ihn am Arm nimmt und mit ihm in sein Zimmer zurückgeht. „Du bist eine wundervolle Frau, Molly. Du bist die Beste“, sagt er. Die validierende Krankenschwester antwortet liebevoll: „Molly war eine wundervolle Frau. Sie lieben sie sehr. Sie ist Ihr Schatz.“ Zusammen singen sie dann leise: „Laß mich Liebling zu dir sagen, denn ich liebe dich so sehr!“ Bald darauf schläft er ein, ohne Medikamente, weil er die Liebe zu seiner Frau ausdrücken konnte.

Technik 10:
Beobachten und dann die Bewegungen und Gefühle der Person spiegeln

Personen, die im Stadium II oder III sind, teilen ihre Gefühle oft ohne jede Hemmung mit. Um mit ihnen in Verbindung zu treten, ist es wichtig, ihre typischen körperlichen Merkmale zu kennen und auch die Art, wie sie sich bewegen. Um ihre Körperhaltung genau nachahmen zu können, müssen Pflegende folgende Einzelheiten genau betrachten: die Augen, die Gesichtsmuskeln, die Atmung, Veränderungen in der Hautfarbe, das Kinn, die Unterlippe, die Hände, den Bauch, wie sie im Stuhl sitzen, wo sie die Füße habe sowie den allgemeinen Zustand der Muskeln. Wenn die Person, die validiert wird, auf und ab geht, geht auch der/die Pflegende auf und ab. Wenn die jeweilige Person heftig atmet, atmet auch der/die Pflegende heftig. Wenn es mit Anteilnahme gemacht wird, kann das Spiegeln sehr viel dazu beitragen, Vertrauen aufzubauen. Es ermöglicht den Pflegenden erstens, die Gefühlswelt von zeitverwirrten Person zu betreten, und zweitens, mit ihnen eine wortlose Beziehung und auch eine Beziehung, die ohne Worte auskommt, herzustellen.

Das Spiegeln der manchmal sehr außergewöhnlichen Bewegungen von Verwirrten kann für viele Pflegende zu einer aufwühlenden Erfahrung werden. Nicht alle Pflegenden setzen daher diese Technik ein. Nur Personen, die *wirklich* den Willen dazu haben, die Welt eines Patienten zu betreten, der sich im Stadium der sich-wiederholenden-Bewegungen befindet, sollen diese Technik wagen.

Mildred Hopkins, eine ehemalige Anwaltssekretärin, hat nie geheiratet. Sie hat 45 Jahre lang in derselben Firma gearbeitet. Jetzt ist sie 86, sie befindet sich im Stadium der sich-wiederholenden-Bewegungen, und sie muß sich mit irgendetwas beschäftigen. Nur über die Arbeit bekam sie ein Gefühl von Würde. Ihr Gehirn sagt ihr nicht mehr, wo sie ist. Mit ihrem inneren Auge sieht sie immer noch ihre Underwood-Schreibmaschine vor sich, sie bewegt sich zu den Rhythmen ihrer Vergangenheit, ihre Finger fliegen über die Tastatur, um das Diktat fertigzustellen, das ihr Chef im Gericht braucht. Die validierende Pflegeperson spiegelt Mildreds Fingerbewegungen. Mildred sieht, daß die Finger sich im gleichen Takt wie ihre bewegen. Sie blickt auf. Die Augen treffen sich. Jetzt bewegen sie sich zusammen.

Die Pflegeperson lächelt Mildred voll Bewunderung an: „Wieviele Wörter pro Minute können Sie schreiben?", fragt sie.

Stolz antwortet Mildred: „92."

Sie hat das erste Mal gesprochen, seit sie hier ist, also das erste Mal seit 6 Monaten. Indem ihre Bewegungen nachgeahmt wurden, hat sie Anteilnahme für sich gespürt. Da sie sich in der Beziehung jetzt sicher fühlt, beginnt Mildred, nach *außen* zu sehen. Ihre Sprache verbessert sich, und es sieht aus, als ob sie sich auch ihrer Umgebung wieder mehr bewußt würde.

Technik 11: Setzen Sie das Verhalten in Beziehung zu jenem menschlichen Grundbedürfnis, das nicht erfüllt wird

Die meisten Leute haben das Bedürfnis, geliebt und umsorgt zu werden, tätig und nützlich zu sein und ihre tiefen Gefühle jemandem mitzuteilen, der mit Anteilnahme zuhört.

Liebevoll faltet eine 93-jährige Frau ihre Papierserviette. Sie streichelt jede Unebenheit glatt und faltet die Serviette so, daß die Kanten genau übereinander liegen. Alles ist ganz genau in Ordnung. Ei-

ne Kellnerin, die nichts von Validation versteht, nimmt ihr die Serviette aus der Hand und öffnet sie wieder. Daraufhin fängt die alte Frau an zu schreien, so laut sie kann: „Hilfe! Hilfe!". Eine validierende Pflegeperson wird diese Frau jetzt nicht mit einem Medikament beruhigen oder gar festbinden, sondern wird ihr die Serviette wiedergeben. Zusammen werden sie die Serviette noch einmal ebenso sorgfältig falten, sie werden jede Unebenheit wieder glatt machen.
„Fühlen Sie sich dadurch sicher und warm?", fragt sie.
Die alte Frau lächelt. Sie streichelt die Serviette und stöhnt: „Mama, Mama, Mama. Ich liebe dich."
Irgendwie ist die Serviette für die alte Frau zu ihrer sanften, liebevollen Mutter geworden. Der Pflegende verbindet das Falten mit dem menschlichen Bedürfnis nach Liebe. Wenn sehr alte Leute schlagen, auf- und abgehen, reiben oder klopfen, kann eine validierende Pflegeperson diese Arten von Verhalten einem der drei menschlichen Grundbedürfnisse zuordnen. Es sind dies das Bedürfnis nach Liebe, das Bedürfnis, nützlich zu sein (Wiederaufnehmen von Bewegungen, die mit der Arbeit verbunden sind), und das Bedürfnis, eigene Gefühle auszudrücken.

Technik 12: Das bevorzugte Sinnesorgan erkennen und einsetzen

Viele Leute bevorzugen ein Sinnesorgan. Für manche sind das die Augen, für andere der Geruchssinn, wieder für andere ist es vielleicht der Tastsinn. Wenn man das bevorzugte Sinnesorgan eines Menschen kennt, kann man leichter Vertrauen aufbauen, weil es einem hilft, die Sprache dieser Person zu sprechen, ihre Welt zu betreten.
Um herauszufinden, welches Sinnesorgan jemand bevorzugt, muß man genau zuhören und beobachten, man muß versuchen, einen Schlüssel zu dem zu finden, was die Person sagt oder versucht zu sagen. Eine Möglichkeit, es herauszufinden, besteht darin, die Person zu bitten, daß sie an eine Begebenheit in der Vergangenheit denkt und sie beschreibt. Oft enthüllt bereits der erste Satz, den die Person äußert, das bevorzugte Sinnesorgan. Ein Beispiel: Eine Bewohnerin beschreibt einen Ausflug in die Berge, den sie als junge Frau gemacht hat. „Es war wundervoll", sagt sie. „Wir waren hoch oben und ich konnte die Spitzen der Bäume sehen." Diese

Frau bevorzugt sehr wahrscheinlich ihre Augen, und es kann sein, daß sie auf Wörter reagiert, die das Sehen beschreiben.
Andere reagieren eher auf Klänge oder Berührung und bevorzugen daher eher Wörter, die mit dem Hören zu tun haben, zB: „das klingt schlecht“ oder „ich habe es ganz genau gehört“ oder „seine Stimme war grausam“. Beispiele für den Tast- oder Spürsinn könnten so lauten: „ich fühle mich furchtbar“, „ich spüre was“ oder „das hat mich hart getroffen“. Um Vertrauen aufzubauen, sollen Pflegende möglichst solche Wörter verwenden, die das bevorzugte Sinnesorgan des Klienten ansprechen.

Technik 13:
Berühren

Berühren ist eine Technik, die normalerweise für Leute, die unglücklich orientiert sind, nicht geeignet ist. Sie hilft aber oft bei zeitverwirrten Personen. Zeitverwirrte Menschen haben ihre „Rüstung“ verloren, sie können nicht mehr gut sehen und hören. Dadurch bekommen sie über diese Organe auch keine Anreize mehr, keine Informationen. Sie haben aber das Bedürfnis, die Gegenwart eines anderen Menschen zu spüren. Sie haben auch keinen Begriff mehr von der Uhrzeit und sind oft nicht mehr in der Lage, Personen zu erkennen. Sie unterscheiden nicht mehr zwischen Personen, die sie ihr Leben lang gekannt haben und solchen, die sie noch nie zuvor gesehen haben. Da die zeitverwirrten Personen Fremde in ihre Welt einbauen, kann auch eine validierende Pflegeperson für sie zu einem geliebten Menschen aus der Vergangenheit werden.
Personen im Stadium III (Sich-wiederholende-Bewegungen) wissen nicht mehr, wo sie sind. Sie sind eingekapselt in ihren eigenen Raum. Um mit ihnen zu kommunizieren, müssen Pflegende in ihre Welt eintreten und sie so berühren, wie sie von einer geliebten Person berührt worden sind. Um jemanden zu berühren, der zeitverwirrt ist (Stadium II), sollte die Pflegende sich der Person von vorne nähern, weil es sein kann, daß sie erschreckt, wenn sie von hinten oder von der Seite berührt wird. Ich habe herausgefunden, daß angenehme Erinnerungen an die frühe Kindheit oft durch eine Berührung wieder auftauchen. Mit Menschen im Stadium III kann eine validierende Pflegeperson manchmal sofort eine innige Beziehung aufbauen, wenn sie folgende Techniken einsetzt:

- mit der Fingerspitze ganz leicht oben an der Wange kreisen.
- mit den Fingerspitzen leicht kreisen und dabei sanft auf den Hinterkopf drücken.
- die kleinen Finger an die Ohrläppchen legen und dann mit der Hand langsam und sanft vom Kinn bis zum Genick streichen.
- mit den Fingerknöcheln beider Hände am Genick leicht kreisen.
- mit beiden Händen die Schultern und den oberen Teil des Rükkens reiben.
- die Waden leicht mit den Fingerspitzen berühren.

Einen anderen Menschen zu berühren ist etwas sehr Intimes und alle Pflegenden – seien es professionelle oder zur Familie gehörende – sollen immer berücksichtigen, daß manche Personen nicht berührt werden wollen, auch wenn ihre sozialen Kontrollen nachgelassen haben. Eine Pflegeperson sollte jedes Zeichen von Widerstand gegen körperlichen Kontakt auch so auslegen lernen, daß Berührung nicht erwünscht ist. Man muß immer den persönlichen Raum eines Menschen respektieren, auch wenn er verwirrt ist.

Technik 14:
Musik einsetzen

Wenn die Wörter verschwinden, kehren gut bekannte, früh gelernte Melodien wieder zurück. Etwas, das man früh gelernt und sich immer wieder eingeprägt hat, bleibt für immer im Gehirn gespeichert. Leute, die im Stadium der Sich Wiederholenden Bewegungen sind, können zwar nicht mehr sprechen, aber sie können manchmal ohne weiteres ein Gute-Nacht-Lied vom Anfang bis zum Ende singen. Wenn ein ehemaliger Matrose, jetzt 95 und im dritten Stadium, auf und ab geht, validiert ihn seine Tochter, indem sie mit ihm „Lichtet die Anker, Jungs" singt. Der Matrose bleibt stehen, sieht seine Tochter an, lächelt und singt mit ihr. Er erkennt seine 60 Jahre alte Tochter zwar nicht mehr, er weiß auch den Titel des Liedes nicht, aber er singt jedes Wort des Textes. Seine Tochter kann jetzt über die Musik mit ihm kommunizieren. Weil er nicht mehr sprechen kann, singt sie eben mit ihm.
Leute im Stadium III sprechen oft ein paar Worte, nachdem sie ein bekanntes Lied gesungen haben. Musik gibt Menschen im zweiten und dritten Stadium Energie.

ÜBER VALIDATION MIT PERSONEN, DIE MANGELHAFT/UNGLÜCKLICH ORIENTIERT SIND

Die Personen, die Sie in diesem Kapitel antreffen, überhaupt alle Personen diese Buches, kommen aus der Wirklichkeit, in der ich seit 1956 gearbeitet habe, allerdings immer als Komposition. Alle Personen in diesem Kapitel befinden sich im ersten Stadium der Aufarbeitungsphase, nämlich der mangelhaften oder unglücklichen Orientierung. Die Personenportraits zeigen, daß die richtige Anwendung von Validation den Pflegenden hilft, zu kommunizieren und streßbeladene Vorfälle zu vermeiden.

FRANCES, DIE IMMER ANDERE BESCHULDIGT

Bei Frances Blake wurde Demenz vom Typ Alzheimer festgestellt. Sie war eine Beschuldigerin. Als ich sie kennenlernte, war sie 82 und wußte meistens, wo sie sich befand. Sie hatte eine schwarz glänzende, dicke Handtasche unter dem Arm. Frances' Handtasche war vollgestopft mit Papierservietten. Nach einer Augenoperation und einer gebrochenen Hüfte fing Frances an, Namen zu vergessen. Zu dieser Zeit begann sie auch, Dinge zu horten. Es half ihr, die Kontrolle nicht zu verlieren. Ihre Handtasche wurde zu ihrer Persönlichkeit. Sie füllte sie an, um sich selbst zusammenzuhalten und um weiter zu funktionieren. Mindestens einmal in der Woche kam Frances zu mir ins Büro des Seniorenwohnheims, ließ sich in einen Fauteuil fallen und begann sofort mit den Beschuldigungen. Sie beschuldigte immer die gleiche Person.

„Diese Elsie Barker hat es schon wieder getan!", schrie sie voll Zorn. „Letzte Nacht hat sie mir meine reinseidene Unterhose mit dem Spitzenbesatz gestohlen. Reine Seide! Dann ist diese Schlampe schnurstracks ins Zimmer von Sam Peltz gegangen. Sie wissen schon, das ist der gutaussehende junge Mann mit dem Schnauz-Bart, der gegenüber der Halle wohnt. Er ist erst 78." Frances lehnte sich zu mir und hielt die Hand vor ihren Mund. Sie flüsterte mir vertraulich zu: „Und sie ist die ganze Nacht in seinem Zimmer geblieben. Mit *meiner* Unterhose!"

Ich ging dieser Geschichte nach. Es war nicht ein Körnchen Wahrheit in ihren Beschuldigungen. Ich zeigte Frances ihre reinseidene Unterhose mit dem Spitzenbesatz, ihre Initialen waren eingestickt, sie lag versteckt unter einer Serviette in ihrer untersten Schublade. Je mehr ich versuchte, sie davon zu überzeugen, daß niemand ihre Unterwäsche stahl, desto wütender wurde sie. Orientierung auf die Wirklichkeit vertrug sie ganz und gar nicht. Sie wurde ausfallend. Ihre Stimme wurde ordinär. „Wollen Sie damit behaupten, daß ich eine Lügnerin bin? Ich kenne meine Unterhosen, und das da ist sicher keine. Jemand hat diese Unterhose in meinen Schrank geschmuggelt", behauptete sie, als ich sie ihr zeigte. Geduldig versuchte ich, ihr zu helfen. Ich wollte ihr ihr Verhalten erklären, ich wollte, daß sie ihre eigenen Gefühle verstand, ich wollte darüber hinaus bei ihr auch erreichen, daß sie verstand, warum sie Elsie beschuldigte.

„Frau Blake", sagte ich, „warum glauben Sie, daß Elsie Barker Ihre Unterhosen stiehlt?"

„Weil diese Frau eine ganz schlechte Person ist. Im Wörterbuch gibt es dafür ein ganz bestimmtes Wort. Man buchstabiert es H-U-R-E. Ich sage das Wort nicht, weil ich eine Dame bin. *Ich* treibe mich nicht mit jedem neuen Mann herum, der zu uns kommt.

„Fehlt es Ihnen sehr, daß Sie keinen Mann um sich haben?" fragte ich sie. „Hatten Sie das Gefühl, man hat Ihnen etwas weggenommen, als Sie Ihren Mann verloren haben?"

„*Ich* gehe nicht herum und stehle die Unterwäsche von anderen Frauen, nur weil mein Mann tot ist", gab sie mir zornig zurück. „Ich werde jetzt zu Sam Peltz gehen und ihm genau sagen, was für eine diese Elsie ist!"

Frances Blake wollte nicht verstehen, warum sie Elsie Blake beschuldigte. Sie wollte sich nicht mit ihrer Eifersucht auseinandersetzen. Nachdem sie ein Leben lang Gefühle, die ihr nicht gepaßt haben, abgelehnt hatte, war es jetzt für sie zu spät. Sie konnte sich nicht mehr ändern. Das Beschuldigen war ihre Art, damit fertig zu werden.

Nach dem Tod ihres Mannes wurde das Leben für Frances bitter. Sie beschuldigte, um zu überleben. Diese ständige Art, jemanden zu beschuldigen, wurde so unerträglich, daß ihre Tochter beschloß, sie nicht mehr zu besuchen. „Ich kann meine Mutter nicht mehr aushalten", erzählte sie mir. „Als Papa starb, gab sie dem Doktor die Schuld. Als sie selbst krank wurde, dem Krankenhaus. Jetzt läßt ihr Gedächtnis immer mehr nach. Einmal hat sie vergessen, den Herd auszuschalten, und das ganze Essen ist verbrannt. Mir hat sie daran die Schuld gegeben. Es wird umso schlimmer, je älter sie wird."

Frances Blake hat nie gelernt, sich selbst zu vertrauen. Sie hat eine wichtige Lebensaufgabe versäumt: darauf zu vertrauen, daß sie Verluste überleben kann. Je tiefer ihre Angst wurde, desto mehr beschuldigte sie andere Leute. Nur weil sie nach dem Tod ihres Mannes einsam war, beschuldigte sie Elsie. Sie wurde immer einsamer, bis sie zum Schluß ganz allein war. Am Anfang versuchten ihre Freunde noch, es zu tolerieren. Sie versuchten, ihr Verhalten zu beeinflussen, indem sie einfach weggingen, sobald sie begann, Elsie zu beschimpfen und zu beschuldigen. Aber das Verhaltenstraining half nicht; Frances' Verhalten wurde immer schlechter.

Frances Blake wollte, daß man sie hörte. Sie brauchte jemanden, der ihr zuhörte. Im hohen Alter war auch sie in die Aufarbeitungsphase des Lebens gekommen. Beladen mit Gefühlen, die sie nie ausgesprochen hatte, benützte sie Elsie, um alles loszuwerden. Sie versuchte, endlich ihr Leben zusammenzuflicken, aber wir haben sie ignoriert. Und je mehr wir sie ignorierten, umso mehr jammerte sie. Mit beruhigenden Medikamenten, die ihr der Psychiater verschrieb, wurde sie ruhiggestellt, sie wurde zu einer leblosen Gestalt; schließlich brachte man sie in ein Pflegeheim, wo sie eine der lebenden Toten in einem Rollstuhl war.

EINSETZEN VON VALIDATION BEI FRANCES BLAKE

Ich habe aus meinen Fehlern mit Frances Blake gelernt. Ich habe gelernt, daß man nicht widersprechen soll, nicht jemanden bevormunden, nicht argumentieren, daß man nicht mit logischen Erklärungen kommen oder versuchen soll, einer Klientin ihre eigenen inneren Beweggründe zu erklären. Wenn ich damals gewußt hätte, wie man Frances validieren kann, hätte sie nicht in ein Pflegeheim kommen müssen. Als sie mir von ihren gestohlenen Unterhosen erzählte, hätte ich ihre Worte aufnehmen und wiederholen sollen, etwa in der Frage: „Ihre besten seidenen Unterhosen? *Wann* hat sie sie gestohlen, Frau Blake?" Frances Blake hätte das Gefühl gehabt, daß ich sie ernst nehme und hätte langsam Vertrauen zu mir entwickelt.

„Wer hat sie Ihnen denn geschenkt?", hätte ich sie fragen sollen, um ihr Erinnerungsvermögen zu wecken. Frau Blake hätte dann vielleicht ihren tiefen Kummer ausgesprochen – den Verlust ihres Ehemanns und die Einsamkeit eines Lebens allein. Wenn ich ihren Kummer und Zorn validiert hätte, hätte ich ihr helfen können, ihre Gefühlsbelastung ein wenig abzubauen. Wenn ihr jemand zugehört hätte, hätte sie wahrscheinlich langsam aufgehört, andere Leute zu beschuldigen, und sie wäre von ihren Freunden und Nachbarn akzeptiert worden.

GEORGE, DER EINZELGÄNGER

George Smith war auch jemand, der einem anderen Menschen oder einem Umstand die Schuld an seinem Unglück geben mußte. Er war ein fleischiger, kurzatmiger Mann, 86 Jahre alt, mit tiefen rötlichen Ringen um seine kleinen braunen Augen. Er saß nächtelang in seinem vollgeräumten Armsessel und hörte auf das Tröpfeln, das, wie er sagte, von der Decke kam. Er wollte nicht in seinem Bett schlafen. Seine kratzige Stimme war vorwurfsvoll: „Kannst du dieses Loch in der Decke nicht flicken? Was bist du für ein Mann? Ich kann nicht in einem Bett schlafen, das voll Wasser ist. Und es stinkt fürchterlich!"

James, der Sohn von George, untersuchte die Decke. Es gab kein Leck. Ein Arzt untersuchte dann George. Er fand heraus, daß dessen Blasenmuskeln sehr schwach waren, was dazu führte, daß George inkontinent wurde. James kannte seinen Vater und er wußte, daß dieser körperliche Schwäche nicht akzeptieren konnte. George gab ja dem Schaden in der Decke die Schuld an der Nässe, um seine Angst, seine Muskeln nicht mehr unter Kontrolle zu haben, irgendwie auszudrücken. Als sein Vater wieder davon anfing, versuchte James, ihn abzulenken.

„Papa, in der Decke ist kein Loch", sagte James. „Wie wärs mit einer Tasse Kaffee und einem Doughnut (eine Art Krapfen, mit ei-

nem Loch in der Mitte; Anm. d. Üs). Was sagst du dazu, hm, nur wir zwei?"
„Tu nicht so, als ob du mich nicht gehört hättest, James! Du glaubst mir nicht, nicht wahr? Du glaubst, ich erfinde das alles. Aber *du* mußt ja nicht in einem Zimmer sein, wo ständig Wasser auf dich heruntertröpfelt. *Dein* Zimmer hat kein Loch in der Dekke. Du weißt ja nicht, wie es ist, wenn man hier wohnen muß."
George Smith hat die Absicht seines Sohnes, ihn abzulenken, sofort durchschaut. Wie alle Beschuldiger kannte George auf einer sehr tiefen Bewußtseinsebene die Wahrheit. Wie ein Schlafender, der eine Mücke erschlägt, ohne aufzuwachen, wissen Beschuldiger unbewußt, warum sie Beschuldigungen ausstoßen. Tief in seinem Inneren wußte George Smith, daß er seinen Harndrang in der Nacht nicht mehr kontrollieren konnte. Aber er konnte dieser grauenvollen Wahrheit nicht ins Gesicht sehen: das Bewußtsein, daß er die Kontrolle über seinen Körper verlor, war zu schrecklich.
George Smith hat seinen Ängsten nie ins Gesicht geschaut. Sein ganzes Leben lang hat er seine Angstgefühle unter Kontrolle gehalten. Jetzt war er so voll Angst, daß er auseinanderbrach. Er konnte den körperlichen Verfall, der mit dem Alter kam, nicht aufhalten. Je schlimmer die Dinge wurden, umso mehr beschuldigte er seinen Sohn.
Als George 88 Jahre alt war, stellte ein Psychiater fest, er sei „paranoid mit Verfolgungswahn". Er wurde in ein Spital für geistig Kranke überwiesen, wo er zwei Jahre später starb. Seine Krankengeschichte wies keine früheren geistigen Krankheiten auf.

DER EINSATZ VON VALIDATION BEI GEORGE SMITH

Ich hörte von George Smith erst, als er schon tot war. Wenn ich ihn früher getroffen hätte, hätte ich mit seinem Sohn an einer Validation für ihn arbeiten können. Die Beschuldigungen von George und die Frustrationen von James hätten dann eventuell ein Ende gefunden. Wenn James Validation eingesetzt hätte, hätte er es vermieden, seinem Vater die Wahrheit ins Gesicht zu sagen; er hätte sich vielmehr darauf konzentriert, seinen emotionellen Bedürfnissen entgegenzukommen. Die Gespräche zwischen den beiden wären dann ganz anders verlaufen.

„James, du hast nicht nur eine sehr schlechte Arbeit geleistet, als du das Loch dort oben geflickt hast, sondern du hast es tatsächlich geschafft, noch ein zweites Loch an einer anderen Stelle aufzureißen. Ich kann gar nicht sagen, woher das Wasser diesmal kommt. Was für ein Installateur bist du überhaupt?"
James hätte sich zuerst einmal zentriert, um seinen Ärger über die grundlosen Beschuldigungen seines Vaters los zu werden, dann hätte er genau die Worte seines Vaters wiederholt. James hätte erkannt, daß eigentlich die Inkontinenz seines Vaters hinter allem steckte. „Du sagst, es gibt *noch* ein Loch? Was glaubst du, woher es kommt, Papa?"
„Wenn ich das wüßte, würde ich es schon selbst richten. Ich würde dich nicht fragen."
Um seinem Vater zu helfen, seinen Zorn und seine Angst wegen der beginnenden Inkontinenz endlich auszusprechen, hätte James dann die Technik eingesetzt, nach dem genauen Zustand zu fragen (Technik der Polarität, man fragt nach einem „extremen oder maximalen" Zustand). „Wie schlimm ist es denn? Wieviel Wasser kommt denn runter?"
„Es ist ziemlich schlimm, mein Sohn, und es wird immer schlimmer. Riechst du es? Ich glaube, der Gestank kommt von der Pumpe."
James hätte dann Fragen so formuliert, daß sie den Geruchssinn angesprochen hätten, weil auch sein Vater solche Worte häufig verwendete. „Riecht es eher ranzig oder eher so wie faules Holz? Oder vielleicht wie Moder?"
„Es riecht eher so wie Moder. Der gleiche Gestank, über den sich deine Mutter im Krankenhaus so beschwert hat. Erinnerst du dich? Sie hat sich immer über die alte Frau beschwert, die im Bett neben ihr lag."
James hätte vielleicht erkannt, daß sein Vater Angst hatte, die Kontrolle über seine Körperfunktionen zu verlieren, bei seiner Mutter war es vor ihrem Tod ähnlich. George Smith mußte seine Angst irgendwie in Worte kleiden, indirekt.
James würde weiter fragen: „Was hat Mama über die alte Frau gesagt?"
„Daß sie diesen Gestank nicht eine Minute länger aushalten könne. Ich habe ihr dann dieses Fliederparfum besorgt, das sie so gerne

hatte“, würde George sagen. „Glaubst du, daß so ein Parfum jetzt auch helfen könnte?“
„Warum nicht, wir könnten es ja versuchen, bis wir wissen, woher dieses Loch kommt. Ich glaube, daß die Rohre einfach schon verrostet sind. Wir brauchen neue Installationen in diesem Haus.“
James hätte verstanden, daß sein Vater Angst davor hatte, daß sein Körper immer schwächer wurde. George hätte vielleicht nicht damit aufgehört, den Rohren die Schuld an seiner Inkontinenz zu geben, aber mit Hilfe von Validation wäre es seinem Sohn gelungen, ihm wieder ein bißchen Selbstachtung zu vermitteln. George Smith wäre nicht in einem Krankenhaus für geistig Kranke gestorben.

JENNY, DIE GÄRTNERIN

Jenny Fish fing mit Beschuldigungen an, als sie in eine neue Wohnung zog. Jenny war eine freundliche, sanfte 81-jährige Frau, die jeden Morgen in ihrem Garten arbeitete. In rosaroten Pantoffeln ging sie jeden Morgen würdevoll in ihren Rosengarten hinunter, unberührt von Problemen, und pflegte ihre Rosen. Ihre Probleme begannen, als die Besitzer ihrer Wohnung beschlossen, den Garten zu planieren, um einen größeren Parkplatz zu bauen. Jenny mußte sich von ihren Rosen verabschieden und in ein anderes Gebäude umziehen. Sie wohnte jetzt im sechsten Stock, und es gab nicht einmal einen Hof, in dem sie Topfpflanzen hätte halten können. Sie begann, in der Nacht komische Geräusche zu hören.
„Der Mann von nebenan schlägt immer auf seinen Möbeln herum,“ sagte sie verärgert. „Er schiebt in der Nacht das Bett umher und er atmet so komisch. Er fängt um Mitternacht an, und es geht dann stundenlang so weiter, ich kann überhaupt nicht mehr schlafen.“
Jennys Wohnung lag an der Hausaußenseite; sie hatte keine Nachbarn. Eine medizinische Untersuchung stellte fest, daß sie gesund war. Es gab in ihrer Krankengeschichte keinen Hinweis auf geistige Krankheiten, Vitaminmangel, einen Tumor oder eine Niereninfektion. Ihre Sehkraft, ihr Gehör und ihr Kurzzeitgedächtnis waren normal für ihr Alter. Der Psychiater stellte fest, sie leide „an Halluzinationen, die nicht in der Gegenwart begründet sind, sondern sich auf einen Mann in ihrer Einbildung beziehen“, ansonsten sei

sie normal. Er empfahl Realtitätsorientierung und ein Verhaltenstraining, die in Verbindung mit einem Beruhigungsmittel ihre Angst in schlaflosen Nächten schnell verkleinern würden.
Um Jenny auf die Wirklichkeit hin zu orientieren, zeigte ihr ihre Nichte Rita die Außenmauer ihrer Wohnung. Sie gingen beide die Gänge entlang und klopften an den Türen, aber sie fanden keine männlichen Bewohner in der Nähe. In der Hoffnung, daß ein bißchen Gesellschaft ihrer Tante guttun würde, ermutigte sie sie, zu einem Gartenklubtreffen zu gehen, das ganz in der Nähe in einem Gemeindezentrum stattfand. Jenny lehnte das ab, sie sagte, sie wäre zu müde, um irgendwohin zu gehen, weil dieser Mann sie ja nicht schlafen ließe. Rita entschuldigte sich jedesmal und ging, wenn die Tante mit ihren Tiraden anfing. Dieses Weggehen machte die Anschuldigungen Jennys nur noch schlimmer. Der Mann von nebenan wurde immer realer, er bekam immer mehr eine körperliche Dimension. Jenny konnte ihn ihren „Eintagsfreunden" lebhaft beschreiben. „Er ist groß", sagte sie, „er hat eine lange Nase und große Nasenlöcher, seine Fingernägel sind schmutzig. Mit seinen Fingernägeln kratzt er auf dem Eisenbett herum, um in der Nacht diese seltsamen Geräusche zu erzeugen. Fragt mich nicht, wie er es macht, aber er kann so heftig atmen, daß ich ihn durch die Wand durch hören kann."
Eine Freundin nach der anderen ließ sie im Stich. Ihre Nichte flehte mich an: „Können Sie sie nicht zum Aufhören bringen? Ich will nicht, daß sie in ein Krankenhaus für geistig Kranke kommt."
Natürlich kam sie genau dort hin.

DER EINSATZ VON VALIDATION BEI JENNY FISH

Wenn Jenny validiert worden wäre – von einem Familienmitglied, von einer erwachsenen Tageshilfe, von einem Nachbarn, von einem Arzt – ich glaube nicht, daß ihr Zustand sich verschlechtert hätte. Die Szenerie wäre eine ganz andere gewesen. Jennys Nichte Rita ahnte zwar, daß Jenny in ernsthaften Schwierigkeiten steckte, wußte aber nicht, wie sie damit umgehen sollte. Vielleicht wären sie auf einen Psychologen gestoßen, der eine Ausbildung in Validation hatte. Das Treffen könnte sich so abgespielt haben:

„Wie schaut der Mann aus, Frau Fish?“, fragt der Psychologe, indem er seine Frage so stellt, daß sie Jennys bevorzugtem Sinn, den Augen, entgegenkommt.
„Er hat kräftiges schwarzes Haar, am Kopf und am Körper,“ flüstert sie.
Der Psychologe nickt bestätigend, er nimmt ihre Ängste ernst, ohne darüber zu sprechen.
„Ist er groß?“, fragt der Psychologe und geht wieder auf das Visuelle ein.
„Er hat eine lange Nase mit großen Nasenlöchern, wie Jimmy Durante.“
„Was hat er an?“
„ Herr Doktor, manchmal hat er gar nichts an,“ antwortet Jenny.
„Sie meinen, er ist ganz nackt?“, fragt der Psychologe und paßt sich der Geschwindigkeit und Tonlage von Jenny an.
„Splitterfasernackt. Stellen Sie sich diese Frechheit vor! Starrt mich da die ganze Nacht an“, fährt Jenny fort.
„Was macht er?“ fragt der Psychologe.
„Er schaut mich nur an, durch den Spalt in der Mauer. Er lacht mich aus. Ich glaube, er weiß, daß ich es hasse, hier zu leben,“ antwortet Jenny traurig.
„Wie lange geht das schon so?“ fragt der Psychiater.
„Warten Sie eine Minute. Ich kann mich an den genauen Tag nicht erinnern, aber ich habe es mir aufgeschrieben, in mein Tagebuch. Hier ist es. Freitag, der 17. Oktober.“
„Ist das nicht der Tag, an dem Sie umgezogen sind?“ fragt der Psychiater.
„Ja genau. Das ist der Tag, an dem sie meine Rosen zertrampelt haben für einen Parkplatz.“
Der Psychiater möchte Frau Fish helfen, sich das Gegenteil vorzustellen und fragt: „Frau Fish, wollen Sie damit sagen, daß dieser Mann weggehen würde, wenn Sie immer noch in Ihrer alten Wohnung lebten und wenn Sie immer noch Ihre Rosen hätten, um die Sie sich kümmern müßten?“
Jenny sagt eine Zeit lang gar nichts, dann erwiderte sie: „Wissen Sie, ich habe früher nie einen Mann gesehen, der mich angestarrt hat. Ich war sehr glücklich in meiner alten Wohnung. Ich habe dort fast mein ganzes Leben verbracht. Und ich hatte immer Rosen, sogar als ich noch ein kleines Mädchen war.“

„Was für Rosen hatten Sie denn?“ fragt der Psychiater.
„Es waren wunderschöne Peace-Rosen. Sie sind hier sehr selten. Ich habe extra für sie eine Spezialerde gekauft. Das war sehr teuer, aber meine Rosen waren dadurch prachtvoll.“
Der Psychiater ist der Ansicht, daß die Angst, die Jenny empfunden hatte, als sie ihren Garten und ihr Zuhause verlor, frühere Ängste wieder geweckt haben könnte. Er hätte ihr helfen können, eine kreative Lösung zu finden. Jenny hatte das Bedürfnis, Rosen zu ziehen, um ihre Ängste zu beruhigen. Sie drückte ihre Liebe und Energie über ihre Blumen aus.
„Glauben Sie, daß dieser Mann Sie allein lassen würde, wenn wir einen Platz für Sie fänden, wo Sie wieder Ihre Peace-Rosen ziehen könnten?“
„Das ist sehr wahrscheinlich. Die Dornen würden ihm Angst einjagen. Ich glaube, daß meine Rosen immer die Männer verscheucht haben. Und deswegen ist so etwas auch nie vorher passiert.“ Jenny fühlt sich erleichtert, sie strahlt richtig, wenn sie an einen neuen Garten denkt. Sie fängt an, dem Psychiater zu vertrauen, der ihr helfen wird, einen kleinen Garten zu finden. Schließlich hört sie auf, den Mann ihrer Einbildung zu sehen. Sie kann ihre Ängste jetzt dem Psychiater erzählen, der sie regelmäßig einmal im Monat validiert.

JUNE, DIE BESCHULDIGERIN

June Simpson blühte auf als Beschuldigerin, als sie ihren Ehemann verlor. Es war drei Jahre nach seinem Tod, als sie fiel und sich die Hüfte brach bei dem Versuch, den Hund der Nachbarn zu verscheuchen. Sie gab ihren Nachbarn die Schuld, die ihre Freunde waren. „Wenn ihr besser auf den Hund aufgepaßt hättet, hätte ich mir meine Hüfte nicht gebrochen!“ rief sie. „ Es ist eure Schuld!“
Als ihr Zahnfleisch schwächer wurde, löste sich ihre Brücke und sie konnte nicht mehr so gut kauen. Sie beschuldigte den Fleischer. „Dieses Fleisch ist so zäh, daß nur ein Pferd es kauen könnte. Pferdefleisch, das ist es, was Sie mir verkaufen! Jetzt muß ich mir deswegen eine neue Brücke kaufen. Ich sollte Sie verklagen!“ Der Fleischer ignorierte sie. Ihre Nachbarn mieden sie. Bei June wäre eine Schraube locker, sagten sie.

June hatte ein produktives, normales, neurotisches Leben geführt. Wenn etwas schief ging, riß sie sich zusammen, indem sie andere beschuldigte und setzte dann einfach ihr Leben fort. Sie arbeitete als Buchhalterin in einem großen Anwaltsbüro, wo sie ihre Arbeit sehr gut machte. Bis ins hohe Alter hatte sie nie mit mehreren Verlusten auf einmal zu kämpfen. Sie hatte keine Ahnung, wie sie mit den vielen verschiedenen Problemen fertig werden könnte, die das hohe Alter mit sich brachte. Sie hatte nichts zu tun, um sich von den Problemen abzulenken. Sie hatte niemanden, den sie lieben konnte. Sie hatte ihren Ehemann verloren, Kinder hatte sie auch nicht, und es gab auch keine Arbeit, mit der sie sich beschäftigen konnte. Als die Schmerzen und Verluste des Alters immer größer wurden, mußte sie feststellen, daß sie so nicht überleben konnte. Ihre einzige Methode, harte Zeiten zu überleben, war, andere zu beschuldigen. Sie verlor ihre Freunde und starb allein.

DER EINSATZ VON VALIDATION BEI JUNE SIMPSON

Ich wünschte, ich hätte die Nachbarn von June Simpson getroffen, bevor sie starb. Wenn ich ihnen gezeigt hätte, wie sie June validieren könnten, hätte sie nicht einsam und allein sterben müssen. Der kurze und unerfreuliche Zwischenfall beim Fleischer hätte für sie nicht so bitter sein müssen, sondern er hätte zu einer Validation für sie werden können.

„Pferdefraß, das ist es, was Sie mir verkaufen. Es schmeckt furchtbar. Kein Mensch könnte dieses Fleisch hinunterwürgen“, kreischt June zornig.

„Schmeckt es wirklich so furchtbar?“ fragt der Fleischer.

„Ich wette, *Sie* essen dieses Fleisch nicht. Sie verdienen genug Geld an uns armen Leuten. Sie können sich sicherlich die besten Steaks leisten!“ antwortet June.

Um sie zu ermutigen, sich zu erinnern, bringt der Fleischer das Gespräch auf Junes Ehemann. „Sie sind daran gewöhnt, nur das beste Fleisch zu essen,“ sagt er. „Ich erinnere mich noch an ihren Mann. Er wußte, wie man einkauft. Er war ein bemerkenswerter Mann.“

„Er ging immer für mich einkaufen,“ sagt June, jetzt schon ruhiger. „Jeden Samstag. Er wußte genau, was er kaufen wollte.“

„Ja, das war ein großartiger Mann“, stimmt der Fleischer zu. „Er hat sich immer das Beste ausgesucht. Nur Filet für ihn.“
„Wissen Sie was, ich werde auch so etwas nehmen. Glauben Sie, ich sollte vielleicht einen anderen Schnitzelklopfer nehmen?“ fragt June und vergißt ihren Ärger.
„Das könnte helfen,“ meint der Fleischer. „Wie bereiten Sie Ihr Fleisch zu, Frau Simpson?“

WIE MAN DIE LEBENSZEICHEN DER UNGLÜCKLICH ORIENTIERTEN DEUTET

Ich habe Sie mit vier sehr alten unglücklich orientierten Personen bekannt gemacht. Jeder einzelne von ihnen leidet in der Gegenwart, weil er Gefühle ausdrücken muß, die er in der Vergangenheit nie erleben wollte. Eine validierende Pflegeperson bezeichnet dies nicht als Einbildung, sondern versucht, den Schmerz zu lindern, den diese ungelösten Konflikte verursachen. Die Verluste, die diese Menschen in der Gegenwart erleiden müssen, rufen Erinnerungen an frühere Verluste wach. Sie stoßen Beschuldigungen aus, um mit so vielen Verlusten fertig zu werden. Ihr Verhalten hat Sinn und Zweck.

WAS BEDEUTET ES, UNGLÜCKLICH ORIENTIERT ZU SEIN?

Unglücklich orientierte Menschen sind für gewöhnlich über 80 Jahre alt, in ihrer Krankengeschichte gibt eskeinen Hinweis auf eine geistige Krankheit, sie sprechen klar, sie haben noch ein Bewußtsein von Zeit und Ort, manchmal gibt es Ausfälle des Kurzzeitgedächtnisses. Sie sind orientiert, aber mangelhaft und nicht auf *glückliche* Art. Unglücklich orientierte Menschen sind deswegen unglücklich, weil sie eine unfertige Beziehung vervollständigen müssen. Sie benützen Personen der Gegenwart, um ihnen gegenüber Gefühle auszudrücken, die sie in der Vergangenheit nicht ausgedrückt haben.

1. Sie können die wachsenden körperlichen und sozialen Verluste, die das hohe Alter unausweichlich mit sich bringt, nicht akzeptieren.

2. Sie haben wichtige Lebensaufgaben nie wahrgenommen. Diese Lebensaufgaben beinhalten: Identität finden; Intimität teilen; lernen, wie man entsprechende emotionale und soziale Kontrollen errichtet; lernen, anderen zu vertrauen; lernen, Verluste hinzunehmen, besonders solche, die das Alter bringt; mit etwas Neuem anfangen können; Integrität aufbauen; akzeptieren, was ist, was war und was nie sein kann.
3. In den meisten Bereichen des täglichen Lebens benehmen sie sich normal, aber sie wiederholen oft etwas ohne Realitätsbezug in der Gegenwart.

KÖRPERLICHE MERKMALE VON PERSONEN, DIE MANGELHAFT ODER UNGLÜCKLICH ORIENTIERT SIND

Personen, die unglücklich orientiert sind, haben bestimmte körperliche Merkmale gemeinsam:

- Ihre Augen sind klar und fokussiert.
- Ihre Muskeln sind gespannt.
- Das Kinn ist nach vorn geschoben.
- Sie sitzen oder stehen mit gefalteten Armen.
- Die Bewegungen ihres Körpers sind zielgerichtet.
- Ihre Stimmen sind schrill, jammernd oder rauh.
- Ihre Sprache ist klar.
- Ihr Kurzzeitgedächtnis ist größtenteils in Ordnung, obwohl es manchmal aussetzt.
- Sie können noch lesen und schreiben.
- Ihre kognitiven Fähigkeiten sind erhalten, sie erkennen zB auch die Uhrzeit
- Sie leiden manchmal unter Inkontinenz.

PSYCHISCHE MERKMALE VON PERSONEN, DIE MANGELHAFT ODER UNGLÜCKLICH ORIENTIERT SIND

Im sehr hohen Alter befinden sich unglücklich orientierte Personen vor einer letzten Lebensaufgabe. Sie müssen Gefühle „herauslassen“, die sie ihr ganzes Leben lang begraben hielten. Sie müssen endlich Ängste eingestehen, die sie ein Leben lang zurückgehalten haben. Verluste in der Gegenwart wecken Erinnerungen an Verluste der Vergangenheit. Die Ängste von heute wecken die Erinnerungen an ähnliche Ängste von früher. Aus dem kleinen Jungen, der sich schämt und der sich „schlecht" fühlt und der bestraft wurde, weil er in die Hose gemacht hatte, wird der unglücklich orientierte alte Mann, der seinen Zimmernachbarn beschuldigt, Wasser auf dem Boden zu verschütten, weil er sich zu sehr schämt, zuzugeben, daß er seine Blase nicht mehr kontrollieren kann.

Unglücklich orientierte Personen benützen Personen oder Dinge der Gegenwart, um Gefühle auszudrücken, die sie früher in ihrem Leben ausdrücken hätten sollen. Eine unglücklich orientierte 80-jährige Frau, die nie von dem Kummer und ihrer Verbitterung sprach, die sie beim Tod ihres Mannes im Alter von 40 Jahren befielen, behauptet, die Zimmernachbarin habe ihren Ehering gestohlen. Sie selbst versteckt den Ehering, Symbol für ihr Lebensglück, sodaß sie andere beschuldigen kann, ihr ihren Mann wegzunehmen. Indem sie so handelt, kann sie Zorn und Kummer ausdrücken, ohne sich ihre Gefühle eingestehen zu müssen. Sie will nicht, daß man ihr die Gründe hinter ihrem Verhalten verständlich macht. Sie will keine Einsicht, die erschreckt sie nur. Sie will nicht mit ihrer Einsamkeit konfrontiert werden, sondern tut lieber so, als ob es sie nicht gäbe. Alle diese Gefühle, die sie leugnet, verursachen Schmerzen, die sie abreagiert, indem sie auf ihre Zimmernachbarin zornig wird.

Personen, die unglücklich orientiert sind, haben bestimmte psychische Merkmale gemeinsam:

- Sie haben in ihrer langen Krankengeschichte keinen Hinweis auf eine geistige Krankheit.
- Sie haben für gewöhnlich ein relativ produktives Leben geführt.
- Sie haben bestimmte Lebensaufgaben nicht lösen können, und sie haben den letzten Abschnitt des Lebens, die Aufarbeitungsphase, erreicht.
- Sie müssen bestimmte Gefühle, die sie während ihres Leben unterdrückt hatten, herauslassen.
- Sie wollen und können der unangenehmen Gegenwart nicht die Stirn bieten und leugnen daher auch ihre Verluste.
- Sie vermeiden Intimität und wollen auch nicht berührt werden.
- Sie klammern sich an das Hier und Jetzt.

- Sie haben Angst, die Kontrolle über ihre Körperfunktionen zu verlieren.
- Sie haben Angst, die Kontrolle über ihren geistige Funktionen zu verlieren
- Sie fürchten sich vor Veränderungen und passen sich nur sehr schwer einer neuen Umgebung an.
- Sie wollen ein gewohntes Verhalten nicht ändern und reagieren daher auch nicht auf Verhaltenstraining.
- Sie halten an vertrauten Methoden, mit etwas fertig zu werden, fest.
- Sie versuchen, weiter Kontrolle auszuüben und leugnen, daß sie sie verloren haben.
- Sie widersetzen sich Veränderungen.
- Konfrontationen erschrecken sie.
- Sie wollen nicht analysiert werden.
- Sie wollen keine Einsicht in ihr Inneres.
- Sie suchen die Zustimmung der Pflegenden.
- Sie empfinden Erleichterung durch Validation .

DAS VERHALTEN VON UNGLÜCKLICH ORIENTIERTEN PERSONEN

Das Verhalten von unglücklich orientierten Personen ist ein Resultat der körperlichen Veränderungen, die sie erleben, wenn sie altern, und der psychischen Art und Weise, wie sie mit Krisensituationen während ihres Lebens fertig geworden sind. Beschuldigen, Anklagen, Jammern und Sich-Beschweren sind einige der bekannten Methoden, die unglücklich Orientierte einsetzen, wenn irgend etwas schief läuft. Sie zeigen die Neigung, Dinge zu horten und anzuhäufen wie zB Börsen, Stöcke oder Zeitungen. Wenn sie ins hohe Alter kommen, klammern sie sich an diese gut eingeführten Methoden wie ein Ertrinkender an einen Rettungsring. Sie haben Angst davor, alt zu werden. Und je mehr Dinge schief laufen, umso schlimmer wird das Beschuldigen, Anklagen, Jammern und Sich-Beschweren. Unglücklich orientierte Leute behaupten, daß die anderen sie bestehlen, vergiften und ausspionieren, nur um ihren Zorn, ihren Schmerz und ihre sexuellen Ängste zu erleichtern. Bei dem Versuch, wieder die Kontrolle über ihr Leben zu erlangen, horten sie oft Dinge, die ihre Verluste symbolisieren. Sie häufen Toilettenpapier an, um ihre Angst vor Inkontinenz auszuleben. Sie horten Stifte und Papier, weil sie Angst haben, daß sie eines Tages nicht mehr schreiben können. Sie verstecken Schlüssel, um ihre Besorgnis zu verbergen, sie könnten ihr Zuhause verlieren oder nicht mehr Autofahren.

UNGLÜCKLICH ORIENTIERTE MENSCHEN VERSTEHEN

Von 1963 bis 1973 habe ich mit zahllosen Beschuldigern gearbeitet. Ich habe mit ihren Verwandten gesprochen, mit ihren Nachbarn, mit ihren Freunden. Ich habe mich mit ihrer Krankengeschichte vertraut gemacht und mit ihrer Lebensgeschichte. Und langsam habe ich Schlüssel zum Verständnis für ihr Verhalten gefunden. Alle ihre Lebensgeschichten wiesen ähnliche Komplikationsmuster auf, immer wieder.

Welche Hinweise können wir aus den vier angeführten Portraits gewinnen, die uns helfen, ihr Verhalten zu verstehen? Alle vier Personen haben die folgenden Merkmale gemeinsam:

- Man stellte bei ihnen ein frühes Stadium der Alzheimer-Krankheit fest, mit paranoider Verwirrtheit und Halluzinationen.
- Ihre Krankengeschichte wies keine geistigen Krankheiten auf.
- Sie wollten nicht einsehen, was ihrem Verhalten zugrunde lag.
- Sie wollten ihr Verhalten nicht ändern, deshalb blieb Verhaltenstraining auch ohne Erfolg.
- Sie beschuldigten andere, um ihre seit langer Zeit unterdrückten Gefühle endlich loszuwerden.
- Sie litten an Scham- und Schuldgefühlen und fühlten sich unzulänglich wegen ihrer Verluste in der Gegenwart, die in ihnen die Erinnerungen an frühere Verluste wieder weckten.
- Ohne die Hilfe von Validation verschlechterte sich ihr Zustand sehr schnell.

MASSNAHMEN, DIE DEN ZUSTAND UNGLÜCKLICH ORIENTIERTER NUR VERSCHLECHTERN

Menschen, die mit unglücklich orientierten Personen leben oder arbeiten, müssen auch erkennen lernen, was zu einer Verschlechterung des Zustandes beitragen würde, wenn sie ihnen wirklich helfen wollen. Ich habe herausgefunden, daß die Resultate folgender Hilfstechniken eher armselig waren:

- Eine Therapie, die sich um Einsicht und Selbsterfahrung bemüht, wie etwa eine Psychotherapie oder eine Beratung.
- Verhaltenstraining
- Eine Konfrontation mit der Gegenwart, wenn die Klienten beschuldigen oder anklagen.
- Hilfestellungen, um mit ihren Gefühlen vertraut gemacht zu werden.
- Die Aufforderung, ihr eigenes Verhalten zu ergründen oder zu analysieren.
- Sie zu bevormunden, um sie ruhig zu stellen.

VALIDATIONSTECHNIKEN FÜR DIE KOMMUNIKATION MIT UNGLÜCKLICH ORIENTIERTEN

Unglücklich orientierte Menschen sind für das Alltagsleben oft nicht schlecht gerüstet. Ihre unglückliche Orientierung wird oft erst durch bestimmte, aus altersbedingten Verlusten entstandene Ängste hervorgerufen. Eine Frau, die unter ihrem Bett einen Mann sieht, kann sich durchaus solange völlig vernünftig verhalten, bis sie mit unwillkommenen sexuellen Gedanken, die sie vorher unter Kontrolle hatte, nicht mehr fertig wird. Ein Mann, der sich für seine Inkontinenz schämt, kann sich solange vernünftig verhalten, bis er bemerkt, daß er sich selbst beschmutzt hat. Er schämt sich sehr und gibt anderen die Schuld daran.

Unglücklich orientierte Leute reagieren sehr gut auf Validation. Eine validierende Pflegeperson hört mit Einfühlung zu, weil sie weiß, daß die unglücklich Orientierten die Vergangenheit hervorholen, um damit ihre Gegenwart zu kaschieren. Wenn unglücklich Orientierte ihre Schmerzen ausdrücken, und wenn diese Gefühle dann validiert werden, empfinden sie Erleichterung und fühlen sich weniger ängstlich. Wenn man ihnen zuhört, wiederholen sie nicht so oft. Wenn sie das Gefühl haben, daß fürsorgliche Betreuer ihnen mit Respekt zuhören, haben sie das Gefühl, anerkannt zu werden. Nach sechs Wochen kontinuierlicher Validation nimmt ihr Jammern und Klagen ab und hört manchmal sogar überhaupt auf. Am wichtigsten ist aber, daß unglücklich orientierte Menschen, die validiert werden, immer kommunizieren und nicht in das Stadium des Vegetierens, des Vor-sich hin-Dämmerns, abgleiten.

Wie die Fälle von Frances, George, Jenny und June zeigen, können viele der Techniken, die in Kapitel 2 beschrieben worden sind, wirkungsvoll bei unglücklich Orientierten angewendet werden:

1. **Zentrieren.** Zentrieren ist bei der Arbeit mit unglücklich Orientierten sehr wichtig, weil die Beschuldigungen und Anklagen für die Freunde, Familien und Pflegenden sehr verletzend sein können. Gestehen Sie sich ein, daß es wehtut, daß das Verhalten dieser Leute sie zornig gemacht und frustriert hat. Dann schieben Sie dieses Gefühle beiseite, damit Sie sich auf die Welt der unglücklich Orientierten einstimmen können.
2. **Verwenden Sie nicht wertende, eindeutige Wörter, um Vertrauen aufzubauen.** Verwenden Sie Wörter, die eine Tatsache beschreiben, nicht solche, die ein Gefühl ausdrücken. Unglücklich Orientierte wollen nicht wissen, warum sie sich so und nicht anders verhalten. Sie wollen ihre Gefühle gar nicht erkennen. Wenn Sie mit unglücklich orientierten Personen sprechen, verwenden Sie die Fragewörter „wer", „was", „wo", „wann" und „wie", aber fragen Sie *nie* „warum", wenn sie einen Sachverhalt herausfinden wollen. Validieren Sie ein Gefühl nur dann, wenn der unglücklich orientierte Mensch selbst den Wunsch danach zeigt.
3. **Wiederholen.** Wiederholen Sie mit eigenen Worten, was unglücklich orientierte Klienten zu ihnen gesagt haben, und verwenden Sie dabei ihre Schlüsselwörter. Übernehmen Sie den Klang und die Geschwindigkeit ihrer Stimme, den Ausdruck ihrer Augen und ihren Gesichtsausdruck. Ein ehrlicher Ausdruck von Mitgefühl vermittelt dem Klienten das Gefühl, von einer teilnahmsvollen Autorität verstanden zu werden. Der Zorn läßt nach. Wiederholen muß ehrlich sein. Die validierende Pflegeperson bestätigt die Gefühle eines unglücklich orientierten Menschen und stellt durch das Wiederholen Vertrauen her.
4. **Finden Sie heraus, welches Sinnesorgan der/die unglücklich Orientierte bevorzugt, und setzen Sie Ihren Schwerpunkt im Gespräch auf diesen Sinn.** Wenn Sie unglücklich Orientierten

zuhören, können Sie herausfinden, welchen Sinn sie bevorzugen. Wenn er/sie dazu neigt, viele visuelle Wörter zu verwenden, dann beschränken Sie sich auch eher darauf (zB: „Wie schaut es aus?“, „Wie sehen Sie das?“, „Welche Farbe hat es?“, „Wie groß ist er?“).Wenn die unglücklich Orientierten erzählen, daß sie in der Nacht Geräusche hören, dann sprechen Sie ihre Wahrnehmung über die Ohren an (zB:“Wie hat es sich angehört?“, „Was für ein Lärm war das?“). Wenn die unglücklich Orientierten über ein Schmerzgefühl klagen, verwenden Sie im Gespräch Wörter, die Gefühle ausdrücken (zB: „Ist es ein scharfer Schmerz?“, „Klopft es in Ihrem Kopf?“).

5. **Polarität – Stellen Sie eine Frage nach einer extremen Situation, einem besonders heftig empfundenen Gefühl.** Unglücklich Orientierte antworten auf Fragen nach einer besonders heftigen Erfahrung (zB: „Wie sehr tut es weh?“ oder „Wann ist es am schlimmsten?“).
6. **Helfen Sie den unglücklich Orientierten, sich das Gegenteil vorzustellen.** Fragen sie die Klienten, ob es Zeiten gibt, zu denen das Geschilderte *nicht* eintrifft (zB: „Gibt es Zeiten, zu denen der Mann *nicht* unter Ihrem Bett ist?“ oder „Gibt es Tage, an denen Ihre Zimmernachbarin *nicht* Ihre Dinge stiehlt?“).
7. **Führen Sie Erinnerungen herbei.** Fragen Sie nach der Vergangenheit, das führt erstens dazu, daß der Klient Vertrauen zu Ihnen entwickelt, und zweitens hilft es, alte, gut bekannte Methoden für Problemlösungen wiederzuentdecken, mit denen man die Krisen der Gegenwart bewältigen kann. Unglücklich orientierte Menschen sich können nur mehr schwer neue Methoden aneignen, daher ist es besser, auf Altbewährtes zurückzugreifen.

Um eine vertrauensvolle Beziehung zum Klienten aufzubauen, sollten die Validationssitzungen im persönlichen Umfeld, einem privaten Raum stattfinden. Die Dauer des Kontaktes zwischen den validierenden Pflegepersonen und unglücklich orientierten Menschen hängt ganz davon ab, wie gut sie sprechen, wie lange sie aufmerksam bleiben können und natürlich, wieviel Zeit die Pflegenden zur Verfügung haben. *Drei 5 – 10 minütige Sitzungen pro Tag sollten eigentlich für Menschen in diesem Abschnitt der Aufarbeitungsphase ausreichen.* Solche Sitzungen sollten mindestens einmal pro

Woche stattfinden. Sie sollten tunlichst nicht versäumt werden, da unglücklich orientierte Leute sich sehr leicht zurückgewiesen und im Stich gelassen fühlen. Sie brauchen das Gefühl, erwünscht zu sein.
Die Ergebnisse dieser Sitzungen sollte man schon bald erkennen können. Nach 5 – 10 Minuten sollte die Pflegenden schon in der Lage sein, folgende körperliche Veränderungen (als Zeichen dafür, daß die Angst nicht mehr so groß ist) an ihren unglücklich orientierten Klienten zu erkennen:

- Die Unterlippe ist entspannt.
- Die Stimme ist fester.
- Der Atem wird gleichmäßiger.
- Die Muskeln sind entspannt.
- Die Augen wirken ruhiger.
- Das Beschuldigen und Anklagen hört auf oder wird zumindest weniger.

Am Ende einer Validationssitzung sollte der Pflegende daran denken, daß die meisten unglücklich orientierten Leute vor Intimität zurückschrecken. Umarmungen sind für sie meistens nicht angenehm. Besser ist es, mit einem Händeschütteln oder mit einer leichten Berührung am Oberarm aufzuhören.

ÜBER DEN EINSATZ VON VALIDATION BEI MENSCHEN, DIE ZEITVERWIRRT SIND

MARTHA, DIE GEBÄRENDE

Ich stelle Ihnen jetzt eine Frau vor, die zwar noch spricht, die aber bereits in die Vergangenheit zurückgekehrt ist. Die Wirklichkeit von „heute" ist für sie ohne Bedeutung. Sie befindet sich im zweiten Abschnitt der Aufarbeitungsphase: der Zeitverwirrtheit. Während eines ganzen Tags bleiben die sehr alte Menschen nur selten in *ein* und demselben Abschnitt. Es gibt keine Formel, die für alle Menschen gültig ist. Diese Frau, befindet sich jedenfalls meistens im Stadium der Zeitverwirrtheit.

Die 86-jährige Martha Johnson packte das Handgelenk ihrer Tochter.

„Hör auf damit, Mama", rief Gloria.

Martha`s scharfe Nägel bohrten sich in das Fleisch der Tochter. Ihre langen, knochigen Finger griffen noch fester zu, als sie flehte: „Du mußt mich zu einem Arzt bringen, es kommt schon heraus, um Gottes Willen! Ich muß schon pressen. Wir haben keine Zeit mehr, beeil dich!" Martha preßte ihre Beine zusammen. Sie atmete in harten, kurzen Stößen.

Gloria riß sich aus der eisernen Umklammerung ihrer Mutter los. „Mama, du atmest schon wieder zu stark, das ist Hyperventilation*. Du bekommst kein Kind. Du machst dich ja selbst krank damit, und dann brauchst du wirklich einen Arzt."

Larry, Gloria´s Mann, rief: „Was deine Mutter braucht, ist ein Totengräber, kein Arzt!" Er ging ins Badezimmer, wo er vor seiner Schwiegermutter sicher war.

„Bring mich nach Puerto Rico", schrie Martha, ihre Finger umklammerten die Sessellehnen, ihre Zähne waren aufeinandergebissen. „Dort kann ich die Abtreibung machen lassen. Bring mich zum Flughafen!"

Gloria verlor ihre Beherrschung. „Du kommst in ein Pflegeheim und nicht nach Puerto Rico! Und jetzt hör endlich auf damit!"

Martha drohte ihrer Tochter mit der Faust, ihre Stimme war drängend, pfeifend, fast am Kippen: „Du undankbares Stück Dreck! Ich *muß* nach Puerto Rico. Ich kann auf die Abtreibung nicht mehr länger warten, ich bin im vierten Monat!“

Jetzt kam Larry aus dem Badezimmer. „Sprich nie wieder so mit deiner Tochter, hörst du mich?“ Er schüttelte sie zornig an den Schultern, um seinen Worten Nachdruck zu verleihen.

Marthas Augen starrten auf Larrys Reißverschluß. Ihr Gesicht war schmerzverzerrt, sie biß sich auf die Unterlippe. Als sie sprach, war ihre Stimme bitter: „Du hast dich ja noch nie wirklich um mich gekümmert, du hast immer nur so getan, als ob! Du hast ja nicht einmal für die Abtreibung gezahlt, du Hurensohn!“

„Gloria“, schrie Larry, „entweder du bringst diese Frau aus dem Haus oder ich verlasse dich!“

DER EINSATZ VON VALIDATION BEI MARTHA JOHNSON

Einen Monat später tauchten Larry und Gloria bei mir im Büro auf und redeten sich ihren Frust von der Seele. „Wir können nicht mehr mit ihr leben“, sagte Gloria. „Sie weiß kaum mehr, wo sie ist. Es sieht so aus, als würde sie immer wieder die gleiche schreckliche Erinnerung durchleben, etwas, was vor meiner Geburt passiert sein muß.“

Gloria und Larry erzählten mir, daß Martha sich schon seit mehr als einem Jahr so aufführte. Gloria war mit ihr zu einem Psychiater und zu einem Nervenfacharzt gegangen. Sie hatten alle möglichen Untersuchungen an ihr durchführen lassen, Bluttests, Computertomographien usw. Die Ärzte teilten ihr schließlich mit, daß ihre Mutter an Demenz von Typ Alzheimer litt. Ich versprach Gloria und Larry, daß ich mir Martha anschauen würde.

Martha kam am nächsten Tag zu mir ins Büro. Ihre haselnußbraunen Augen bewegten sich schnell hin und her, so als suchten sie etwas. „Wo ist er?“ fragte sie.

Ich spiegelte den Ausdruck in ihren Augen. Martha schob ihre Lippen vor, irritiert, weil ich nicht verstand, was sie meinte. „Der Operationstisch“, sagt sie, „ich kann schließlich nicht im Stehen abtreiben, oder?“ Sie schaute mich genau an, abschätzend. „Werden *Sie* die Abtreibung durchführen?“ fragte sie. „Ich will keine Frau als Arzt!“

„Sie möchten keine Frau als Arzt", wiederholte ich. „Glauben Sie, daß wir nicht so viel wissen wie die Männer?"
„Martha preßte ihre Lippen zusammen und schaute mich schnell an. „Ich kenne die Männer", sagte sie. „Ich habe es auf die harte Tour gelernt." Ihre Stimme klang verbittert.
„Haben die Männer Sie verletzt?" fragte ich ruhig.
„Was glauben Sie, warum ich hier bin?" gab sie mir zur Antwort. Ich nickte verständnisvoll. „Was ist passiert?" wollte ich wissen. Ich berührte sie sanft am Kragen, um herauszufinden, ob sie eher unglücklich orientiert war oder eher zeitverwirrt. Unglücklich orientierte sehr alte Menschen wollen für gewöhnlich nicht von einer fremden Person berührt werden. Bei zeitverwirrten Personen sind die Kontrollen schwächer, sie bauen Fremde in ihre Welten ein und reagieren auf Berührung ohne Angst. Martha wich meiner Berührung nicht aus, und sie senkte auch die Augen nicht, als ich sie voll Mitgefühl anschaute. Wenn sie unglücklich orientiert gewesen wäre, wäre sie meinen Fragen über ihr Privatleben ausgewichen. Sie hätte ihre Gefühle nicht offengelegt. Sie hätte das Thema gewechselt oder mir gesagt, ich solle nicht so viele Fragen stellen. Wenn sie unglücklich orientiert gewesen wäre, hätte sie sich vor Intimität geschützt. So aber war sie mir gegenüber völlig offen, ihre Augen waren voll Tränen, als sie mich ansah. Sie hielt meine Hand fest und weinte.
„Er kam und reparierte die Heizung. Meine Eltern waren weg, auf Urlaub. Ich *muß* nach Puerto Rico, Sie verstehen, warum. Ich kann es meinen Eltern *nie* sagen. Es wäre so eine Schande für sie", sagte sie. „Ich schäme mich so schrecklich. Und ich habe solche Angst."
Ich nickte, als Martha meine Hand noch fester hielt. Sie sah mich an, als wäre ich ihre beste Freundin. Für Martha hatte die Zeit keine Bedeutung mehr, sie bewegte sich in ihr nach vor und zurück. Sie konnte auch nichts mehr erkennen. Ich versuchte, ihr Schamgefühl zu spiegeln, indem ich mich an eine Zeit in *meinem* Leben erinnerte, als auch ich mich furchtbar geschämt hatte. Es war bei einem Ball in der Mittelschule, ich war das einzige Mädchen, mit dem niemand getanzt hatte, ich war das Mauerblümchen. Der Klang meiner Stimme vermittelte die Gefühle, die ich damals hatte. „Genierten Sie sich auch zu sehr, um es irgendjemandem zu sagen?"
Martha senkte den Kopf und flüsterte: „Ja."

„Sie haben diese Schande Ihr ganzes Leben lang mit sich herumgetragen?“ fragte ich sie.
Martha sah zu mir hoch und nickte. Ihre Stimme klang brüchig. „Ich habe es niemandem gesagt. Nicht meinem Ehemann, nicht meinen Kindern.“ Wir sahen uns einen Augenblick lang stumm an. Ganz sanft streichelte ich Marthas Wange mit meinem Handrükken. Martha lächelte mich traurig an und erzählte mir weiter von ihrer Abtreibung. Ihre Schultern bebten vor Angst und sie hielt meine Hände noch fester, als sie sprach. „Ich kann immer noch das Kratzen innen drin hören“, sagte sie. „Der Schmerz ist so schrecklich. Es geht mir durch und durch. Hilf mir!“
Ich streichelte ihre Wangen und hielt sie fest, als sie schluchzte. „Wo tut es am schlimmsten weh?“ fragte ich, eine Frage nach einem extremen Gefühl stellend (Polarisieren, Technik 4). Als sie begann, vor Schmerz aufzuschreien, verwendete ich Wörter des Fühlens, um ihr bevorzugtes Sinnesorgan anzusprechen.
„Ist der Schmerz scharf oder stumpf?“ fragte ich.
„Es ist ein scharfer Schmerz, so wie ein Messer, das mich zerschneidet.“
Nach einigen Minuten lehnte sie sich zurück und sah mich voll an, ihr Gesicht war jetzt ruhig und frei von Schmerzen. „Glauben Sie, ich soll es Gloria erzählen?“ wollte sie wissen. Für einen kurzen Moment war sie in der Gegenwart. Ich wiederholte ihre Frage, um ihr zu helfen, ihre eigene Lösung zu finden.
„Glauben Sie, daß Gloria damit umgehen kann?“ fragte ich.
Martha biß sich in die Unterlippe und sah mich lange an. Schließlich sagte sie:
„Wenn die Zeit dafür reif ist, werde ich es ihr sagen.“ Ich nickte.
Nach unserem Treffen verbesserte sich das Verhalten von Martha. Gloria und Larry bemerkten es sofort. Martha erkannte ihre Tochter, wenn auch nur kurz. „Sie fühlt sich ein bißchen besser“, erklärte ich. „Aber es wird wieder schlimmer werden. Es wird seine Zeit brauchen. Sie möchte gern mit ihrer Vergangenheit Frieden schließen, und sie braucht Sie zum Zuhören. Ihr Geist kann nicht ganz allein nach Puerto Rico reisen. Können Sie mit ihr ‘reisen’?“
Larrys Stimme klang ungläubig. „Wollen Sie damit sagen, daß sie weiterhin zu Gloria sagen wird, sie sei ein Stück Dreck?“
Ich erklärte Larry, daß Martha sich wahrscheinlich selbst wie ein Stück Dreck gefühlt hatte, als sie vor 60 Jahren schwanger wurde.

„Sie schämt sich so sehr für das, was ihr vor so langer Zeit zugestoßen ist", sagte ich. „Sie fühlte sich damals als Dreck und überträgt dieses Gefühl jetzt auf Gloria."

Gloria hörte ganz genau zu, sie wollte wissen, wie sie ihrer Mutter helfen konnte, den Zorn, die Angst und die Schuldgefühle zu „gebären", die sie seit 60 Jahren unterdrückt hatte. Ich half Gloria und Larry, sich in Martha einzufühlen. Ich zeigte ihnen, wie sie sie validieren konnten, ich erklärte ihnen, wie man sich zentriert, wie man auf Marthas bevorzugten Sinn eingehen, wie man ihre Aussagen wiederholen sollte, wie man bestimmte informative Fragen nach Extremsituationen stellte.

Ich erklärte ihnen auch, daß Martha jemanden brauchte, der ihr zuhörte, bevor sie mit dem Schreien aufhören konnte. Ich erklärte Larry, wie er sich zentrieren konnte, wenn Martha ihn beschuldigte, sie vergewaltigt zu haben. Ich sagte ihm, wie er ihre Worte wiederholen sollte, und daß er sie toben und schreien lassen sollte. Tief in ihrem Inneren wußte sie, daß Larry nicht für ihre Probleme verantwortlich war, und ich wußte, daß ihr Schreien durch Validation langsam aufhören würde. Ich lehrte Gloria und Larry, wie sie mit Martha reisen konnten, indem sie ihre Gefühle teilten, ihren Zorn, ihre Angst und ihre Verzweiflung. Am wichtigsten aber wäre, versicherte ich ihnen, daß es Martha erleichtern würde, wenn jemand diese Gefühle mit ihr teilte, und daß ihre Schmerzen mit der Zeit nachlassen würden.

Gloria und Larry validierten Martha sechs Wochen lang. Sie diskutierten ihre Erfahrungen in einer Familien-Selbsthilfegruppe. Innerhalb weniger Wochen wurden ihnen die Techniken, die ich sie gelehrt hatte, zur zweiten Natur.

Martha hatte immer noch Schmerzen, aber sie traten immer seltener auf. Sie beschuldigte Larry nicht mehr. Sie erkannte ihre Tochter immer öfter. Sie hörte zwar nie ganz auf mit dem Toben und Schreien, aber sie beschimpfte ihre Tochter nicht mehr. Sie starb mit 92 in ihrem Bett. Sie starb friedlich, denn sie hatte sechs Jahre vor ihrem Tod endlich ihre Gefühle zur Welt gebracht.

WIE MAN DIE LEBENSZEICHEN DER ZEITVERWIRRTEN RICHTIG ERKENNT

Zeitverwirrte Menschen sind meistens 70 Jahre alt oder älter; sie leiden an fortgeschrittenem Verfall des Gehirns; es fällt ihnen unterschiedlich schwer zu gehen, zu hören oder zu sehen; sie sind auch nicht mehr in der Lage, den Verlauf der Zeit wahrzunehmen. Mit Validation müssen sie nicht in das Stadium des Vor-sich-hin-Dämmerns, des Vegetierens, kommen. Ohne Validation ziehen sie sich immer weiter in sich selbst zurück, weil sie dort:

- Isolation und das Gefühl, verlassen worden zu sein, überleben.
- Langeweile überwinden.
- das Gefühl, nützlich zu sein, wieder erleben.
- unbewältigte Probleme der Vergangenheit durcharbeiten.

Da ihre Sehkraft oft stark nachgelassen hat, verwenden zeitverwirrte Personen jene Teile des Gehirns, die Zeitliches speichern, und stellen damit Erinnerungen aus der Vergangenheit wieder her. Dieselben Gehirnteile speichern auch die Erinnerungen an Klänge und Gerüche von früher, zeitverwirrte Personen können zB oft die Stimmen von Menschen hören, die sie kannten. Da ja Erinnerungen, die sehr früh im Leben gespeichert wurden, am längsten halten, erinnern sich ältere Menschen oft an sehr weit zurückliegende Vorfälle.
Gehirnschäden, wie sie etwa durch Hirnschläge oder durch die Ablagerungen und Verknotungen der Alzheimer-Krankheit hervorgerufen werden, beeinträchtigen bei zeitverwirrten Menschen die Fähigkeit, logisch zu denken oder die Vergangenheit von der Gegenwart zu unterscheiden. Zeitverwirrte Menschen haben keine Vorstellung vom Ablauf der Zeit. Sie können mit den Begriffen Minute, Stunde, Tag, Woche oder Monat nichts mehr anfangen. Statt sich die Zeit zu merken, merken sie sich Erinnerungen. Eine 90-jährige zeitverwirrte Frau hat vergessen, daß sie gerade gegessen hat. Sie erinnert sich nur daran, daß sie ihre Kinder füttern muß.
Zeitverwirrte Menschen können auch keine Kategorien mehr unterscheiden. Menschen mit intaktem Gehirn können Stühle, Tische und Schreibtische der Kategorie „Möbel“ zuordnen; sie erkennen Orangen, Äpfel und Birnen als einzelne Obstsorten. Zeitverwirrte Menschen ordnen Äpfel oder Birnen nicht mehr länger der Kategorie „Obst“ zu. Ebensowenig können sie zwischen wirklichen und symbolischen Dingen unterscheiden. Eine Hand, die sich so sanft wie eine Babyhand anfühlt, wird für die zeitverwirrte Frau, die gerne eine Mutter sein möchte, zu einer Babyhand. Die Tochter

wird für den Mann, der seine verstorbene Frau vermißt, zur Ehefrau.

KÖRPERLICHE MERKMALE VON ZEITVERWIRRTEN MENSCHEN

Zeitverwirrte Personen haben bestimmte körperliche Merkmale gemeinsam:

- Ihre Muskeln sind gelockert.
- Ihre Bewegungen sind langsam und graziös, und sie wandern oft ziellos umher.
- Ihre Augen sind klar, aber nicht auf irgendetwas gerichtet. Es hat den Anschein, als würden sie ins Leere schauen, obwohl es Zeichen des Erkennens gibt, wenn sie eine Pflegeperson direkt anschauen.
- Sie atmen langsam.
- Sie sprechen langsam.
- Ihre Stimmen sind leise.
- Sie verwenden oft ihre Hände, um ihre Gefühle zu zeigen.
- Ihre Schultern sind oft vornübergebeugt, was dazu führt, daß sie schlurfend gehen.
- Sie sind für gewöhnlich inkontinent.

PSYCHISCHE MERKMALE VON ZEITVERWIRRTEN MENSCHEN

Zeitverwirrte Personen haben bestimmte seelische Merkmale gemeinsam:

- Sie können das Personal nicht erkennen; sehr oft erkennen sie auch ihre Familienangehörigen nicht mehr.
- Sie vergessen Namen.
- Sie verwechseln Personen der Gegenwart mit Personen der Vergangenheit.
- Sie haben ein sehr schlechtes Kurzzeitgedächtnis, aber sie erinnern sich lebhaft an Dinge, die sehr weit zurückliegen.
- Sie ziehen sich aus der Wirklichkeit zurück, um der Langeweile und dem ereignislosen Alltag zu entgehen; sie durchleben bekannte Szenen aus der Vergangenheit, die sie mit allen Kräften zu lösen versuchen.

- Sie ersetzen Personen durch Dinge.
- Sie sind nicht in der Lage, Dinge einer Kategorie oder einer Klasse zuzuordnen.
- Sie können manchmal noch lesen, aber sie haben vergessen, wie man schreibt.
- Ihre Aufmerksamkeit läßt nach sehr kurzer Zeit nach.
- Sie erinnern sich an bekannte Lieder, aber sie können nicht mehr in der richtigen Tonlage singen.
- Sie können keine Spiele mehr spielen, die Regeln haben, zB Bingo.
- Sie sind nicht mehr fähig, ihre Gefühle zu kontrollieren.
- Sie sprechen sehr frei über ihr Bedürfnis nach Liebe und andere Gefühlen.
- Sie sehen keinen Grund, den Wünschen der Pflegepersonen nachzukommen, und mißachten Regeln.
- Sie reagieren auf Augenkontakt, Berührung und Intimität/große Nähe.
- Sie besitzen immer noch eine Art intuitive Weisheit.
- Sie erkennen ehrlich gemeinte Sorge an.
- Sie haben zu den Betreuern kein Vertrauen, die mit ihnen streiten oder ihnen nur nach außen hin zustimmen.

MASSNAHMEN, DIE DEN ZUSTAND DER ZEITVERWIRRTEN NUR VERSCHLECHTERN

Zeitverwirrte Menschen wissen nicht, wo sie sind und erinnern sich auch nicht daran, wie alt sie sind. Man hilft ihnen nicht – es kann sogar sein, daß man sie damit verletzt – wenn man sie immer wieder auf ihre Mängel aufmerksam macht. Es ist für sie keine Hilfe, wenn die Pflegeperson sie ständig nach ihrem Alter oder nach dem Datum fragt. Auch Verhaltensmodifikation hilft ihnen nicht, ebensowenig Therapien, die auf Selbstverständnis abzielen, oder Übermedikation.

VALIDATIONSTECHNIKEN FÜR DIE KOMMUNIKATION MIT ZEITVERWIRRTEN PERSONEN

Für zeitverwirrte Menschen ist Validation äußerst wichtig. Menschen, die validiert werden, bleiben im Stadium der Zeitverwirrtheit, sie kommunizieren weiter und gleiten nicht in den nächsten Abschnitt der Aufarbeitungsphase ab, nämlich den der sich wiederholenden Bewegungen.

Sehr alte zeitverwirrte Menschen reagieren sowohl auf verbale als auch auf nonverbale Validationstechniken, weil sie während eines Tages mehrmals zwischen verschiedenen Stadien hin- und herwechseln. So können sie zB von einer Phase der kurzzeitigen Orientiertheit in den Zustand der Zeitverwirrtheit gleiten und gleich darauf in den der sich wiederholenden Bewegungen, manchmal innerhalb von nur fünf Minuten. Sie sind jedoch meistens im Zustand der Zeitverwirrtheit.

Die 13 Grundvalidationstechniken für die Kommunikation mit zeitverwirrten Patienten sind:

1. **Zentrieren.** Zeitverwirrte Menschen können sehr anstrengend, verwirrend oder frustrierend sein. Sie lassen ihrem Zorn, ihren sexuellen Gefühlen und ihrem Kummer sehr oft freien Lauf. Validierende Pflegepersonen müssen sich selbst zentrieren, bevor sie die Gefühle der zeitverwirrten Klienten aufnehmen können. Tiefes Atmen hilft den Pflegenden, ihre eigenen negativen Gefühle loszuwerden.
2. **Verwenden Sie nicht wertende, eindeutige Wörter, um Vertrauen aufzubauen.** Verwenden Sie Wörter wie „wer“, „was“, „wo“, „wann“ und „wie“, wenn sie einen Sachverhalt wissen wollen, aber vermeiden Sie Fragen mit „warum“.
3. **Wiederholen.** Wiederholen Sie, was die zeitverwirrten Klienten gesagt haben, indem Sie ihre Schlüsselwörter verwenden.
4. **Fragen Sie nach extremen Situationen oder Gefühlen.** Zeitverwirrte Personen, für die es sehr schwer ist, sich mit Worten mitzuteilen, antworten auf Fragen, die sich nach der besten oder schlechtesten Situation erkundigen. Die Dauer ihrer Aufmerksamkeit nimmt oft zu, wenn sie über eine solche Situation sprechen.

5. **Halten Sie direkten, langen Augenkontakt.** Zeitverwirrte Personen, die wenig Energie haben, reagieren sofort auf mitfühlenden, konzentrierten Augenkontakt. Man sagt mit den Augen, daß man sich um sie kümmert. Sie fühlen sich dann umsorgt und sicher. Nach solchen Momenten eines ehrlichen Augenkontaktes beginnen sie manchmal sogar zu sprechen. Wenn ein Klient im Rollstuhl sitzt, sollte sich der/die Pflegende bücken oder hinsetzen.
6. **Verwenden Sie mehrdeutige Wörter, wenn Ihr Gesprächspartner etwas sagt, das keinen Sinn ergibt.** Zeitverwirrte Menschen erfinden oft ihre eigenen Wörter. Wenn also jemand ein erfundenes Wort verwendet, setzen Sie dafür ein unbestimmtes Fürwort ein (zB „er", „sie", „es", „jemand"). Wenn Ihnen zB ein Klient erzählt: „Diese Spitzen flinkeln nicht", antworten Sie zB: „Sie funktionieren nicht? Ist etwas kaputtgeworden?"
7. **Sprechen Sie klar, leise, warm und liebevoll.** Verwenden Sie ein Mikrofon mit einem Höhenfilter, um eine klare, liebevolle Stimme zu erzeugen. Passen Sie Ihre Stimmlage den Gefühlen der Klienten an. Zeitverwirrte Personen suchen oft nach einem liebevollen Elternteil. Wenn in der Stimme des/der Validierenden Sorge und Liebe zu hören sind, öffnet der Klient die Augen und die Kommunikation kann beginnen.
8. **Beobachten Sie die Gefühle der Person und passen Sie sich an.** Beobachten Sie die Augen, die Unterlippe, die Atmung, die Hände und Füße. Zeitverwirrte Personen werden den Pflegenden Widerstand entgegensetzten, die sie auffordern, die Regeln einzuhalten oder sich auf eine bestimmte Art zu verhalten. Wenn die Pflegenden jedoch den Gesichtsausdruck der Klienten beobachten und sich seinen Gefühlen anpaßt, werden sie sich sicher fühlen und sich dann mit den Pflegenden bewegen.
9. **Verbinden Sie das Verhalten der Person mit ihren Bedürfnissen.** Zeitverwirrte Menschen äußern drei grundsätzliche Bedürfnisse: das Bedürfnis, geliebt zu werden, nützlich zu sein und das Bedürfnis, Gefühle zu äußern. Ein ehemaliger Vertreter, er ist jetzt 90 Jahre alt und zeitverwirrt, packt jeden Tag seinen Koffer. Der/die validierende Pflegende ordnet dieses Verhalten einem Bedürfnis zu und fragt: „Wollen Sie wieder hinaus gehen, Herr Jones? Was verkaufen Sie?"

10. **Finden Sie heraus, welches Sinnesorgan der Zeitverwirrte bevorzugt und setzen Sie dann dort Ihren Schwerpunkt im Gespräch.** Um eine Person zu validieren, die sich häufig über das Essen beschwert, verwendet der/die Pflegende Wörter, die den Geschmacksinn ansprechen. „Wie schmeckt das Essen, Frau Martin? Ist es bitter? Schmeckt es nach gar nichts? Als Sie jünger waren, haben Sie da gern Süßigkeiten gegessen? Haben Sie oft gebacken?“
11. **Verwenden Sie Berührung.** Ganz anders als unglücklich orientierte Menschen haben zeitverwirrte Menschen keine Angst vor Berührung. Sie haben ihr Gefühl für Distanz verloren und reagieren nur dann auf Pflegende, wenn sie ihnen körperlich nahe sind. Wenn ein zeitverwirrter Mensch so berührt wird, wie er in seiner Kindheit oder von einer geliebten Person berührt worden ist, werden in ihm Erinnerungen an eine glücklichere Zeit wach.
12. **Setzen sie die Stimme, Berührung und Augenkontakt ein, um eine Antwort anzuregen.** Die Kombination von Berührung, ehrlichem Augenkontakt und einer besorgten Stimme wecken oft ruhende Sprache. Nomina, Adjektiva und Verben nehmen wieder zu (Feil, 1978, 1985; Fritz, 1986). Pflegende haben herausgefunden, daß eine Berührung bei sehr alten unglücklich orientierten Menschenn oft eine Erinnerung an längst vergangene Tage auslöst. Diese sehr frühen emotionellen Erinnerungen sind für immer im Gehirn gespeichert und werden manchmal durch sanfte Berührung wieder aktiviert (Feil, 1992b). Wenn eine sehr alte Person berührt wird, beginnen ihre Augen zu leuchten, ihr Gang und ihre Sprache verbessern sich. Personen, die zeitverwirrt sind oder Bewegungen wiederholen, fangen wieder an zu sprechen, wenn die Berührung des Pflegenden in ihnen die Erinnerung an eine Berührung der Mutter, eine Umarmung des Vaters, die sanfte Hand eines Kindes oder die Zärtlichkeit eines Geliebten weckt. Wenn ein/e validierende/r Pflegende/r ganz sanft die Wange eines sehr alten Menschen berührt und fragt: „Ist es Ihre Mutter? Vermissen Sie sie?“, kann es sein, daß er mit Wörtern antwortet.

    In dem Bericht aus dem Jahr 1978, „Auf der Suche nach dem Gestern“ (Feil, 1978), findet sich die Geschichte einer Pflegenden, die die 86-jährige Frau Kessler berührt. Zum ersten Mal seit Monaten öffnete die Frau daraufhin die Augen, sah die Pflegende direkt an und sagte: „Ich liebe meine Mutter. Sie ist die hübscheste in der ganzen Stadt." Innerhalb von 5 Minuten kehrte Frau Kessler aus dem Stadium der sich wiederholenden Bewegungen zurück in das der Zeitverwirrtheit, und aus dem zurück in das Bewußtsein des tatsächlichen Tages, da die Berührung der Pflegenden ihr eine so starke Sicherheit vermittelt hatte.

13. **Verwenden Sie Musik.** Lieder, die man in der frühen Kindheit gelernt hat, sind für immer im Gedächtnis gespeichert. Zeitverwirrte Menschen, die andere Personen nicht mehr erkennen und die langsam die Fähigkeit zu sprechen verlieren, erinnern sich oft noch an Lieder.

Eine wortlose vertrauensvolle Beziehung kann mit einem zeitverwirrten Menschen bereits nach 1-5 Minuten erreicht werden – viel schneller also als mit einem unglücklich orientierten Patienten. Die Sitzungen sollten sechs- bis achtmal am Tag stattfinden. Ganz anders als bei den unglücklich Orientierten ist es bei Zeitverwirrten nicht notwendig, die Sitzungen in einem privaten Raum abzuhalten; Zeitverwirrte gehen überall auf validierende Pflegende ein.

Eine Haushälterin kann einen zeitverwirrten Menschen im Wohnzimmer validieren; eine Krankenschwester kann es tun, während sie Medikamente austeilt; Familienmitglieder können es während eines Besuches tun.

Durch Validation ist es nicht mehr so oft notwendig, zeitverwirrten Personen Beruhigungsmittel zu geben. Sie sind weniger zornig, sie weinen seltener und sie können mehr direkten Augenkontakt halten. Sie werden auch wieder mehr allgemeine Wörter verwenden. Ihr Gang wird sich verbessern. Sie werden lächeln oder singen, um ihr gehobenes Wohlbefinden auszudrücken. Um einem zeitverwirrten Menschen nach einer Validationssitzung nicht das Gefühl zu vermitteln, er werde jetzt verlassen, empfiehlt es sich, wenn es möglich ist, ihn in der Gesellschaft eines anderen sehr alten Menschen zu lassen, der sich um ihn kümmert, oder mit anderen validierenden Pflegenden, oder in einer Gruppe, in der er bei irgendeiner Aktivität mitmachen kann.

ÜBER DEN EINSATZ VON VALIDATION BEI MENSCHEN IM STADIUM DER SICH WIEDERHOLENDEN BEWEGUNGEN

In diesem Kapitel werden Sie einen 88-jährigen Mann kennenlernen, der sich bereits in den dritten Abschnitt der Aufarbeitungsphase, in das Stadium der sich wiederholenden Bewegungen, zurückgezogen hat. Menschen in diesem Abschnitt leiden unter den Folgen eines Hirnschadens. Sie haben ihre Fähigkeit zu sprechen verloren, jetzt setzen sie Bewegungen und Rhythmen ein, um ihre Grundbedürfnisse mitzuteilen. Durch Validation kann man sie daran hindern, in das Stadium des Vor-sich-hin-Dämmerns, des Vegetierens, zu gelangen.

MARVIN, DER KLOPFER

Das lakonische Lächeln der abgekämpften Nachtschwester war nur dafür gedacht, ihre Frustration zu verbergen. Darauf bedacht, endlich nach Hause zu kommen, versicherte sie ihrer Vertretung: „Ich habe Doktor Morgan wegen Marvin Tubin schon angerufen. Er sagt ausdrücklich, wir sollen ihm keine Beruhigungsmittel mehr geben. Er hat leicht reden! Er muß dieses Klopfen ja nicht hören. Ich werde wahrscheinlich den ganzen Tag brauchen, um es endlich aus dem Kopf zu bekommen. Auf Wiedersehen!" Sie unterbrach die Verbindung, das gleich darauf einsetzende Leerzeichen paßte gut zum Rhythmus von Marvin Tubins ewigem Geklopfe: tütütü ..... tüü tüü tüütüütüü.....tütütüt!
Die Stationsgehilfin lächelte: „Das Orchester wärmt sich auf." Sie summte das Motiv aus „Carmen" und paßte sich dabei dem monotonen Klopfen Marvins an. „Auf in den Kampf, Torrero!" Ihre laute Stimme vermischte sich mit Marvins Klopfen.

„Spuck doch nicht auf den Boden! Nimm den Spucknapf! Was glaubst du denn, wofür er da ist?“ quengelte die 88-jährige Helen Watsall; auch ihre schrille Stimme fiel jetzt ein. Sie beeilte sich mit ihrem Rollstuhl, um näher an das Schwesternzimmer zu kommen. Die Räder quietschten auf dem Fußboden. „Mach schon, Silberblitz! He, Mädchen“, zischte sie der summenden Schwester zu, „der alte Klepper pißt auf den Boden! Wo ist der Spucknapf? Hm? Hm? Haddl, Haddl, da ist das Paddel!“ Helen, eine ehemalige Englischlehrerin, zeigte auf den Urinteich, der unschuldig unter Marvins Stuhl hervorkam. Sie bog sich regelrecht vor Lachen.
„Oh mein Gott“, seufzte die Schwester, als sie sah, wohin Helen zeigte, „sie haben Marvin nicht umgezogen. Aber er ist zu schwer für mich, ich kann ihn nicht hochheben. Jetzt muß ich ein paar Stunden warten, bis der Pfleger kommt.“ Sie seufzte noch einmal, als sie kurz zu Marvin hinsah. Er hatte die Augen geschlossen, sein faltiges Gesicht sah aus, als würde er sich ganz stark auf etwas konzentrieren, mit der Faust klopfte er auf die flache Metallschale seines Rollstuhles. Er bemerkte gar nicht, daß er urinierte, es fiel ihm nicht auf, daß etwas unter ihm hervorrann. Der scharfe Uringeruch verbreitete sich im Aufenthaltsraum, aber niemand ließ sich davon stören. Vielleicht würde es später dem einen oder anderen Besucher auffallen, aber das Personal und die Bewohner waren bereits daran gewöhnt. Die Krankenschwestern waren so überlastet mit den normalen täglichen Arbeiten und dem Verabreichen der Medikamente, daß sie für Extraarbeiten wie Umziehen oft keine Zeit hatten. Sie konnten ja nicht einmal immer darüber sprechen, was vorgefallen war.
„Wumm! Wumm!“ Marvin Tubin, 88 Jahre alt, schlug mit voller Wucht auf die Metallschale. Seine zerzausten Haare flogen im Rhythmus der Schläge hin und her. Seine Lippen waren fest aufeinander gepreßt, nur ab und zu sah man seine Zunge zwischen den Zähnen hervorlugen, Zeichen allerhöchster Konzentration. Tag und Nacht klopfte er auf seine Schale. Wenn sie nicht in seiner Nähe war, klopfte er eben auf seinen Handrücken, oft so heftig, daß die Haut aufzureißen begann und er sich vor Anstrengung und Konzentration die Zunge blutig biß. Auch jetzt war es wieder einmal so weit: seine Hand lag kraftlos in seinem Schoß, ganz zerschunden vom unablässigen Klopfen.

Helen Watsall lenkte ihren Stuhl wieder vor die Schwester. Es klang wie Gackern, als sie sagte: „Kricks-kracks, ab ist der Hax! Es wär besser, du schaust einmal nach, Süße“, sagte sie warnend, „oder es gibt Probleme, massenhaft Probleme.“

„Oh du meine Güte!“, sagte die Schwester, als sie bei Marvin ankam. Seine Hand war blau und schwarz, die Haut war an manchen Stellen aufgerissen. „Marvin, was haben Sie bloß getan. Sie haben sich schon wieder selber wehgetan! Was sollen wir nur mit Ihnen tun? Ich möchte nicht schon wieder den Arzt um mehr Thorazin bitten.“ Ihre Stimme war sanft und fürsorglich. Behutsam berührte sie Marvin am Hinterkopf und ließ ihre Fingerspitzen kreisen, gleichzeitig beugte sie sich nieder, um ihm in die Augen zu schauen. Marvins Lider flackerten, dann öffneten sie sich ganz langsam wie ein alter Vorhang, der völlig steif ist, weil er nie verwendet wird. Ganz langsam begann er zu weinen, die Tränen rannen ihm über das Gesicht und fingen sich in den vielen kleinen Falten. Langsam formten sich Wörter, jeder Buchstabe wurde mühevoll ausgesprochen. „Papa, ich habe ihn *gerade* hineingebracht. Schau mal, Papa, er ist nur ganz ein bißchen verbogen. Papa!“ Seine Stimme zitterte, sie bettelte um Zustimmung. Er zeigte der Schwester seine geschundene Hand.

Die Schwester hielt vor Überraschung den Atem an. Marvin hatte noch nie mit ihr gesprochen. Als sie antwortete, war ihre Stimme ganz warm und gefühlvoll. „Marvin“, sagte sie und beugte sich noch näher zu ihm hin, bis seine dunkelbraunen Augen so nah bei ihren waren, daß sie die Tränen darin glitzern sah, „du hast das wunderbar hingekriegt!“ Sie sagte es voll Staunen, Bewunderung und Respekt. „Es ist genau drin, und ganz gerade.“ Die Schwester wußte nicht, was Marvin soeben hineingeschlagen hatte. Sie verwendete das mehrdeutige Fürwort „es“, als sie Marvins Worte wiederholte, und sie achtete darauf, daß sie Marvins eigene Wörter in ihren Satz einbaute. Sie reagierte auf den Wunsch des alten Mannes, von seinem Vater gelobt zu werden.

Marvin lächelte, seine Augen leuchteten vor Liebe. „Ich habe es gut gemacht, Papa.“

Es war das erste Mal seit neun Monaten, daß Marvin Tubin einem anderen Menschen antwortete. Zum ersten Mal seit neun Monaten verwendete er wieder normale Wörter. Er war bereits im dritten Stadium der Aufarbeitungsphase, dem Stadium der sich wiederholenden Bewegungen, und er wußte nicht mehr, wo er sich befand. Sein Gehirn informierte ihn nicht mehr über den Zustand seines Körpers. Als er die Krankenschwester anschaute, sah er das Gesicht seines Vaters, denn sein Inneres Auge hatte sie einfach in ihn verwandelt. Sie hatte seine Welt betreten, und nun konnten sie gemeinsam durch seine Vergangenheit streifen.

Diese Schwester validierte Marvin viermal am Tag drei Minuten lang. Sie arbeitete mit Berührung, mehrdeutigen Fürwörtern, wenn sie die Bedeutung seiner Worte nicht verstand, und mit ehrlichem, engem Augenkontakt. Sie brachte auch den Nachtschwestern die Validationstechniken bei, die sehr erleichtert waren, als Marvins Klopfen immer seltener zu hören war. Seine Dosis von Thorazin konnte herabgesetzt werden. Und wenn Marvin doch wieder einmal einen Nagel für seinen Vater einschlug, was hie und da vorkam, sang die Schwester einfach ein Lied dazu.

WIE MAN DIE LEBENSZEICHEN DER PERSONEN RICHTIG ERKENNT, DIE BEWEGUNGEN WIEDERHOLEN

Sehr alte Menschen, die im Stadium der Zeitverwirrtheit *nicht* validiert werden, die von der Außenwelt keinerlei Anregung erfahren, die körperlich und geistig weiter verfallen, wandern oft in ihrer Erinnerung so weit zurück, bis sie bei jenen Klängen und Bewegungen angelangt sind, die noch vor den ersten Worten ihrer Kindheit stattgefunden haben. Sie ziehen sich von der Welt zurück, um sich selbst zu helfen, sie müssen einem menschlichen Grundbedürfnis nachkommen, nämlich dem, Gefühle auszudrükken. Diese Menschen haben ihre sozialen Kontrollen verloren, sie sehen keinen Grund mehr, ihre Gefühle zu verbergen. In dieser vorletzten Stufe der Aufarbeitungsphase heilen sie sich selbst, indem sie ihren unterdrückten Gefühle endlich freien Lauf lassen.

Menschen im Stadium der sich wiederholenden Bewegungen verwenden Teile ihres Körpers, andere Personen oder irgendwelche Dinge, um wichtige Personen oder Geschehnisse der Vergangenheit zu rekonstruieren. Für einen Tischler wird zB die Faust zum Hammer, für einen Versicherungsvertreter wird ein Koffer zu einer Aktentasche. Körperbewegungen ersetzen in der Kommunikation die Sprache.

Im Stadium der sich wiederholenden Bewegungen verlieren die Hochbetagten völlig das Bewußtsein, *sie selbst* zu sein, ein Vorgang, der schon im Stadium der Zeitverwirrtheit einsetzt. Sie haben nur mehr ein sehr unscharfes Selbstbild und schließlich kommt es so weit, daß sehr alte Menschen im Stadium der sich wiederholenden Bewegungen *sich selbst* im Spiegel nicht mehr erkennen. Ihre Gefühle strömen aus ihnen heraus, ohne daß sie sich dessen bewußt sind. Sie äußern ihre Empfindungen auf eine Art, die andere Menschen sehr unangebracht finden.
Bewegungen, die sie sehr früh gelernt haben, ersetzen jetzt die Sprache. Schäden, die dem rationalen Denken zugefügt wurden, machen den Platz frei für Ausdrucksarten, die ohne Worte auskommen. Bewegung stimuliert Gefühle. Ihre Sprache wird immer unverständlicher, denn die Lippen, die Zunge, die Kiefer und die Zähne bewegen sich völlig frei, um neue Wörter zu erfinden.
Das Verhalten der Menschen in diesem Stadium hat immer eine Bedeutung. Obwohl ihr Gehirn sie nicht mehr länger über ihren Zustand informiert, bleiben ihre Erinnerungen doch lebendig. Eben diese Erinnerungen an frühe, fest verankerte Bewegungen werden jetzt wieder *durchlebt*, denn damit überwinden die Menschen in diesem Stadium die triste Wirklichkeit der Gegenwart. Diese Bewegungen sind nicht sinnlos, sie sind vielmehr die einzige Möglichkeit, mit Verlusten umzugehen und somit ein wenig Würde zu bewahren.
In diesem Stadium ignorieren die Klienten sehr gerne jene Betreuer, die ihnen zeigen, daß sie mit ihrem Verhalten nicht einverstanden sind, die nicht wollen, daß sie alles ausleben. Um Menschen in dieser Phase zu validieren, müssen die Betreuenden das jeweilige Verhalten mit dem Bedürfnis verbinden lernen, das ihm zugrunde liegt. Nur so können sie auf dieses Bedürfnis eingehen. Wie die Portraits im zweiten Teil noch zeigen werden, können Betreuer damit bei Personen im Stadium der sich wiederholenden Bewegungen sehr viel erreichen. Das Erkennen verbessert sich, ebenso der Gang, auch die sozialen Kontrollen werden wieder besser. Besonders wichtig ist auch, daß sie durch Validation daran gehindert werden, in das letzte Stadium der Aufarbeitungsphase, in das Stadium des Vor-sich-hin-Dämmerns oder Vegetierens, zu gelangen. Diesen Betreuenden gelingt es auch, eine Atmosphäre zu schaffen,

in der sich die Klienten sicher fühlen. Dann können sie auch die Gefühlswelt dieser Menschen betreten.

KÖRPERLICHE MERKMALE VON PERSONEN IM STADIUM DER SICH WIEDERHOLENDEN BEWEGUNGEN

Personen in diesem Stadium haben bestimmte körperliche Merkmale gemeinsam:

- Sie können nicht in verständlichen Sätzen sprechen.
- Sie wiederholen Laute, die sie in frühester Kindheit gelernt haben, also auch Schnalzen, Heulen und Singen.
- Sie setzen Bewegungen wiederholt ein, um Gefühle auszudrükken.
- Sie antworten nur dann, wenn sie durch Berührung, Augenkontakt oder durch den Klang der Stimme stimuliert werden.
- Ihre Stimmen sind entweder ruhig und melodisch oder hoch, erregt und schrill.
- Sie schreien, klopfen, gehen auf und ab oder wiegen sich.
- Ihre Augen sind entweder halb geschlossen oder offen, aber ohne bestimmtes Ziel, unkonzentriert.
- Sie bewegen sich würdevoll.
- Sie können ihren Urin nicht mehr halten, sind inkontinent.
- Sie verlieren die Fähigkeit zu lesen und zu schreiben.
- Sie können immer noch singen.
- Sie wissen nichts mehr über den Zustand ihres Körpers.

PSYCHISCHE MERKMALE VON PERSONEN IM STADIUM DER SICH WIEDERHOLENDEN BEWEGUNGEN

Personen in diesem Stadium haben bestimmte psychische Merkmale gemeinsam:

- Sie erinnern sich an ihre allerersten Erfahrungen, aber sie können sich nicht mehr an das erinnern, was vor kurzem geschah.
- Sie erinnern sich nicht an Namen oder Gesichter.
- Sie sind nur für eine sehr kurze Zeit aufmerksam.
- Sie erinnern sich an die Berührung und die Stimme validierender Betreuender.

- Ihre Gefühle sind völlig unkontrolliert.
- Sie ziehen sich von Berührungspunkten mit der Außenwelt zurück.
- Sie haben die Fähigkeit, über sich selbst nachzudenken, verloren.

MASSNAHMEN, DIE DEN ZUSTAND VON PERSONEN IM STADIUM DER SICH WIEDERHOLENDEN BEWEGUNGEN NUR VERSCHLECHTERN

Personen in diesem Stadium können mit ihrer Bewegung bzw ihren Bewegungen nicht einfach aufhören, wenn man sie darum bittet. Sie verstehen nicht, warum sie sich so bewegen, und können auch ihr Verhalten nicht erklären. Wenn man sie trotzdem danach fragt, bleibt es bestenfalls ohne Ergebnis, im schlimmsten Fall jedoch führt es zum Gegenteil des erhofften Resultats.

VALIDATIONSTECHNIKEN FÜR DIE KOMMUNIKATION MIT PERSONEN, DIE BEWEGUNGEN WIEDERHOLEN

Da Personen im Stadium der sich wiederholenden Bewegungen ihre Fähigkeit zu sprechen verloren haben, sind verbale Validationstechniken wenig sinnvoll. Nonverbale Techniken wie Berührung, ehrlicher Augenkontakt, das sich Anpassen an das Gefühl des Klienten, die Verwendung von kurzen, sehr einfachen Wörtern, wenn man ihre Gefühle beschreibt, das Bemühen, ihr Verhalten im Zusammenhang mit einem allgemein menschlichen Bedürfnis zu sehen (zB Liebe, Identität, das Bedürfnis, Gefühle auszudrücken) können hingegen Kommunikation mit diesen Personen ermöglichen. Der/die validierende Betreuende wird für den Klienten dann zu einer vertrauten, wichtigen Person, die Eingang in seine Welt findet. Personen in diesem Stadium werden zwar nie den Namen des/der validierenden Betreuenden wissen oder ihre Beziehung zu ihm/ihr richtig erkennen, trotzdem werden sie während einer solchen aufrichtig gemeinten Kommunikation ein Gefühl des Wohlbefindens haben.

Aber Validation wird nicht nur dem Klienten helfen. Auch die Pflegeperson wird sich bereits nach kurzer Zeit der Validation eines sehr alten Menschen in diesem Stadium weniger frustriert und ausgebrannt fühlen. Ihre Arbeit wird für sie befriedigender sein, weil sie erlebt, daß Menschen in diesem Stadium unmittelbar auf Validationstechniken wie Spiegeln, den Einsatz von Musik oder das Sich Anpassen auf ihren Rhythmus reagieren. Sie wird Freude darüber empfinden, daß Menschen, deren Sprache verloren schien, sie nach dem Einsatz von mehrdeutigen Wörtern in einem Zwiegespräch wiederfinden. Sie wird herausfinden, daß mit den Personen, deren Bewegungen sie mitmacht, die sie spiegelt, unvermutet direkter, echter Augenkontakt möglich wird.
Es gibt sieben grundlegende Techniken, die helfen können zu verhindern, daß Personen im Stadium der sich wiederholenden Bewegungen in das letzte Stadium, das des Vor-sich-hin-Dämmerns, abgleiten.

1. **Zentrieren.** Personen im dritten Stadium haben die Fähigkeit, logisch zu denken und zu sprechen, verloren. Sie sind sich auch ihrer selbst nicht mehr bewußt. Um sie zu erreichen, müssen validierende Betreuende ihre Welt betreten. Dafür ist es notwendig, daß sich Betreuende von ihren eigenen Gefühlen befreien, denn nur dann sind sie offen für die Empfindungen sehr alter Menschen. Eine zornige, müde und frustrierte Pflegeperson kann die Gefühle eines Klienten nicht akzeptieren. Tiefes Atmen (die Technik wird auf Seite 56 beschrieben) befreit die Pflegeperson von ihren eigenen negativen Gefühlen, was eine wichtige Voraussetzung für die Validation anderer Menschen ist.
2. **Verwenden Sie mehrdeutige Wörter**, wenn das, was die Menschen zu Ihnen sagen, für Sie keinen Sinn ergibt, Sie aber trotzdem darauf antworten müssen. Personen im Stadium der sich wiederholenden Bewegungen erfinden oft eigene Wörter. Kommt ein solches Wort im Gespräch vor, gehen Sie darauf mit einem anderen Wort, zB einem Fürwort, ein, das mehrere Lösungen zuläßt. Dazu ein Beispiel:
   Jemand teilt Ihnen mit: „Diese Ruhren lassen sich nicht radieren!“

Ihre Antwort könnte dann so lauten: „Gibt es ein Problem *damit*? Können wir *es* beheben?“
Sehr alte desorientierte Menschen bewegen ihre Zungen, Zähne, Lippen und Kiefer völlig frei und verbinden nach Belieben ähnliche Klänge und Bilder zu immer neuen Kombinationen. So hat zB eine zeitverwirrte Frau in Validationssitzungen im einem Heim für alte Menschen die beiden Wörter „similar“, was soviel wie „ähnlich“ bedeutet, und „file“, was man mit „Datei, Mappe, Reihe, Liste“ übersetzen könnte, miteinander zu dem Wort „simofile“ verschmolzen. Dr.P.K.Saha, ein bekannter Linguist, der die Sprachmuster von sehr alten desorientierten Menschen untersucht hat, kam im Lauf seiner Arbeit zu dem Schluß, daß „Nomina, Adjektive und Verben auf ihrem angestammten Platz im Satzgefüge bleiben...., daß der SatzBau intakt bleibt. Sehr alte desorientierte Menschen schaffen einzigartige Wortkombinationen (die in keinem Wörterbuch zu finden wären), weil der Verfall des logischen Denkens bereits zu stark vorangeschritten ist.“(Feil,1985). Dieses Phänomen,daß nämlich bei desorientierten Hochbetagten zwar die Grammatik bestehen bleibt, es aber zu ungewöhnlichen individuell verschiedenen Wortkreationen kommt, wurde zum ersten Mal in dem Dokumentarfilm „Die Dienstagsgruppe“ (Feil, 1972) festgehalten. Seither konnte dieses Phänomen noch viermal in Krankenhäusern und Altenpflegeheimen aufgenommen werden, und zwar durch François Blanchard, den Leiter für Gerontologische Medizin an der Universität Reims in Frankreich.

3. **Versuchen Sie, ein bestimmtes Verhalten einem Bedürfnis zuzuordnen.** Ebenso wie zeitverwirrte drücken auch Menschen im Stadium der sich wiederholenden Bewegungen drei grundlegende Bedürfnisse aus: das Bedürfnis, geliebt zu werden, das Bedürfnis, nützlich zu sein, und das Bedürfnis, Gefühle auszudrücken.
4. **Arbeiten Sie mit Berührung.** Ganz anders als bei Personen im ersten Stadium, dem der unglücklichen Orientierung, die nicht berührt werden wollen, *brauchen* Personen im dritten Stadium Berührungen, weil sie dadurch Beziehungen aufspüren und herstellen können. Die zuvor beschriebenen Berührungstechniken, können in diesem Stadium also eingesetzt werden.

5. **Spiegeln.** Ahmen Sie die Körperbewegungen der Person nach, versuchen Sie, das *Spiegelbild* zu sein, achten Sie auf ihre Atmung, Hand- und Fußbewegungen und den Gesichtsausdruck. Folgen Sie wie bei einem Tanz der Führung Ihres Gegenübers und passen Sie sich seinem Rhythmus an.
6. **Setzen Sie Ihre Stimme, Berührung und Augenkontakt ein, um den Menschen zu einer Antwort anzuregen.**
7. **Verwenden Sie Musik.** Lieder, die man in frühester Kindheit erlernt hat, sind für immer im Gehirn gespeichert. Personen im dritten Stadium können zwar nicht mehr erkennen, wer vor ihnen steht, sie verlieren auch die Fähigkeit zu sprechen, können sich aber noch an Lieder erinnern. Oft kehrt die Sprache nach dem Singen eines bekannten Liedes zurück.

Validationssitzungen mit Personen im Stadium der sich wiederholenden Bewegungen können zwischen 30 Sekunden und fünf Minuten dauern. Kurze Sitzungen können mehrmals am Tag abgehalten werden, dadurch erreicht man, daß unglückliches, belastendes Verhalten weniger oft eintritt und daß sich Wohlbefinden und angenehme Gefühle einstellen. Die Sitzung kann beendet werden, wenn Klopfen, Auf- und Abgehen, Schreien, Weinen usw nachlassen; wichtig ist auch, daß das unglückliche, belastende Verhalten in eine Tätigkeit gelenkt wird, zB in Musik, Bewegung oder eine andere Aktivität, bei der auf die Bedürfnisse der Person Rücksicht genommen wird.

ÜBER DEN EINSATZ VON VALIDATION BEI PERSONEN IM STADIUM DES VEGETIERENS

In diesem Kapitel werden Sie einem sehr alten Menschen begegnen, der bereits im letzten Stadium der Aufarbeitungsphase, des Vor-sich-hin-Dämmerns oder Vegetierens, ist. Wenn sehr alte Menschen einen Zusammenbruch haben und niemand ihnen zuhört, wenn sie ganz alleine kämpfen müssen, wenn sie keine Validation erhalten, geben sie schließlich auf. Sie bewegen sich nicht mehr, sie wollen nichts mehr, sie werden zu lebenden Toten, wie man sie überall auf der Welt in den verschiedensten Pflegeheimen findet.

NORA, DIE BEWEGUNGSLOSE

Sechs Monate lag sie schon bewegungslos da, zusammengekrümmt wie ein Baby im Mutterleib, ihr knochiges, gebogenes Rückgrat zeichnete sich unter der dünnen Decke ab wie die Rükkenzacken eines Dinosauriers. Ihr Kinn lag fest auf dem Brustbein, die dünnen Finger umklammerten die knochigen Schultern wie eine Schraubzwinge. Sie brauchte nur wenig Platz. Ein paar dünne Strähnen weißer Haare wiesen auf dieses winzige Häufchen Mensch hin, das im großen Krankenhausbett fast nicht zu sehen war. Automatisch wechselten die Schwestern die Laken, wuschen sie, drehten sie um, damit sie sich nicht wundlag. Nora bewegte sich nie. Man konnte kaum ihren Atem erkennen. Ihre Lider waren verkrustet, sie klebten zusammen.
Ihre zwei Töchter hatten vor drei Monaten aufgegeben. Bis dahin waren sie voller Hoffnung einmal in der Woche gekommen, aber Nora hatte sie nie erkannt, sie sprach nie. Ihre Lippen waren nicht mehr zu sehen, sie hatte sie in den Mund gesogen. Sie hatte auch keine Zähne mehr. Nur Millie, eine Freundin aus

der Kindheit, die jetzt als freiwillige Helferin im Pflegeheim arbeitete, versuchte noch, in Nora ein Restchen Leben aufzuspüren. Sie bat mich um Hilfe.

„Vor weniger als einem Jahr konnte Nora noch einwandfrei sprechen", erzählte sie mir. Die Erinnerung daran machte sie traurig. „Nora war immer die glücklichste von uns. Wir waren vier Paare. Wir sind zusammen aufgewachsen, wir kennen uns schon aus dem Kindergarten. Nora und Horace, die zwei gehörten zusammen. Man hörte nie einen Namen ohne den anderen. Sie sind miteinander durchgebrannt, als sie 18 waren. Ich war die Trauzeugin, also bin ich mit ihnen zum Priester gegangen. Sie haben sich leidenschaftlich geliebt, 50 Jahre lang. Nora kannte Horace in- und auswendig. Aber sie wußte nichts von seinem ersten Herzanfall. Er ließ sich vom Arzt schwören, daß er es ihr nie sagen würde. Mit 68 starb er dann, in der Badewanne. Von diesem ersten Anfall hatte er ihr kein Wort erzählt. Ich glaube, das hat sie ihm nie verziehen."

Ihre Stimme klang ernst.

„Beim Begräbnis wurde Nora von allen bewundert. Sie hat nicht eine Träne vergossen, wissen Sie. Ihre beiden Töchter haben die Formalitäten erledigt. Nora stand da, kerzengerade aufgerichtet, als sie den Sarg hinunterließen. Sie hat kein einziges Mal hingeschaut, um Lebewohl zu sagen.

Zehn Jahre lang hat sie ihren Kummer abgewürgt. Wir haben zusammen als Helferinnen im Krankenhaus angefangen. Sie hat sich mit so vielen Dingen beschäftigt, damit sie etwas zu tun hatte, hat immer auf ihre Enkelkinder aufgepaßt oder für den Kirchenbasar etwas genäht. Dann hatte auch sie zwei kleinere Schlaganfälle. Ihr Kurzzeitgedächtnis ließ langsam nach und schließlich sahen die Nachbarn, wie sie im tiefsten Winter im Nachthemd draußen herumlief. Daraufhin entschlossen sich ihre Töchter, sie in dieses Pflegeheim zu geben, aber sie wollte nicht gehen. Sie kämpfte wie eine Tigerin, sie hat immer nur geschrien, daß sie unbedingt Horace finden müsse. Um sie überhaupt hierher zu bekommen, mußten sie ihr ein Beruhigungsmittel geben. Es bricht mir das Herz, wenn ich sie so sehe."

Millie war eine sehr gute Helferin, besonders für mich. Sie hat mir einen sehr guten Einblick in Noras Leben verschafft. Jetzt konnte ich verstehen, warum Nora sich nach innen gewandt hatte. Sie konnte mit einem Platz im Pflegeheim nichts anfangen, denn dort gab es niemanden, der ihr geholfen hätte zu trauern. Niemanden, der ihr zuhörte, damit sie ihren hilflosen Zorn hätte loswerden

können. Niemanden, der ihre Gefühle validiert hat. Alle Medikamente, das Verhaltenstraining und die Realitätsorientierung hatten es für sie nur schlimmer gemacht.
Fünf Monate früher, an einem nassen Septemberabend, war es Nora gelungen, sich am Portier vorbei aus dem Pflegeheim zu schleichen; sie war die Straße hinuntergelaufen, dabei fiel sie hin und brach sich die Hüfte. Als sie damals ins Krankenhaus kam und natürlich nicht nur wegen der Operation sechs lange Wochen an das Bett gebunden war, schien es, als würde sie innerlich sterben. Sie schaltete einfach ab. Sie rief auch nicht mehr nach Horace. Schließlich mußte man sie auch nicht mehr festbinden, sie hatte sich bereits eingerollt und dämmerte nur mehr vor sich hin.
Ganz sanft berührte ich Nora im Nacken und ließ meine Fingerspitzen kreisen. Keine Reaktion. Federleicht streichelte ich sie dann vom Ohrläppchen bis zu ihrer Schulter. Ich beugte mich nieder, bis ich mit ihren Augen auf gleicher Höhe war, obwohl ihre Augen geschlossen waren. Ich nahm meine ganze Energie zusammen und versuchte, von Nora wenigstens eine winzige Reaktion zu bekommen. Leise und zärtlich sang ich die Liebeslieder, die sie und Horace bestimmt auch gesungen hatten, zB „Laß mich Liebling zu dir sagen", „ Du bist mein Sonnenschein", „Ich bin ganz verrückt nach Harry" und „Du wunderschönes Mädchen!". Aber ihre Augen waren immer noch fest zu, sie lag regungslos da, kaum konnte ich ihren Atem erkennen.
Ich lehrte Millie die Validationstechniken, die man bei Personen im Stadium des Vegetierens anwenden kann. Voll Liebe validierte Millie jetzt Nora dreimal jeden Tag drei Minuten. Nach einem Monat öffnete Nora die Augen, lächelte und sagte sanft und klar: „Horace". Zwei Tage später starb sie.

WIE MAN DIE LEBENSZEICHEN VON PERSONEN IM STADIUM DES VEGETIERENS RICHTIG ERKENNT

WAS BEDEUTET DAS „STADIUM DES VEGETIERENS"?

Vegetieren ist der letzte Abschnitt der Aufarbeitungsphase. Die sehr alten Menschen schließen die Außenwelt einfach aus, sie geben den Kampf um ihr Leben auf. Sie machen einfach zu, ziehen sich völlig zurück.

Vegetieren tritt dann ein, wenn eine Person nicht genügend stimuliert wird, wenn sie nicht genügend Anreiz erhält, „da" zu bleiben; wenn sie zuviele Medikamente und zuwenig Validation erhält. Nora ist ein typisches Beispiel für die tausenden lebenden Toten, die in Pflegeheimen und Spitälern auf der ganzen Welt deponiert werden. Unbewegliche Lider verschließen die Augen, Speichel tröpfelt aus dem Mund, die Arme hängen leblos am Körper herab wie unnütze Ruder, die Schultern scheinen verschwunden. Nur die Brust bewegt sich. Niemand weiß, was *in* den Menschen vorgeht.

Aber Menschen wie Nora waren nicht immer stumm. Ihre Verstummen hat sich langsam entwickelt, ist Tag für Tag gewachsen, mit all den Klagen und Schreien, die niemand hören wollte, mit all dem Auf- und Abgehen und Klopfen, das das Personal ignoriert hat, weil es zu beschäftigt war, um darauf eingehen zu können.

In diesem letzten Abschnitt der Aufarbeitungsphase zerstören die sehr alten Menschen jede Spur der schmerzenden Wirklichkeit. Sie kämpfen nicht mehr darum, uns ihre Bedürfnisse mit Klängen oder mit Bewegungen zu vermitteln, sie geben einfach auf.

Wenn man diese Menschen *früher* validiert hätte, hätte man ihren Rückzug in das Vegetieren verhindern können. So aber, ohne Validation durch vertraute Betreuende, ohne jemanden, der ihre innere Welt mit ihnen hätte teilen können, ignoriert von ihrer Umwelt, zogen sie sich zurück. Ohne Anregung beginnen sie zu vegetieren. Wenn sie dann einmal in diesem Stadium sind, ist es sehr schwer, sie wieder zu erreichen.

Sehr alte Menschen im Stadium des Vegetierens, unterscheiden sich nur mehr durch die Art ihres Todes. Eingerollt wie ein Fötus, gewaschen, gepflegt, umgedreht, damit sie sich nicht wundliegen, künstlich ernährt, bleiben einige von ihnen jahrelang am Leben. Andere wiederum sterben kurz nachdem sie zu vegetieren beginnen.

KÖRPERLICHE MERKMALE VON PERSONEN IM STADIUM DES VEGETIERENS

Personen in diesem Stadium haben bestimmte körperliche Merkmale gemeinsam:

- Ihre Augen bleiben geschlossen.

- Ihre Muskeln sind entspannt.
- Ihre Körper sind zusammengesunken oder unbeweglich.
- Ihre Haltung ist oft die eines Fötus.
- Die Atmung ist flach.
- Sie können nicht mehr sprechen.
- Sie bewegen sich kaum.

PSYCHISCHE MERKMALE VON PERSONEN IM STADIUM IV

Menschen in diesem Stadium haben sich so vollständig zurückgezogen, daß Betreuende keine psychischen Merkmale mehr feststellen können. Sie drücken kaum mehr Empfindungen aus und sind nicht mehr in der Lage, von sich aus eine Tätigkeit anzufangen. Sie reagieren auch kaum mehr auf Validation.

VALIDATIONSTECHNIKEN FÜR DIE KOMMUNIKATION MIT PERSONEN IM STADIUM DES VEGETIERENS

Bei Personen, die sich bereits in diesem Stadium befinden, ist Validation leider viel schwieriger und weniger erfolgreich als bei Personen in früheren Stadien der Aufarbeitung. Das Wissen um die soziale Vorgeschichte der Person ist jetzt so wichtig wie noch nie, denn von der Person selbst werden Sie in dieser Phase keinen Hinweis mehr erhalten. Das Ziel der Validation ist es, wenigstens Gesichtsbewegungen der Person anzuregen, zB ein Lächeln, Weinen oder Singen oder auch eine Bewegung der Hände oder der Füße. Die folgenden Techniken stimulieren manchmal eine nonverbale Kommunikation mit diesen Personen:

1. **Zentrieren.** Validierende Betreuer müssen sich mit ihrer ganzen Kraft auf den Klienten konzentrieren. Die Technik des Zentrierens (s.S. 56) hilft den Betreuenden sehr, sich so zu entspannen, damit sie sich ohne störende eigene Gefühle völlig auf den sehr alten Menschen einstellen können.
2. **Verwenden Sie Berührung.** Viele Betreuende haben schon herausgefunden, daß Berührungen bei sehr alten desorientierten Personen oft sehr frühe Erinnerungen wachrufen. Diese Erinnerungen sind fast immer gefühlsbetont, sie sind unauslöschbar

im Gehirn gespeichert und werden manchmal durch sanfte Berührung wieder aktiviert (Feil, 1992b). Wenn man einen sehr alten Menschen berührt, kann es sein, daß seine Augen zu leuchten beginnen, der Gang und die Sprache verbessern sich. Bei zeitverwirrten Personen und bei solchen, die Bewegungen wiederholen, führt eine Berührung oft dazu, daß sie etwas zu erzählen beginnen, denn sie erinnern sich dadurch zB an eine Berührung der Mutter, an eine Umarmung des Vaters, an die zarte Hand eines Kindes oder die Zärtlichkeit eines geliebten Menschen. Wenn die validierende Pflegeperson sanft die Wange eines sehr alten Menschen berührt und liebevoll und fürsorglich fragt:“ Ist es Ihre Mutter? Vermissen Sie sie?“ kann es durchaus geschehen, daß der Klient ihr mit Worten antwortet. Wenn die validierenden Betreuenden die Lebensgeschichte des Klienten in dieser Phase kennen, wissen sie auch, wo man ihn berühren muß. Wenn der Klient zB eine liebevolle Beziehung zu seiner Partnerin hatte, wird möglicherweise eine Berührung mit den Fingerspitzen seitlich am Hals angenehme Erinnerungen in ihm wecken. Es kommt auch vor, daß Personen im Vegetieren kurz ihre Augen öffnen und die validierenden Betreuenden anschauen. Das Kreisen der Fingerspitzen auf den Wangen der jeweiligen Person kann in ihr Erinnerungen an ihre liebevolle Mutter auslösen. Leicht kreisende Berührungen an den Schultern wecken oft die Erinnerung an die Schwester oder den Bruder oder einen guten Freund. Durch die Berührung verschiedener Stellen des Gesichtes oder der Schultern kann eine validierende Pflegeperson Erinnerungen an wichtige Bezugspersonen wachrufen.

3. **Verwenden Sie Musik.** Musik kann für Personen im Stadium IV manchmal sehr anregend sein. Oft gesungene Lieder aus der Kindheit, Lieder, die man immer wieder gesungen hat, zB mit dem Partner oder einem Freund, Schnulzen und dergleichen sind meistens an liebevolle Erinnerungen gekoppelt und sind für die Menschen manchmal so anregend, daß sie darauf reagieren.

Die Dauer des Kontaktes mit Personen in diesem Stadium beträgt selten mehr als drei Minuten. Ein validierendes Team kann aber zB sechs sehr kurze Sitzungen mit einem Menschen in diesem Stadium durchführen, auch wenn keine Reaktion erfolgt.

DIE ANWENDUNG VON VALIDATION BEI PERSONEN, DIE AN FRÜH EINSETZENDER ALZHEIMER-KRANKHEIT LEIDEN

In diesem Kapitel möchte ich Sie mit einem 62-jährigen Mann bekannt machen, dessen Desorientierung nicht durch den Verlust seiner Familie, seiner gesellschaftlichen Rolle, seiner Sinnesorgane oder seiner Beweglichkeit ausgelöst wurde. Die früh einsetzende Alzheimer'sche Krankheit wurde durch Zerstörung und Schäden der Gehirnzellen hervorgerufen. Das Voranschreiten der Krankheit konnte bei diesem verhältnismäßig jungen Mann auch mit Validation nicht aufgehalten werden.

RICHARD, DER LALLER

„Opa, ich bin es, Johnny! Geh nicht weg! Weißt du nicht mehr, wer ich bin? Ich bin Johnny!", sagte der 7-jährige Bub sehr eindringlich.

„VVVielleichtt iist ees der Mmamababblbibblbubb", murmelte der alte Mann sehr verzerrt.

„Opa, was du sagst, versteh ich nicht. Warum sprichst du nicht ordentlich?"

„Muttermam mamm mamff." Richard Kraft, 62, stolperte an seinem Enkel vorbei. Seine Augen waren leer, er starrte vor sich hin, ohne etwas zu erkennen. Er schleppte sich weiter, ohne ein erkennbares Ziel. Seine Schultern waren nach vorne gebeugt, er

schwankte einmal hierhin, einmal dorthin, wie ein Schiff auf hoher See, das der Wind vor sich hertreibt.
„Johnny, komm sofort hierher. Laß Opa in Ruhe, hörst du! Komm jetzt her, aber SOFORT!“ Nancy, seine Mutter, klang sehr genervt und ungeduldig. „Ich will, daß du von Opa wegbleibst, verstehst du?“ Sie biß die Zähne zusammen und machte sich sichtlich ungern auf den Weg ins Wohnzimmer.
„Mama, schau schnell, Opa redet schon wieder mit dem Spiegel!“ rief Johnny.
Richard Kraft starrte sein Spiegelbild an, seine Augen waren leer, er machte zornige Geräusche.“Maschanska nußes mußes fort stinnktt!“ Er drohte der gebeugten, weißhaarigen, eindrucksvollen Gestalt im Spiegel. Die fleckigen roten Wangen waren faltenlos. „ Mußdi - mmm - mmu - musss - musss!“ Richard Kraft brüllte mittlerweile wie ein Löwe, er schlug auf den Spiegel ein, seine Faust war wie ein Hammer.
„Oh mein Gott! Warum habe ich nicht auf den Doktor gehört und ihn ins Heim gegeben“, jammert Nancy. „Johnny, geh zum Telefon und ruf die Rettung an.. Sag ihnen, wir brauchen sofort eine Ambulanz. Los, beeil dich!“ Nancy schob ihren Sohn Richtung Telefon und lief dann zu ihrem Vater.
Blut tropfte von seiner zerrissenen Sehne auf den Läufer, es klang wie ein tropfender Wasserhahn. Geschockt, mit leeren Augen, wankte Richard auf seine Tochter zu. Nancy stoppte die Blutung. Dann hielt sie ihren Vater und ihren Sohn fest in den Armen und weinte, bis die Rettung kam. „Oh Papa, ich liebe dich doch so sehr. Warum tust du dir und uns so weh?“
Nachdem sie ihren Vater in die Alzheimer Abteilung des Pflegeheimes gegeben hatte, sprach sie sehr offen mit mir.
„Papa hat sich zum ersten Mal komisch benommen, als er 54 war. Er hat sich von ganz unten hinauf gearbeitet, wissen Sie. Angefangen hat er als Laufbursche, aufgehört hat er als Direktor. Und schauen Sie ihn jetzt an!“ Zuerst hatte Nancys Stimme ganz stark geklungen, aber als sie jetzt auf ihren Vater zeigte, der zusammengesunken in einem Rollstuhl saß, festgebunden, hörte man nur noch ihre Verzweiflung. „Dieser Mann da ist nicht mein Vater. Es ist kein Funke Leben in ihm. Er erschreckt mich nur. Seine Augen sind ja nicht mehr menschlich.“ Sie hielt inne.

„Heute bewegt er sich wie ein Roboter. Dabei war er so neugierig auf alles. Er liebte das Leben. Mama war eine Stubenhockerin, aber Papa nahm uns überallhin mit. Wir fuhren durch das ganze Land. Dann, vor 10 Jahren etwa, begann sein Verstand plötzlich auszulassen. Es wurde jeden Tag schlimmer mit ihm. Aber Mama wollte ihn nicht in ein Pflegeheim geben. Als der Arzt sagte, daß er die Alzheimer'sche Krankheit hätte, wollte sie es zuerst gar nicht glauben. Sie wollte nicht glauben, daß er all seine geistigen Fähigkeiten verlieren würde. Aber es war so. Es ging bergab mit ihm. Es kam zB vor, daß er seinen Mantel anzog und hinausging, aber als er draußen war, wußte er nicht mehr, wohin er gehen wollte. Außerdem verlor er das Gefühl für die Richtung. Er konnte auch auf einmal seine Schuhe nicht mehr zubinden. Oft rief mich Mama um 2 oder 3 Uhr in der Früh an, völlig aufgelöst, weil Papa mitten in der Nacht weggefahren war. Es machte sie verrückt vor Angst. Wenn er herumwanderte oder mit dem Auto unterwegs war, schickte Mama immer meinen Onkel, um ihn zu suchen. Er fand ihn immer an seinem früheren Arbeitsplatz. Meisten parkte er einfach vor dem Gebäude, er starrte aus dem Fenster, oder er starrte auf das Lenkrad. Schließlich war es dann soweit, daß er nicht mehr sprach. Er redete weder mit mir noch mit Mama. Der einzige, mit dem er noch etwas anfangen konnte, war Johnny. Sie haben zusammen Karten gespielt und Johnnys Schulbücher gelesen. Dann hat er langsam jedes Spiel verloren. Er hat aufgehört zu lesen. Schließlich konnte er Mama nicht mehr erkennen. Sie ist letztes Jahr gestorben und er konnte sich nicht einmal mehr an ihren Namen erinnern." Ihre Stimme zitterte.

„Als Mama starb, ist er zu uns gezogen. Papa und Johnny waren die besten Freunde; bis letzte Woche, als er verrückt wurde. Papas Verfall hat nichts mit Langeweile oder Einsamkeit zu tun. Irgend etwas ist mit seinem Gehirn passiert, und das bewirkt, daß er jedes Gefühl für die Wirklichkeit verlor, daß alle seine Kontrollen nachließen. Ich weiß das, aber es ist trotzdem so schwer für mich, verstehen Sie? Er war immer ein sanfter, gefühlvoller, geselliger Mensch. Er liebte die Menschen. Ich will nicht, daß er einsam und allein sterben muß. Können Sie mir nicht helfen, damit ich ihn erreichen kann, selbst wenn es nur für ein paar Minuten ist?"

Nancy beobachtete mich genau, als ich die Körperbewegungen ihres Vaters spiegelte. Ich machte gleich lange Schritte wie er, ich

setzte die Füße gleich auf wie er und paßte mich genau seinem Rhythmus an. Ich war sein Spiegelbild. Ich atmete wie er, ich ließ die Unterlippe hängen, bis sie so aussah wie bei ihm, ich verstellte meine Stimme, bis sie so klang wie seine. Zusammen streiften wir durch die langen Gänge, er murmelte und ich sang „Von den Tempeln Montezumas bis zum Strand von Tripolis..."
Richard Kraft war während des Koreakrieges bei der Marine. Das Lied brachte ihn zuerst ein bißchen aus dem Takt, dann aber schlug er die Hacken zusammen und salutierte vor mir. „Ssoldat Mafft hier". Seine Stimme klang tief und fest, seine Augen waren nicht mehr leer,
Ich fragte : „Oberleutnant Kraft?"
„Zu Befehl! Ffertig und bbebleit!" Richard Kraft hatte zum ersten Mal seit Wochen wieder etwas gesagt.
„Wo sind Sie jetzt, Oberleutnant Kraft?" wollte ich wissen, um in seine Welt einzutreten.
„Kann die Mmmem...mmömms nicht ffessn." Seine Augen verloren das Leuchten, er konzentrierte sich auf etwas sehr Entferntes. Sein Gesicht wurde ausdruckslos.
Ich wandte mich ihm direkt zu und schaute ihm fest in die Augen, obwohl er mich gar nicht wahrnahm. Er schaute durch mich durch.
„Sie können sich nicht fühlen?" fragte ich ihn. Ich formulierte die Frage absichtlich so allgemein, damit die Kommunikation nicht abbrach. Aber Richard Kraft drehte sich weg, er ignorierte meinen konzentrierten Blick, er schloß mich aus. Dann ging er an mir vorbei.
Nancy fand schließlich drei Lieder, die ihren Vater berührten. Sie hatte das Bedürfnis, ihn zu erreichen, bei ihm zu sein, ihn zu lieben. Gemeinsam wanderten sie die Gänge auf und ab, Vater und Tochter, dann blieben sie wieder einmal kurz stehen, sagten ein paar Worte und gingen weiter.
Drei Monate später hörte Richard Kraft auf zu gehen. Innerhalb eines Jahres war er gestorben.

WIE MAN DIE LEBENSZEICHEN VON PERSONEN ERKENNT, DIE AN DER FRÜH EINSETZENDEN ALZHEIMER´SCHEN KRANKHEIT LEIDEN

WAS BEDEUTET: „FRÜH EINSETZENDE ALZHEIMER'SCHE KRANKHEIT"?

Früh einsetzend bedeutet, daß man bereits ab 40 daran erkranken kann. Diese Form der Krankheit unterscheidet sich grundlegend von der Demenz des Typs Alzheimer bei den Hochbetagten, weil die Desorientierung nämlich in diesem Fall *nicht* durch körperliche und soziale Verluste ausgelöst wird. Bei den sehr Alten entsteht eine Desorientheit oft durch das Zusammenwirken verschiedener Verluste, sie ist eine Art Strategie, mit der die jeweilige Person versucht, zu überleben. Ganz anders als die Hochbetagten versuchen aber die Jüngeren mit Alzheimer keineswegs, mit etwas fertig zu werden, indem sie sich aus der Realität des Alltags zurückziehen. Sie können sehen, hören und sich noch gut bewegen. Sie hängen an ihrem sozialen Rahmen, an ihrer Umgebung. Sie wollen den Kontakt mit der Realität des Alltags gar nicht verlieren. Sie wollen ihre sozialen Kontrollen behalten, sie wollen ihren Platz weiter ausfüllen, aber sie können es nicht, weil ihre Gehirnstrukturen und ihre Gehirnfunktionen bereits schwer geschädigt sind. Meistens sind diese Schäden bedeutend folgenschwerer als bei Personen, die erst mit 80 desorientiert werden.

Bedauerlicherweise gibt es noch immer keine Therapie, die dazu beitragen könnte, daß die Betreuer mit solchen Klienten kommunizieren könnten. Bei den älteren desorientierten Personen hat ihr Verhalten immer eine Bedeutung, es zeigt die Anstrengungen, eine unerledigte Aufgabe zu erfüllen. Es ist mir jedoch nicht gelungen, den Grund für das offensichtlich verwirrte Verhalten solcher Personen zu finden, die an der früh einsetzenden Alzheimer`schen Krankheit leiden. Obwohl Validation vorübergehende Erleichterungen für diese Personen bringt, ist es uns nicht gelungen, sie vor einem Abgleiten in die Phase des Vegetierens zu bewahren.

KÖRPERLICHE MERKMALE VON PERSONEN, DIE AN DER FRÜH EINSETZENDEN ALZHEIMER`SCHEN KRANKHEIT LEIDEN

Personen, die an dieser Form der Krankheit leiden, unterscheiden sich durch ihren emotionellen Zustand, durch das rasche Voranschreiten des Verfalls und durch ihre Lebensdauer.

- Sie haben die folgenden körperlichen Merkmale gemeinsam:
- Ihre Augen sind leer und zeigen nur wenige Anzeichen des Erkennens.
- Sie bewegen sich wie Roboter.
- Der Verlust ihrer Sprache vollzieht sich sehr rasch.
- Das progressive Fortschreiten der Krankheit führt zum Stadium des Vegetierens.

PSYCHISCHE UND VERHALTENSRELEVANTE MERKMALE VON PERSONEN, DIE AN DER FRÜH EINSETZENDEN ALZHEIMER`SCHEN KRANKHEIT LEIDEN

Psychische Merkmale sind bei Personen mit dieser Krankheit nicht erkennbar. Zu den verhaltensrelevanten Merkmalen gehören folgende:

- Ihr Verhalten ist nicht vorhersehbar.
- Sie schlagen oft grundlos zu.
- Sie gehen oft auf und ab, wenn sie in einer Gruppe sind.
- Es geschieht nur sehr selten, daß sie selbst während oder nach einer Validationssitzung einen Kontakt zu anderen herstellen.
- Sehr oft reagieren sie weder auf Berührung noch auf Augenkontakt.

MASSNAHMEN, DIE DEN ZUSTAND VON PERSONEN, DIE AN DER FRÜH EINSETZENDEN ALZHEIMER`SCHEN KRANKHEIT LEIDEN, NUR VERSCHLECHTERN

Personen, die an dieser Krankheit leiden, reagieren kaum oder nur schlecht auf Realitätsorientierung, Verhaltenstraining, starke Stimulation, Übermedikamentierung und verbale Kommunikation. Sie sind für logische Argumente nicht empfänglich.

VALIDATIONSTECHNIKEN FÜR DIE KOMMUNIKATION MIT PERSONEN, DIE AN DER FRÜH EINSETZENDEN ALZHEIMER´SCHEN KRANKHEIT LEIDEN

Validation hat bei Personen mit dieser Krankheit leider nur wenig Erfolg. Sie hilft weder, die Sprachfähigkeit zu verbessern, noch trägt sie dazu bei, soziale Interaktion zu erleichtern; auch bezüglich des Ganges, der Augenkontakte, der Fähigkeit, gute oder schlechte Gefühle zu kontrollieren, gibt es keine bemerkenswerten Auswirkungen.

Dennoch bringen bestimmte Techniken wenigstens für kurze Zeit Erleichterungen. Erwachsene mit dieser Krankheit reagieren manchmal gut auf Musik, Spiegeln und in Ausnahmefällen auch auf Berührung.

Jene Technik, derzufolge man bei Gesprächen mehrdeutig antwortet bzw fragt, hilft, ein Gespräch in Gang zu halten, auch wenn der Partner Wörter verwendet, die man in keinem Wörterbuch finden kann, was bei Personen, die bereits mit 50 oder 60 dieser Krankheit erliegen, die Regel ist. Solche Menschen verwenden noch dazu meistens nur einsilbige Wörter; es ist also nicht so wie bei den sehr alten Klienten, deren Wörter so ähnlich klingen wie die „echten" oder „wirklichen".

1.) **Spiegeln.** Personen, die an der früh einsetzenden Alzheimer´schen Krankheit leiden, können für gewöhnlich gehen, sehen und hören. Sie reagieren oft, wenn die Betreuerinnen ihre Bewegungen spiegeln. Es kann sogar für einen kurzen Moment zu einem bewußten Augenkontakt kommen. Manchmal geschieht es auch, daß ein Klient beginnt, die Bewegungen seiner Betreuerin zu spiegeln; so baut sich eine wortlose Beziehung zwischen ihnen auf.
2.) **Berührung.** Jemand, der bereits in einem späteren Stadium der früh einsetzenden Alzheimer'schen Krankheit ist, schlägt manchmal ohne ersichtlichen Grund zu. Die Betreuenden sollten in so einem Fall versuchen, sie oder ihn sanft an der Wange, hinten am Genick, an den Schultern oder an den Oberarmen zu

berühren, wenn sie oder er weniger aggressiv ist. Berührung ist eventuell auch bei Personen in früheren Stadien dieser Krankheit eine beruhigende Maßnahme.

3.) **Musik.** Gefühlvolle Lieder, die man sehr früh gelernt hat, bleiben im Gedächtnis verankert, das gilt auch für Menschen mit früh einsetzender Alzheimer-Krankheit. Wenn man so ein Lied sehr oft singt, kann man damit leichter eine Beziehung herstellen. Es hilft natürlich auch, körperliche Aggressionen abzulenken: wenn ein Klient zB um sich schlägt, kann der/die Betreuer/in die Energien umleiten, indem er/sie etwa ein Marschlied singt.

Personen mit dieser Krankheit brauchen nicht mehr als drei Minuten Validation acht mal am Tag. Da jüngere Menschen mehr Energie und Beweglichkeit, aber auch mehr Angst als ältere Menschen haben, ist es notwendig, Validation öfter anzuwenden, weil es dadurch weniger oft zu „negativem Verhalten" kommt, sondern im Gegenteil zu vermehrtem Wohlbefinden führt.
Sehr wichtig ist, daß Validation regelmäßig angewendet wird, und zwar in einem Raum, der frei von Geräuschen und Ablenkungen ist.

WEM HILFT VALIDATION ?

Validation hilft sowohl den sehr alten desorientierten Menschen als auch den professionellen Pflegerinnen und Pflegern, den Freunden und Familienangehörigen, die sich um sie kümmern. Seit 1963 haben Zehntausende sehr alte Menschen und ihre Betreuenden von Validation profitiert, die in tausenden Einrichtungen in den USA, in Kanada, Europa und Australien angewendet wird.

VORTEILE UND VERBESSERUNGEN, DIE VALIDATION BEI DESORIENTIERTEN SEHR ALTEN MENSCHEN ERMÖGLICHEN KANN

Validation erzielt die besten Erfolge bei Personen, deren Zustand sich erst ab 70 und später stark verschlechtert. Diese Personen haben zB Bereiche ihres Kurzzeitgedächtnisses verloren, können nur mehr mit Mühe gehen oder leiden unter dem zunehmenden Verlust ihrer Sinnesorgane. Andere wiederum haben zB ihren Platz im Leben verloren; allen gemeinsam ist jedoch die Diagnose „senile Demenz (früher Altersschwachsinn) Demenz des Typus Alzheimer“ und die Tatsache, daß sie wichtige Lebensaufgaben, die zur Entwicklung jedes Menschen gehören, nicht zur rechten Zeit erfüllen konnten. So haben sie unter anderem nie gelernt, darauf zu vertrauen, daß sie harte Zeiten überleben können; als Folge davon sind sie jetzt nicht fähig, mit dem Verlust von Familienangehörigen, Freunden, der Arbeit, ihres Zuhauses oder der Gesundheit fertig zu werden. Es sind eher solche Leute, die schmerzliche Gefühle fest in sich verschlossen halten, anstatt sie auszudrücken. Wenn sie dann sehr alt sind und wenn ihre Verluste immer größer werden, werden sie davon überwältigt.

Validation hilft solchen Personen,

- ihr Selbstwertgefühl wiederherzustellen
- die Notwendigkeit von chemischen und körperlichen Hilfsmaßnahmen zur Unterdrückung von Angstzuständen oder von schmerzlichen Gefühlen zu reduzieren
- die Außenwelt leichter zu ertragen, sodaß sie sich nicht so schnell in ihre innere Welt zurückziehen
- mit anderen Menschen Kontakte zu knüpfen und zu kommunizieren
- Streß und Angst abzubauen
- schlafende Potentiale zu stimulieren
- unerledigte Lebensaufgaben zu erfüllen
- so lange wie möglich eine selbständige Lebensführung aufrecht zu halten

Personen, die validiert werden, ziehen sich weniger in sich zurück; ihr Sprechen verbessert sich wieder; sie schreien weniger, gehen weniger auf und ab, klopfen und wandern weniger; ganz allgemein verbessert sich ihr Gang; sie können zu anderen Personen wieder leichter Kontakt aufnehmen; auch ihr Gesichtsausdruck verändert sich; sie lächeln wieder öfter, Augenkontakt ist vermehrt möglich; die Verständigung mit Familienangehörigen wird besser; es ist auch nicht mehr so oft notwendig, sie festzubinden oder mit Medikamenten ruhig zu stellen. (Alprin, 1980; Diuswh, Hewett & Jones, 1989; Feil, 1982, 1992a ; Fritz, 1986; Jones & Milsen, 1992; Kim, 1991; Morton & Bleathman, 1988; Peoples, 1982; Sharp & Johns, 1991)
Natürlich hilft Validation nicht automatisch allen desorientierten alten Menschen, und Betreuende sollten stets daran denken, daß Einsatzmöglichkeiten und Wirkung von Validation begrenzt sind. Obwohl einige Betreuende Validation durchaus erfolgreich bei nachstehenden Gruppen von desorientierten Hochbetagten anwenden konnten, wurde Validation ursprünglich *nicht* für folgende Gruppen entwickelt:

1. sehr alte Leute, deren Krankheitsgeschichten Geisteskrankheiten aufweisen
2. Personen mit geistigen Behinderungen
3. Alkoholiker.

Ab 1971 gab es immer mehr dokumentierte Beweise für die positive Wirkung von Validation. Im „Montefiore-Heim für alte Menschen" in Cleveland, Ohio, untersuchte man 30 desorientierte Hochbetagte nach ihrer Teilnahme an Validationsgruppen. Die Teilnehmer waren sich der äußeren Realität wieder stärker bewußt, sie begannen, auch außerhalb der Gruppentreffen miteinander zu kommunizieren und mußten viel seltener mit Medikamenten oder durch andere Maßnahmen beruhigt werden als vorher (Feil, 1967, 1972).
Eine andere Studie (Peoples, 1982) verglich die Auswirkungen von Validation und Realitätsorientierung (auf deren Grundelemente wir in Kapitel 9 näher eingehen). Dabei kam man zum Schluß, daß „Validation bedeutende Verbesserungen im Verhalten erzielen [...] wohingegen Realitätsorientierung keinerlei bemerkenswerte Verbesserungen ermögliche" (Peoples, 1982, S,90).
1986 wurde an der Universität von Toledo, USA eine Studie über die Auswirkungen von Validation auf die Sprachmuster von Hochbetagten (Bewohner eines Pflegeheims, deren Denkvermögen stark beeinträchtigt war) durchgeführt. Diese Studie stellte fest, daß „Validation deutliche Verbesserungen der Sprachmuster von sehr alten Menschen ermögliche [...]" (Fritz, 1986, S.14).
Wissenschafter des Irvine Medical Center in Kalifornien fanden heraus, daß „Validation [...[erfolgreicher war als die Anwendung von Realitätsorientierung. [...] Das wachsende Bewußtsein des Personals für die individuellen psychischen und emotionellen Bedürfnisse von dementen Personen führt zu einer verbesserten therapeutischen Betreuung" (Diuswh, Hewett & Jones, 1989, S.975).
Erst in letzter Zeit stellten Ärzte in Australien fest, daß sowohl das Personal als auch die Bewohner von Validation profitierten, nämlich insofern, als die Bewohner sich weniger rasch und weniger häufig in sich zurückzogen und die Sozialkontakte zwischen den Bewohnern zunahmen (Sharp & Johns, 1991). Ähnliche Ergebnisse veröffentlichte auch eine Studie des Maudsley-Spitals in London (Morton & Bleathman, 1988).
In Frankreich ergab eine Studie, daß „Validation die Lösung von Konflikten beschleunigt, Angstzustände reduziert, daß Verdächtigungen zwischen Klienten und Personal abnehmen und das Vertrauen zwischen ihnen zunimmt" (Prentczynsky, 1991, S.7).
1993 erhielt Robert Gilpatrick, der Leiter des Child-Pflegeheimes in Albany, New York, vom Gesundheitsministerium des Staates New

York und vom Institut für Langzeitpflege Geldmittel für die Durchführung einer intensiven zweijährigen Studie mit Mehrfachkontrollen über Validation. Zweck der Studie war, kurz- und langfristige Wirkungen von Validation auf den Umgang mit dem Problemverhalten von dementen Bewohnern zu erheben. Ein unabhängiges Expertenteam des Ringler-Instituts für Gerontologie sollte die Ergebnisse dann auswerten.
Es ist Wissenschaftern aus den USA, Europa und Australien gelungen, die Wirksamkeit von Validation zu dokumentieren. Die Erfahrungen tausender Betreuerinnen bestätigen die wissenschaftlichen Erkenntnisse.

DIE VORTEILE VON VALIDATION FÜR PROFESSIONELLES PFLEGEPERSONAL

Professionelle Pflegerinnen und Pfleger – dazu gehören das Personal von Pflegeheimen und Spitälern wie auch ambulante Pfleger/innen, etwa in Gemeinden, die den älteren Menschen dabei unterstützen, zu Hause zu leben – leiden oft unter dem enormen Streß und der Frustration, die aus dem Kontakt mit den verwirrten alten Menschen entstehen. Validation kann ihnen auf viele Arten helfen, die körperlichen und seelischen Belastungen zu verarbeiten bzw abzubauen. Validation kann:

- Frustration vermindern bzw abbauen
- Burn-out-Gefühle verhindern
- die Freude an Kommunikation entfachen
- Zufriedenheit durch die Arbeit bzw mit ihr erhöhen.

Eine Studie über die Auswirkungen von Validation auf Pflegeheimpersonal (Alprin, 1980) gab an, daß Personal, das Validation gelehrt worden war, anfing, desorientierte Bewohner wieder zunehmend als Menschen zu betrachten, die über eine intuitive Weisheit verfügen, und nicht mehr nur als geistlose Körper. Das Personal konnte mit der Zeit den Grund für das desorientierte Verhalten verstehen, mit dem sie konfrontiert waren. Je mehr die Bewohner auf Validation reagierten, desto mehr ging das Jammern und Klagen zurück. Immer mehr Bewohner sprachen wieder wie Erwachsene. Es gab weniger Hilfeschreie. Kettenreaktionen, die

oft durch die Erregung nur eines Klienten ausgelöst wurden und die dazu führten, daß am Ende alle Bewohner einer Station erregt waren, konnten erfolgreich unterbunden werden. Die Station wurde ruhiger, der Arbeitsplatz wurde dadurch aufgewertet, und das Pflegepersonal begann, sich über die Beziehungen zu den Klienten zu freuen. Maßnahmen zur Ruhigstellung wie etwa beruhigende Medikamente und dergleichen waren immer weniger notwendig, um das Verhalten der Bewohner zu kontrollieren.
Bereits sechs Monate nach Einführung der Validation verbesserten sich die Zustände so sehr, daß der Personalwechsel deutlich zurückging. Pflegehilfspersonal arbeitete nun auch an Wochenenden oder Feiertagen bereitwilliger; Beschäftigungs- und Physikotherapeuten berichteten, daß ihnen die Arbeit wieder Freude bereite und zufriedenstellend verlaufe. Das Pflegepersonal fühlte sich nicht mehr so ausgebrannt, dadurch kam es zu einer deutlichen Steigerung in der Qualität der Pflege. Leiter/innen und Direktor/inn/en von Pflegeheimen stellten nach Einführung von Validation deutliche Veränderungen im Verhalten des Personals fest. Nach einer Ausbildung in Validation kam es zu folgenden Auswirkungen auf die Arbeit der Betreuer/innen:

- sie nannten die Klienten öfter beim Namen
- sie sprachen mit den Bewohnern in einem ruhigeren Ton
- sie beugten sich nieder, um mit den Klienten im Rollstuhl besseren Augenkontakt herstellen zu können
- sie grüßten die Bewohner viel öfter spontan
- sie berührten die verwirrten alten Bewohner öfter
- sie reinigten und pflegten sie öfter
- sie unterhielten sich regelmäßig mit Familienangehörigen, auch um Validationstechniken zu vermitteln
- sie halfen den Bewohnern öfter, verlorene Dinge zu suchen
- sie hörten den desorientierten Bewohnern mehr zu
- sie schimpften nicht mehr mit verwirrten Bewohnern
- sie gingen auf Hilferufe von desorientierten Bewohnern ein, indem sie sie validierten
- sie berichteten von verbesserten Beziehungen zu ihren eigenen Eltern und Großeltern (Alprin, 1980; Feil, Schove & Davenport, 1972; Prentczynski, 1991; Rubin, 1982).

DIE VORTEILE VON VALIDATION FÜR PFLEGENDE FAMILIEN

Es kommt nicht selten vor, daß Familien stärker unter der Frustration leiden als professionelle Betreuer/innen, die ihre Klienten oft aus einer gefühlsmäßigen Distanz betrachten können. Familienmitglieder ärgern sich oft über ihre Angehörigen, weil sie sich in einer Weise verhalten, die sie nicht verstehen können. Validation war ungemein erfolgreich darin, Familien die Kommunikation mit ihren Angehörigen zu erleichtern.

Familien, die Validation erlernen, freuen sich meistens über die folgenden Veränderungen:

- sie fühlen sich weniger durch ihre verwirrten Angehörigen frustriert .
- sie können sich besser mit ihnen verständigen.
- sie fühlen sich erleichtert und freuen sich, wenn es ihren Angehörigen in puncto Sprache und sozialem Verhalten besser geht.
- sie besuchen ihre verwirrten Angehörigen öfter.
- sie fangen an, ihre eigenen Kinder besser zu verstehen.
- sie entwickeln mehr Bewußtsein ihrer selbst und fangen an, ihre eigenen Reaktionen auf das Altern zu untersuchen (Alprin, 1980; Maher, 1992; Ronalson & McLaren, 1991).

Viele der Personenbeschreibungen im zweiten Teil des Buches zeigen, wie Personen, die zuvor mit verwirrten alten Eltern oder Partnern kämpften, durch Validation gelernt haben, die Qualität ihrer Interaktionen mit geliebten Angehörigen zu verbessern, in schwierigen Situationen besser und liebevoller mit ihnen umzugehen.

DIE UNTERSCHIEDE ZWISCHEN VALIDATION UND ANDEREN THERAPIEFORMEN, DIE BEI VERWIRRTEN HOCHBETAGTEN ANGEWENDET WERDEN

Die Techniken von Validation basieren auf den Grundsätzen und Prinzipien, die bereits im Kapitel 2 vorgestellt wurden. Die Techniken sind genau auf die vier Stadien der Aufarbeitungsphase abgestimmt und unterscheiden sich sehr deutlich von den Techniken anderer Therapien, die man bei sehr alten Menschen noch anwendet. Die Unterschiede machen sich folgendermaßen bemerkbar:

- Validierende Betreuende streiten nie mit dem sehr alten Menschen und konfrontieren ihn auch nie mit einer entgegengesetzten Meinung.
- Validierende Betreuende versuchen nicht, dem sehr alten Menschen Einsicht in sein Verhalten zu vermitteln.
- Validierende Betreuende versuchen auch nicht, den sehr alten Menschen auf die Zeit oder den Ort hin zu orientieren, wenn die betreffende Person gar nicht orientiert werden will.
- Validierende Betreuende arbeiten nicht mit negativem oder positivem Verstärken, um das Verhalten eines sehr alten Menschen zu beeinflussen.
- Validierende Betreuende setzen keine Individual- oder Gruppentherapie ein, die nur mit genauen Regeln funktionieren, und für die Orientierung auf die Gegenwart eine Voraussetzung ist.
- Validierende Betreuende sehen sich nicht als Autoritätspersonen, sondern als fürsorgliche Helfer.

Validation ist in manchen Bereichen anderen Therapien durchaus ähnlich, in vielen anderen Bereichen aber unterscheidet sie sich stark davon. Diese Therapieformen, dazu gehören Erinnerungsarbeit/Reminiscence, Lebensrückschau, Realitätsorientierung, Verhaltenstraining, Ablenkung/Diversion und Psychotherapie, werden im folgenden beschrieben.

REMINISCENCE ODER ERINNERUNGSARBEIT

Erinnerungsarbeit als Therapie für ältere Menschen zu verwenden wurde zum ersten mal 1963 von Mahon, Rhudick und Butler vorgeschlagen. Seit damals ist es ein wichtiges therapeutisches Werkzeug für die Arbeit mit älteren Menschen.

Ähnlich wie Validation basiert Reminiscence bzw Erinnerungsarbeit auf der Annahme, daß die menschliche Entwicklung in bestimmte Abschnitte gegliedert ist und daß die Art und Weise, wie man sein Leben meistert, davon abhängt, wie man mit den Anforderungen jedes Abschnittes zurechtkommt und wie man die Übergänge von einem Abschnitt zum nächsten bewältigt. Ähnlich wie Validation kann Erinnerungsarbeit sowohl bei einzelnen Personen als auch bei Gruppen angewendet werden und kann auch von halbprofessionellen Betreuer/innen nach einer kurzen Ausbildung ausgeübt werden. Wie Validation regt sie das Sozialverhalten und das Denken an und ist für die älteren Menschen eine wertvolle Hilfe bei der Aufarbeitung von alten Problemen und bei dem Versuch, Selbstwertgefühle wieder aufzubauen.

Anders als Validation ist Reminiscence bei der Arbeit mit zeitverwirrten Personen oder mit Personen im Stadium der sichwiederholenden Bewegungen nutzlos. Diese Menschen haben jeglichen Sinn für die Gegenwart völlig verloren, sie leben in der Vergangenheit. Sie sind nicht mehr fähig, sich bewußt an etwas zu erinnern.

LEBENSRÜCKSCHAU

Lebensrückschau ist eine strukturierte Form der Erinnerungsarbeit, die 1970 von Pincus und Ebersole entwickelt worden ist. Bei dieser Therapie ziehen die Teilnehmer eine Bilanz ihres Lebens, sie machen so etwas wie eine Inventur. Rückblickend erkennen sie,

daß sie an manche Dinge falsch herangegangen sind und bemühen sich darum, ihrem Leben eine neue Richtung zu geben, Strategien zu erarbeiten, mit denen sie ihre Probleme besser lösen können.
Um jedoch mit einer Lebensrückschau zu arbeiten, ist es notwendig, daß die Teilnehmer ihre Gedanken in Worte fassen können und daß ihre Aufmerksam stark genug ist, einem Gedankengang zu folgen. Sie müssen in der Lage sein, ihre Erinnerungen in Worte zu fassen und Sätze zu bilden. Es kann durchaus sein, daß Lebensrückschau für einige Menschen im ersten Stadium der Aufarbeitungsphase von Vorteil ist; es kommt aber mitunter vor, daß sie sich bedroht und überfordert fühlen, wenn Betreuende in einer Sitzung versuchen, ihnen zur Einsicht zur verhelfen oder sie auffordern, ihre Art der Problembewältigung zu verändern.
Menschen in den späteren Stadien der Aufarbeitungsphase verfügen nicht mehr über die Voraussetzungen, um an einer Lebensrückschau teilnehmen zu können. Sie fürchten sich und ziehen sich zurück, wenn man sie auffordert, zwischen der Vergangenheit und der Gegenwart zu unterscheiden oder einen Gedankengang nachzuvollziehen.

REALITÄTSORIENTIERUNG

Realitätsorientierung wurde 1964 von James Folsom entwickelt, einem Psychiater, der mit Veteranen arbeitete, die an diagnostizierter Persönlichkeitsspaltung und sich vermindernder Denkleistung litten. Sein Ziel war, den Zustand seiner Klienten soweit wieder herzustellen, daß sie ihr Leben in der Gemeinschaft wieder aufnehmen konnten. Die Resultate seiner Bemühungen waren sehr vielversprechend.
Realitätsorientierung basiert auf der Annahme, daß:

1. Verwirrtheit verhindert werden kann,
2. eine Therapie so früh wie möglich einsetzen sollte, und
3. sich Menschen besser fühlen., wenn sich der gegenwärtigen Zeit und des gegenwärtigen Ortes bewußt sind.

Realitätsorientierung kann 24 Stunden am Tag dauern, das gesamte Personal sowie sämtliche Helfer/innen werden in die Therapie des Klienten bzw Bewohners eingebunden. Alle Mitarbeiter/innen, die mit dem betreffenden Klienten oder Bewohner zusammenkommen, müssen jede sich bietende Gelegenheit nutzen, ihn mit den aktuellen Informationen zu orientieren. Eine Betreuerin, die einen Bewohner begrüßt, müßte demnach zB sagen:“ Guten Morgen, Herr Johnson, es ist Dienstag, der 5. Jänner, und Sie befinden sich im Fairview Pflegeheim.“

Wenn es nicht möglich ist, das gesamte Personal damit zu beauftragen, wird ein bestimmtes Team dafür eingesetzt. Die Sitzungen werden täglich abgehalten, sie können auch von halbprofessionellen Kräften, die keine besondere Ausbildung für den Umgang mit psychisch Kranken haben, also zB von Stationsgehilfen oder ehrenamtlichen Helfern geleitet werden. Die notwendige Ausstattung für diese täglichen Sitzungen besteht aus Schultafeln, Schaubildern, die Eindrücke der Realität vermitteln, Uhren, Tagesplänen mit Speisezettel und Programm, Kalendern und anderen Hilfsmitteln, die dazu beitragen, die Bewohner auf das Hier und Heute einzustimmen. Die Teilnehmer werden sanft korrigiert, wenn ihre Antworten nicht mit der Zeit und dem Ort übereinstimmen. Wenn also eine 90-jährige Frau sagt, daß sie unbedingt ihre Mutter besuchen muß, erhält sie zur Antwort:“Aber Sie sind 90 Jahre alt. Ihre Mutter ist schon lange tot.“

Sowohl Realitätsorientierung als auch Validation versuchen, Familienangehörigen, Freunden und Betreuer/innen eine Methode aufzuzeigen, mittels derer sie leichter mit den sehr alten Menschen kommunizieren können. Trotzdem gibt es zwischen diesen beiden Therapien grundlegende Unterschiede. Bewußtsein um das Hier und Heute zu vermitteln ist kein erklärtes Ziel der Validation, obwohl es manchmal als Nebeneffekt dazu kommt, weil sich desorientierte Menschen durch die Beziehung zu ihren validierenden Betreuer/innen emotionell sicher fühlen und sich dadurch wieder mehr der Alltagsrealität bewußt werden. Validation *respektiert* die Realität des sehr alten Menschen, ob sie jetzt in der Gegenwart ist oder nicht. Im Gegensatz dazu *besteht* Realitätsorientierung darauf, den sehr alten Menschen an der *Realität der Gegenwart* zu orientieren.

Validierende Betreuer/innen akzeptieren die Ansichten der Hochbetagten und lehnen sie nie ab. Sie sehen sich nicht als Lehrer/innen, sondern als Helfer/innen. Validation versucht auch,

Wohlbefinden zu vermitteln und anzuregen, indem sie auch nonverbale stimulierende Mittel wie Musik, Berührung und Bewegung einsetzt und versucht, Gefühle der Klienten mit ihnen zu teilen.
Wenn Realitätsorientierung nicht herablassend wirkt, können unglücklich orientierte Personen, die die sich der Gegenwart weiter bewußt sein *wollen,* daraus wirklich großen Nutzen ziehen. Die selben Personen werden aber mit einer Realitätsorientierung nichts mehr anfangen können, wenn sie das Gefühl bekommen, daß ihre Aussagen in Zweifel gezogen werden; oft ist es nämlich so, daß unglücklich orientierte Personen mit Absicht die Realität der Gegenwart verzerren, weil sie dadurch erreichen, daß eine für sie unbefriedigende Situation aus der Vergangenheit vor ihrem inneren Auge noch einmal entsteht, die sie dann wieder *erleben* können. Das Verzerren der Gegenwart ist oft auch eine Methode, mit den Verlusten des Alterns besser fertig zu werden.
Personen, die zeitverwirrt sind oder sich im Stadium der sichwiederholenden Bewegungen befinden, leiden in Gruppen mit Realitätsorientierung; es macht sie feindselig und ängstlich.

REMOTIVATION

Remotivation als Therapie wurde 1957 von Dorothy Hoskins Smith am Philadelphia State Hospital entwickelt. Die Ziele dieser Therapie lauteten, „die Interessen des Klienten wieder zu wecken, ihn wieder für das zu interessieren, was um ihn herum vorging" (Jones, 1964, S.7).
Bei Remotivation treffen sich die Klienten oder Bewohner bei einer Reihe von Sitzungen, die ein- oder zweimal pro Woche ohne weiteres auch von einer Hilfspflegerin oder einer anderen halbprofessionellen Kraft abgehalten werden können. Man spricht über harmlose Themen wie Geburtstage, Ferien, Haustiere oder Hobbys. Gefühle werden nicht ergründet, man beschränkt sich auf sachliche Bemerkungen über den Alltag.
Remotivation erzielt bei nur leicht verwirrten Personen wie zB unglücklich Orientierten, die gerne mit anderen Bewohnern zusammen sind und die noch sprechen können, gute Resultate. Desorientierte sehr alte Personen, deren Aufmerksamkeit bereits nach kurzer Zeit nachläßt, sind oft nicht in der Lage, lange genug bei einem Thema zu bleiben, was für Gruppenmitglieder, die noch eini-

germaßen sprechen können und wollen, sehr unbefriedigend ist. Desorientierte Hochbetagte sprechen nämlich oft sehr undeutlich und zusammenhanglos, sie springen von einem Thema zum anderen und können auch den anderen nicht zuhören.
Sowohl Remotivation als auch Validation versuchen, die intakte/gesunde Seite einer Persönlichkeit weiter zu entwickeln, sie steigern den Selbstrespekt und das Selbstwertgefühl eines Individuums. Trotzdem bestehen verschiedene wichtige Unterschiede zwischen den beiden Therapien. Remotivation versucht, die Teilnehmer bei der Stange zu halten, sie nicht von einem Thema zum anderen wechseln zu lassen. Validation hingegen ermutigt die Teilnehmer, über alles zu sprechen, was ihnen in den Sinn kommt, was ihnen gefällt. Remotivation verläßt sich total auf verbale Kommunikation, mit dem erklärten Ziel, die Teilnehmer wieder zur Alltagsrealität hin zu führen. Validation verwendet Musik, Bewegung und nonverbale Mittel (zB Bälle oder Rhythmusinstrumente), um Interaktionen anzuregen.
Unglücklich orientierte Menschen fühlen sich in einer Remotivationsgruppe dann wohl, wenn die behandelten Themen oberflächlich und objektiv sind und wenn man nie über Gefühle und Emotionen spricht. Zeitverwirrten sehr alten Menschen oder solchen im Stadium der sich-wiederholenden Bewegungen hilft eine Motivationsgruppe nicht, weil sie sich weder mit Worten mitteilen noch auf ein Thema konzentrieren können und sich deswegen einfach in sich zurückziehen oder sich stark erregen.

VERHALTENSTRAINING

Behavioristen sind Verhaltensforscher, die behaupten, daß jedwedes Verhalten durch die Außenwelt bestimmt wird. Diese Anregungen empfinden wir oft erst unmittelbar bevor wir handeln. Das wird in der Fachsprache respondente Konditionierung* genannt. Die Idee der respondenten Konditionierung wurde zum ersten Mal 1901 von Pavlov geäußert, der in einem Versuch zeigte, daß Hunde darauf konditioniert werden können, beim Klingeln einer Glocke an Futter zu denken; jedesmal, wenn eine Glocke klingelte, rann ihnen der Speichel aus dem Mund. Die Methode der Konditionierung wurde auch in Pflegeheimen eingesetzt. Die Behavioristen versuchten, die Bewohner dahingehend zu konditionieren, daß sie jedesmal, wenn sie einen Wecker läuten hörten, das Gefühl hatten, daß ihre Blase voll war und sie zur Toilette mußten. Nach vielen Versuchen war es soweit, daß jüngere Bewohner fähig waren aufzuwachen, wenn sie dieses Gefühl hatten, ohne daß der Wecker läutete.

Ein zweiter Typ der Konditionierung, die sogenannte operante Konditionierung*, führt auch zu einer Veränderung im Verhalten. Diese Methode wurde zum ersten Mal 1938 von B. F. Skinner vorgeschlagen und basiert auf der Annahme, daß Personen auf die Konsequenzen ihres Verhaltens reagieren und dieses unter Umständen dann ändern. Wenn jemand zB dafür *belohnt* wird, daß er sich in einer bestimmten Art und Weise verhalten hat, wird er sich auch weiterhin so verhalten. Wenn jemand für ein bestimmtes Verhalten *bestraft* wird, wird er aufhören, sich so zu verhalten. Für das Konditionieren durch Erleben ist es notwendig, zuerst gutes und schlechtes Verhalten als solches zu identifizieren, natürlich auch die Muster, die diesen Verhalten zugrunde liegen und es noch verstärken.

Eine dritte Art der Stimulierung liegt in der Beobachtung des Verhaltens anderer Menschen. Die Theorie der Imitation nimmt an, daß Menschen beobachten, wie die anderen sich verhalten und ihr eigenes Verhalten dann entsprechend anpassen.

Verhaltenstraining basiert auf der Annahme, daß durch die drei oben beschriebenen Varianten das Verhalten beeinflußt bzw verändert werden kann. Sie wird bei Kindern, Personen mit entwicklungsgeschichtlichen Fehlleistungen und älteren Erwachsenen angewendet.

Validation und Verhaltenstraining unterscheiden sich grundlegend voneinander! Obwohl beide Therapien versuchen, Verhalten mit positiven Umständen zu verändern, arbeiten validierende Betreuende darauf hin, ein Gefühl von *allumfassendem* Wohlbefinden für den Klienten zu ermöglichen. Es ist nicht an ein bestimmtes Verhalten gebunden.

Ein zweiter wichtiger Unterschied zwischen diesen beiden Therapien besteht darin, daß Validation nicht versucht, zu bestimmen, welche Arten von Verhalten passend sind. Behavioristen hingegen verwenden soziale Normen, um zu beurteilen, welches Verhalten passend bzw richtig ist und welches nicht. Validation sieht es so, daß Menschen verschiedene Stadien der Entwicklung durchlaufen

und daß ihr Verhalten möglicherweise die Reaktion darauf ist, daß sie in einem früheren Abschnitt ihres Lebens eine bestimmte Lebensaufgabe nicht lösen konnten. Ein desorientierter Erwachsener, der Gefühle auslebt, die er während seines ganzen bisherigen Lebens unterdrückt hatte, kann sich demnach durchaus richtig verhalten. Bestrafung oder Negativverstärkung wird ein solches Verhalten nicht verändern können. Belohnungen wie etwa Gutscheine, Versprechen oder Ausflüge werden desorientierte Hochbetagte nicht dazu motivieren, mit dem Schreien, Klopfen oder Wandern aufzuhören.
Die beiden Therapien unterscheiden sich auch in ihren Ansichten, was eine Person veranlaßt, ein bestimmtes Verhalten zu ändern. Validation glaubt, daß Verhalten sich dann und nur dann ändert, *wenn die betreffende Person es selbst will.* Verhaltenstraining glaubt, daß man mittels eines Systems von Belohnungen und Bestrafungen Personen dazu bringen kann, ihr Verhalten zu verändern, ob sie es nun wollen oder nicht.

DIVERSION ODER ABLENKUNG

Diversion wird oft angewendet, um negatives Verhalten zu verändern. Ein/e Betreuer/in, die versucht, einen sehr alten Menschen abzulenken, der sich unpassend verhält, hält für solche Situationen eine Reihe von angenehmen Ablenkungen bereit. Wandert ein Bewohner herum, wird er zB dadurch abgelenkt, daß man ihm eine Tasse Tee anbietet. Diese Ablenkungen funktionieren aber nur für sehr kurze Zeit, denn sie richten sich nicht nach dem Bedürfnis, das hinter dem Verhalten steht. Wenn niemand auf die Gefühle der Einsamkeit des Bewohners eingeht, wird er weiter wandern. Validierende Betreuende versuchen, zu den sehr alten Menschen eine vertrauensvolle Beziehung aufzubauen. Wenn sie validiert werden, haben sie nicht länger das Bedürfnis, herumzuwandern, oder zumindest seltener.

PSYCHOTHERAPIE

Psychotherapie arbeitet mit einer verbalen Beziehung zwischen dem Klienten und dem Therapeuten. Im Rahmen dieser besonderen Beziehung legt der Klient wichtige Gefühle und Tatsachen sei-

nes Lebens offen dar. Das Ziel von Psychotherapie ist Einsicht, in diesem Zusammenhang eine Kombination von intellektuellem und emotionellem Bewußtsein. Durch dieses Bewußtsein gelingt es den Klienten, ihre eigenen nicht zielführenden bzw untauglichen Lebensmuster zu verstehen, sie erkennen auch die Verteidigungsmuster, auf die sie bisher immer zurückgegriffen haben und können dadurch ihr Verhalten leichter ändern. Im Zuge einer Psychotherapie werden mehrere positive Problemlösungsstrategien herausgefiltert, ebenso versucht man, sich über den Wert seiner Beziehungen zu anderen klar zu werden und kommt dadurch oft zu verblüffenden Ergebnissen und Veränderungen.
Validation und Psychotherapie haben mehrere grundlegende Ansichten gemeinsam. Beide glauben, daß Menschen, die schmerzliche Gefühle unterdrücken, leiden, und daß solche Menschen sich besser fühlen, wenn sie mit jemandem über ihre Gefühle sprechen können, dem sie vertrauen. Weiters glauben beide, daß die ersten, frühesten Problemlösungsmuster bzw -erfahrungen das Verhalten eines Menschen für sein ganzes Leben mitbestimmen, und daß Menschen ihr Verhalten nur dann ändern können, wenn sie es *wollen.* Beide versuchen, das Selbstwertgefühl des Klienten zu heben, weil dadurch das Wohlbefinden und auch die Fähigkeit, mit Streß fertigzuwerden, zunimmt.
Durch die Natur der Psychotherapie versteht es sich von selbst, daß sie keine geeignete Hilfe und Methode für Menschen ist, die in der Aufarbeitungsphase sind. Unglücklich Orientierte wollen keine Einsicht. Wenn man sie mit ihren Gefühlen konfrontiert, werden sie feindselig und ängstlich; fangen sie an zu klagen und zu beschuldigen, oder sie ziehen sich in sich selbst zurück. Menschen, die in der Aufarbeitungsphase sind, haben ihr ganzes Leben damit verbracht, ihre Gefühle zu leugnen; jetzt, im hohen Alter, finden sie keine neuen Wege mehr, mit eben diesen Gefühlen fertig zu werden. Sie klammern sich stattdessen an altbekannte Lebensbewältigungsstrategien. Leugnen ist die einzige Strategie, die sie kennen, um mit dem Streß des täglichen Lebens fertig zu werden. Validation akzeptiert das Verhalten der Menschen, die in der Aufarbeitungsphase ihres Lebens sind und versucht nicht, ihre Strategien zu ändern, indem sie sie „zur Einsicht bringt“. Stattdessen hören sich validierende Betreuende einfühlsam die negativen Gefühle an, die diese Menschen ausdrücken.

Zeitverwirrte Menschen oder Menschen im Stadium der sich-wiederholenden-Bewegungen befinden, können von Psychotherapie nicht profitieren, weil sie nicht mehr über sich nachdenken können. Darüber hinaus scheitert es auch daran, daß sie sich nicht mehr mit Worten mitteilen können. Validation akzeptiert ihren geistigen und körperlichen Verfall und respektiert auch ihre unlogische, intuitive Weisheit. Mit Hilfe von verbalen und nonverbalen Techniken kann Validation eine innige Beziehung zu einem sehr alten Menschen herstellen und schafft es in weiterer Folge, ihm ein bestimmtes Maß an Wohlbefinden wiederzugeben.

TEIL 2

Validation in der Praxis

Der zweite Teil beschreibt sehr alte Leute in verschiedenen Stadien der Aufarbeitungsphase, die in Langzeitpflegeeinrichtungen, in Krankenhäusern, Heimen oder zu Hause leben. Kapitel 10 stellt Ihnen fünf unglücklich orientierte Personen vor; Kapitel 11 beschreibt drei zeitverwirrte Personen; Kapitel 12 portraitiert zwei Personen, die sich im Stadium der Sich Wiederholenden Bewegungen befinden. Die Personenbeschreibungen sind nach den Vorbildern real existierender Menschen, mit denen ich gearbeitet habe, zusammengefügt; die Validationstechniken, die in den einzelnen Beispielen angewendet werden, werden auch in der Praxis tatsächlich so angewendet. In den drei Kapiteln wird gezeigt, wie Krankenschwestern, ein Arzt, ambulante Betreuer/innen und Gemeindeschwestern, Pflegehelfer/innen, Sozialarbeiter/innen und Familienmitglieder durch Validation gelernt haben, ihre Frustrationen abzubauen und den alten Menschen zu helfen.
Kapitel 13 veranschaulicht die Kämpfe von drei sehr alten, unglücklich orientiert und zeitverwirrten Menschen, um das Überleben in der Gemeinschaft. Im Jahr 2 000 werden über 10 Millionen Amerikaner älter als 65 Jahre sein. Ein Drittel davon wird an irgendeiner Form der Demenz leiden. Unsere Spitäler und Heime werden aus allen Nähten platzen, wir werden dazu gezwungen sein, den Hochbetagten zu helfen, damit sie so lange wie möglich in ihren Wohnungen bleiben können. Immer mehr von uns werden mit unglücklich orientierten und verwirrten Hochbetagten zu tun haben. Immer mehr werden lernen müssen, wie man mit ihnen kommunizieren kann. Was sollen wir mit einem 82-jährigen Mann anfangen, der den Weg in die nächste Apotheke nicht mehr findet und den Nachbarn beschuldigt, die Straßenschilder vertauscht zu haben? Wie gehen wir mit einer 85-jährigen Frau um, die geistesabwesend ihre Sozialversicherungsschecks in den Müll wirft und dann den Briefträger beschuldigt, die Briefe verloren zu haben? Die in Kapitel 13skizzierten Darstellungen zeigen, wie ganz alltägliche Menschen – ein Briefträger, ein Verkäufer, ein Friseurin, ein Rettungshelfer – mit Hilfe von Validation ihren sehr alten Mitmenschen helfen, Würde und Unabhängigkeit zu bewahren.

ÜBER KOMMUNIKATION MIT MENSCHEN, DIE MANGELHAFT/ UNGLÜCKLICH ORIENTIERT SIND

„Solange du mir zuhörst,
spreche ich deutlich"

ELLEN, DIE RAFFGIERIGE

Ein dichter Kranz von Wimpern hob sich und gab den Blick auf zornige braune Augen frei. Ellen Haskins stapfte auf mich zu, mit dem Gehstock schlug sie zornig auf den Boden, hocherhobenen Hauptes trat sie mir vor der Eingangstür des Heimes entgegen. Es war halb neun Uhr morgens. Sie wartete darauf mich schnaubend zu begrüßen und schürzte die Lippen. „Da ist ja unsere superwichtige Sozialarbeiterin mit dem akademischen Titel! Ha! Sie sind eine Akademikerin, aber für Idioten! Sie glauben wohl, Sie wissen alles, aber *das* wußten Sie nicht, oder?" Wir gingen in den Speisesaal. Mit einer großtuerischen Handbewegung zeigte sie auf die ca. 80 alten Leute, die gerade frühstückten. „Schauen Sie sich nur diese Idioten an! Sie verursachen mir geradezu Kopfschmerzen im Genick!" Sie zog ihr Kinn, auf dem feine weiße Härchen wuchsen, angewidert nach unten, ihre Augen verengten sich vor Ekel. So griff sie nach einem verbeulten, metallenen Abfallkübel. „Schauen Sie sich das an!"

Mit diesen Worten drehte sie den Kübel einfach um und schüttete den Inhalt auf den Fliesenboden. Dann fischte sie etwas Goldenes heraus, das halb unter einer Bananenschale begraben war. Ganz vorsichtig wischte sie den Schmutz davon weg und schließlich kam ein glänzender Ring zum Vorschein, den sie mir unter die Nase hielt. „Das ist wirklich eine Schande! Das letzte, was mein Mann zu mir sagte, bevor er starb, war: `Ellen, nimm deinen Ehering nie vom Finger!` Sehen Sie ihn an meinem Finger? Nein. Wo war mein Ring? Im Mist! Wie ist er dort hingekommen? Hm? Wie?“ Ich wollte gerade antworten, da fuhr sie schon fort: „Ich werde Ihnen sagen, wie! Sie haben ihn gestohlen. Mitten in der Nacht, als ich schon schlief, schlichen sie sich in mein Zimmer und haben ihn gestohlen. Dabei habe ich eigentlich einen leichten Schlaf. Aber die sind nicht auf den Kopf gefallen! Sie verteilen Schlaftabletten und schalten damit die Leute aus, und dann können sie sie in der Nacht in aller Ruhe ausrauben!“

In den letzten zwei Jahren hat Ellen Haskin uns alle mit ihrem „Verfolgungswahn“ völlig fertig gemacht. Wir haben ihr die Geschichten nie abgekauft oder ihrer Phantasie neue Nahrung gegeben. Trotzdem stopfte Ellen tagaus, tagein ihren Ring in den Abfallkübel und behauptete dann steif und fest, jemand habe ihn gestohlen. Zuerst hatten wir immer das Thema gewechselt, sobald Ellen mit ihren Beschuldigungen anfing. Schließlich haben wir sie einfach gemieden. Wir hatten bereits so viel Energie auf sie verschwendet, daß wir es aufgaben, sie vom Gegenteil zu überzeugen. Jedesmal hatte sie selbst den Ring in den Abfallkübel gegeben. Eine Putzfrau hatte beobachtet, wie Ellen den Ring sorgfältig ganz unten in einen Abfallkübel steckte.

Ihre Tochter wurde vor Verlegenheit ganz rot, als Ellen ihr an den Kopf warf, *sie* stehle den Ring. Ellens Stimme wurde dann ganz haßerfüllt, böse und giftig: „Erzähl` mir nur ja nicht, daß ich meinen eigenen Ehering in den Mist werfe. Glaubst du, ich bin verrückt?“ Ellen verletzte alle Leute, die sie liebte. Sie hatte auch keine Freunde mehr. Wenn die anderen Bewohner oder das Personal über sie sprachen, sagten sie nur „die Hexe“.

1975 stellte der Psychiater an ihr „Paranoia* mit Verfolgungswahn“ fest. Nach einer Computertomographie 1979 konnte der Neurologe ein subdurales Hämatom* und jede Möglichkeit einer Zustandsverbesserung ausschließen. Die Diagnose lautete „wahrscheinlich Alzheimer`sche Krankheit, spät einsetzende Demenz“. Die Resultate ihrer Tests ergaben Fehlleistungen in vier Bereichen: der Erinnerung, des Urteilvermögens, der Problemlösungskapazität und der Fähigkeit, in einer Gemeinschaft zu agieren. Ihre Körperfunktionen waren, zumindest was die tägliche Pflege betraf, unbeeinträchtigt. Körperlich gesehen war sie eine relativ gesunde, normale 86-jährige Frau, die leicht an Osteoarthrose litt, es gab aber darüber hinaus keine Anzeichen einer Krankheit, die Demenz hätte verursachen und die eventuell heilbar hätte sein können.

Ellens Sprache war klar und ihr Erinnerungsvermögen in Ordnung. Sie vergaß ab und zu Namen, aber sie wußte immer genau, wie spät es war und wo sie sich befand. Wenn ich manchmal drei Minuten nach der vereinbarten Zeit kam, klopfte sie bereits ungeduldig mit dem Fuß und begrüßte mich mit „Wissen Sie, wie spät es ist?" Manchmal geschah es, daß ihr der Name des Pflegeheims nicht mehr einfiel (es hieß schlicht „Das Zuhause"), was sie in Panik versetzte. Erfüllt von der schrecklichen Angst vor einem gänzlichen Verfall, redete sie wie wild darauf los, um diese Lücke zu verbergen. Ihre Stimme wurde ganz schrill und die Wörter purzelten nur so aus ihr heraus. „Natürlich weiß ich den Namen dieses Heims. Glauben Sie denn, ich bin verrückt? Habe ich nicht schon seit Jahren hier gelebt? Und überhaupt, warum stellen Sie mir so viele blöde Fragen? Haben Sie nichts Besseres zu tun?"

Ellen Haskin war 85 Jahre alt, als sie mit den Behauptungen anfing , irgend jemand steckte ihren Ehering in den Mist. Sie hatte ein produktives Leben geführt und in ihrer Krankengeschichte gab es keinen Hinweis auf eine frühere Geisteskrankheit. Ihr erster Mann starb im ersten Weltkrieg, daher arbeitete sie als Buchhalterin in einem Büro, um ihre drei Kinder großzuziehen. Es gelang ihr sogar, sie alle drei auf das Gymnasium zu schicken. Ihre Tochter erzählte mir, daß Ellen eine sehr strenge Mutter war, die ihre Liebe nie gezeigt habe. „In unserer Familie gab es keine Streicheleinheiten oder Gefühle", sagte sie. Ihre Mutter hielt sich immer sehr aufrecht und erzählte oft mit Stolz:" Ich habe meinen Kindern beigebracht, sauber und ordentlich zu sein. Alles ist immer auf dem Platz, wo es hingehört. Alles wird ordentlich zusammengelegt, auch die Socken. Auch meine Mutter war eine ordnungsliebende Frau, Gott habe sie selig. Wir haben uns nicht getraut, Unordnung zu machen und meine Kinder werden auch so erzogen."

Als sie 46 war, verliebte sie sich und heiratete noch einmal. Zwei Jahre danach starb ihr Mann bei einer Radwanderung an einem Herzanfall. Ellen begann wieder zu arbeiten.

Mit 86 Jahren gab Ellens Körper eine Zusammenfassung dessen wieder, wie sie ihr Leben verbracht hatte. Sie war immer hochaufgerichtet, sah einem immer direkt in die Augen, ihre Nackenmuskeln waren angespannt, das Kinn war nach vorn gestreckt, ihre Bewegungen waren präzise, sie sprach klar und deutlich. Sehr oft klagte sie über Schmerzen im Nacken, ihr Lieblingssatz lautete: „Leben ist wie Nackenschmerzen!“ Sie war ein „Keinen Unsinn!“-Mensch. Sie gab nie auf. Sie wollte nicht berührt werden und sie gab nie Gefühle zu.

Ellen hatte Angst davor, die Kontrolle zu verlieren. Um sich zusammenzuhalten, fing sie an, alles zu horten. Die Zeitungen, die sie seit 20 Jahren sammelte, füllten die Schubladen und bedeckten jeden freien Zentimeter unter ihrem Bett. Wenn die Putzfrauen auch dort aufwischen wollten, hielt sie sie zurück. Mit verschränkten Armen und kalter Stimme forderte sie sie auf, das Zimmer zu verlassen. „Verlassen Sie meinen Raum und lassen Sie die Finger von meinen Sachen. Diese Zeitungen gehören dorthin.“ Ihre Tasche war voll mit Zeitungsausschnitten aus dem ersten Weltkrieg, sie hatte sie immer unter den Arm geklemmt und nahm sie überall hin mit.

Ellen kämpfte darum, jetzt, in der Aufarbeitungsphase des Lebens, alle losen Enden endlich miteinander zu verknüpfen. Unbewußt sehnte sie sich danach, ihr Leben in Ordnung zu bringen. Nie hatte sie den Zorn und den Kummer, den sie empfand, als sie nacheinander beide Ehemänner verlor, richtig ausgedrückt. Beim Verlust der Männer, die sie liebte, hatte sie das Gefühl vom Leben in den Abfallkübel geworfen zu werden, so wie das mit ihrem Ring geschah. Sie warf ihren Ring in den Mist, um so ihren tiefen Kummer und ihr hilfloses Bedauern auszudrücken.

Ellen Haskins lehrte mich die ersten Grundregeln der Validation: stelle Vertrauen her, indem du Gefühle akzeptierst; beharre nicht auf den Tatsachen. Ellen verwendete ihren Ehering, um indirekt ihr Wegwerf-Gefühl auszudrücken. Sie hatte Angst, dieses Gefühl direkt zuzugeben. 60 Jahre lang hatte sie uneingestandene Gefühle angesammelt. Um den unterdrückten Zorn über den Verlust ihres Mannes endlich herauszulassen, versteckte sie ihren Ehering, sodaß sie die Welt beschuldigen konnte, sie zu berauben. Der Ehering symbolisierte ihre zweimal gegebene und zweimal verlorene Liebe. Sie konnte ihren Zorn und Kummer nicht direkt aussprechen, also verwendete sie dafür den Ring. Eine validierende Betreuungsperson nennt so ein Verhalten nicht „paranoid“, weil sie weiß, daß das die einzige Möglichkeit für sie war, ihren schweren

Verlust auszudrücken. Ihre Beschuldigungen und Anklagen halfen ihre Schmerzen zu lindern. Sie brauchte jemanden, der ihr zuhörte. Nur dann würden ihre Beschuldigungen aufhören. Sie mußte sich an bekannte Muster halten. Beschuldigungen auszusprechen war eine Art, damit fertigzuwerden. Mit ihr zu streiten oder sie zu orientieren verschlimmerte ihren Zustand nur. Wenn man sie ignoriert hätte wie Isidor Rose, hätte sie sich in sich selbst zurückgezogen.

Beschuldiger sind bösartige gemeine alte Männer und Frauen. Ellen Haskins Tochter Mary lernte, wie man sich zentriert, um den Schmerz von sich abzuwaschen, wenn ihre Mutter sie beschuldigte. Um ihre Mutter validieren zu können, mußte Mary lernen, sich ihren Schmerz einzugestehen, dann sollte sie ihn weglegen, wie man zB ein Kleidungsstück weglegt, indem man es in einen Kasten gibt und den dann zumacht. Erst wenn sie sich von ihrem Schmerz befreit, ist sie in der Lage, ihrer Mutter voll Mitgefühl und Einfühlung zuzuhören. Es ist für einen Familienangehörigen viel schwerer als für eine professionelle Pflegekraft, Beschuldiger zu validieren. Die Empfindungen stehen dabei im Weg, der Schmerz ist viel größer. Mary wollte, daß ihre Mutter die gleiche, vitale, lebensfrohe Person sei, die sie als kleines Mädchen gekannt hatte. Jetzt war es so, daß ihre Mutter sie umso mehr beschuldigte und beschimpfte, je netter und liebevoller sie zu ihr war. „Warum ist Mama so gemein zu mir?“ fragte sie mich oft weinend. Je enger eine Beziehung ist, umso schwerer fällt es, zuzuhören, ohne seine Meinung dazu abzugeben, ohne sich ein Urteil zu bilden. Validation erfordert jedoch ehrliches, offenes und urteilsfreies Zuhören – Einfühlung. Natürlich weckt ein unglücklich orientierter Mensch oft Gefühle wie Zorn, Wut oder Schmerz in seinen Betreuer/innen. Wenn das geschieht, muß man sich *zentrieren*. Als Mary ihre Gefühle „in den Kasten sperrte“, konnte sie offen und mit ehrlicher Anteilnahme zuhören. Ihre Stimme war respektvoll, obwohl ihre Mutter sich ihr gegenüber so verletzend verhielt. Ein unglücklich orientierter alter Mensch kann taub sein, dennoch wird er den ungeduldigen Seufzer eines Zuhörers „hören“; er kann blind sein, er wird das frustrierte Stirnrunzeln seines Zuhörers trotzdem „sehen“. Mary ist mittlerweile eine ausgezeichnete Zuhörerin, sie bemerkt jeden noch so feinen Unterton in der Stimme ihrer Mutter. Das ist für eine Tochter oder für einen Sohn keine leichte Auf-

gabe. Zentrieren ist dabei eine große Hilfe! Nicht vergessen die Gefühle hinterher wieder „aus dem Kasten zu holen“!
Beschuldiger fürchten sich vor Gefühlen. Als ich versuchte, Ellen mit den Worten: „Sie müssen sich ja furchtbar fühlen!“, zu beruhigen, sah sie mich an und sagte bissig: „Mir geht es gut. Es gibt nichts, worüber man sprechen müßte!“ Anstatt Ellen zu bevormunden oder zu bemuttern, habe ich gelernt, neben ihr her zu gehen, immer mit einem respektvollen Abstand. Ich habe auch gelernt, sie nicht abzulenken oder zu beschwichtigen, sie nicht nach ihren Gefühlen zu fragen oder nach dem Grund für ihr Verhalten. Ellen wollte den Grund bzw die Gründe für ihr Verhalten gar nicht verstehen. Als ich nicht mehr versuchte, sie zu verändern oder ihr Einsicht in ihr Verhalten zu geben, begann sie, mir zu vertrauen.
„Wie war Ihr erster Mann? Wie alt waren Sie, als er Ihnen den Ehering gab?“ fragte ich Ellen.
Ihre Augen wurden bei der Erinnerung an ihn ganz weich. „Harry gab ihn mir, als ich 16 war. Wir haben ihn zufällig in einem alten Juwelierladen in der 14. Straße entdeckt.“
Ich hörte ihr zu, ohne sie zu unterbrechen. Ich fragte nie nach Details. Ellen heilte sich auf ihre eigene Weise, indem sie über ihren Mann sprach. Ihre Gefühle von Liebe und Schmerz kamen heraus, als sie sich an seinen Tod erinnerte. Ihre Augen hatten nicht diesen zornigen Ausdruck, ihr Atem ging gleichmäßiger. Ihre Gesichtsmuskeln entspannten sich und ihre Stimme wurde sanft.
Als Ellen mir erzählte, daß die Putzfrau ihren Ring versteckt hatte, sagte ich nichts dagegen. Ich hörte zu, ohne ein Urteil abzugeben und fragte schließlich sachlich: „*Wann* hat sie Ihren Ring gestohlen, Frau Haskins?“
Sie erkannte, daß meine Frage ernst gemeint war und das verblüffte sie. Dann antwortete sie mir:“ Dieses furchtbare Weib kommt immer mitten in der Nacht, wenn ich tief und fest schlafe. Die sind ganz schön clever, diese Leute. Sie drehen ihr Ding dann, wenn du es am wenigsten vermutest. Wenn du gar nicht damit rechnest, dann rauben sie dich aus.“
Indem sie ihren Zorn am Personal ausließ, wurde sie ihre aufgestaute Wut auf die Welt los. Ihre unbändige Wut, die sie endlich ausdrückte und die von jemanden anerkannt wurde, dem sie vertrauen konnte, begann jetzt nachzulassen. Ihre Beschuldigungen

ließen nach. Schließlich fiel es auch anderen auf, daß sie sich verändert hatte. Ich lehrte Laura, unsere kluge Haushälterin, die auch Ellens Zimmer sauber machte, die zwei ersten Techniken der Validation. Laura hörte voll Interesse und Aufmerksamkeit zu. Sie verstand. Sie lernte schnell, wie sie sich zentrieren und Ellen validieren konnte.

„Laura, da waren 10 Orangen in meiner Spüle. Jetzt sind es nur mehr drei. Sie wissen genau, daß ich sie dorthin gegeben habe, weil es dort schön kühl ist. Sie hatten kein Recht, mein Eigentum wegzuschaffen. Sie haben meine Orangen gestohlen. Geben Sie sie sofort wieder zurück!" sagte Ellen eines Morgens zu ihr.

Anstatt sofort zornig zu sagen, daß sie die Orangen *nicht* gestohlen hatte, antwortete Laura respektvoll:"Wie viele Orangen hatten sie, Frau Haskins?"

„Sie haben mich genau gehört! Es waren 10 Orangen in der Spüle. Meine Tochter hat sie mir aus Florida geschickt."

Laura validierte Ellen weiter:"Ihre Tochter denkt an Sie, sogar wenn sie auf Urlaub ist! Was für Orangen waren es denn?"

„Sunkist-Orangen", antwortete Ellen", die werden nur für den Export gezüchtet. Man kann sie nicht einmal in Florida einfach so kaufen."

„Ihre Tochter weiß, wo man gut einkauft", entgegnete Laura. „Wie haben sie sie erzogen?"

„Ich mußte sie selbst unterrichten. Wissen Sie, wir lebten ja während der Depression (30er Jahre, als Arbeitslosigkeit und ausgesprochen schlechte Wirtschaftslage in den USA herrschten). Orangen sind mein Lieblingsobst, aber damals konnten wir uns das nicht leisten. Meine Mutter hat mir immer zum Geburtstag Orangen geschenkt, ganz große mit viel Saft", erzählte Ellen, ihr Ärger war schon fast verschwunden.

„Wie war es während der Depression?" fragte Laura.

„Wir hatten damals nicht einmal einen funktionierenden Kühlschrank", fuhr Ellen jammernd fort.

„Es muß damals sehr schwer gewesen sein, Kinder großzuziehen", warf Laura ein.

„Hätten Sie gerne so gelebt? Ich mußte sie damals mit Zeitungspapier wickeln. Wir konnten uns nicht einmal Klopapier leisten. Manchmal waren sie am Popo ganz aufgeschunden und blutig, die Armen."

Laura und Ellen unterhielten sich noch eine Zeit lang, tauschten Erfahrungen aus und vertrauten einander. Laura konnte verstehen, daß Ellen Dinge hortete, um nicht den Boden unter den Füßen zu verlieren, um sich in Gang zu halten. Ellen fühlte sich sicher, wenn sie alle ihre Dinge beisammen hatte. Als sie noch ein Kind war, hatte man ihr beigebracht, die richtigen Dinge zur richtigen Zeit an den richtigen Ort zu räumen. Wenn sie das tat, wurde sie geliebt. Jetzt war sie sehr alt, sie hatte beide Ehemänner und ihr Zuhause verloren. Während der Depression verlor sie ihr ganzes Geld; jetzt verlor sie ihre Familie, ihre Freunde und ihren Platz im Leben. Ihre Raffgier wurde immer schlimmer.
Die Gefühle des Verlustes, die Ellen ihr Leben lang in sich verschlossen hatte, waren in ihr versteinert. Sie würde Gefühle nie direkt zugeben. Ihr Zorn und ihre Angst wurden sorgfältig bemäntelt, verdeckt. Sie verwendete Orangen, ihren Ehering oder kleine Serviettenstückchen, die sie sorgfältig zu Dreiecken geformt hatte, um ihre Angst auszudrücken und um ihre Kontrolle nicht zu verlieren. Als wir begannen, einfach zuzuhören und alles, was sie uns erzählte, als Tatsachen zu betrachten, ohne mit ihr zu streiten, verlor ihre Wut an Stärke. Gefühle waren zwar immer noch in etwas Anderes gekleidet, aber wenigstens brachte Ellen sie überhaupt ans Tageslicht. Wir hörten Ellen jeden Tag fünf Minuten lang zu. Innerhalb weniger Monate hörte sie auf, das Personal oder ihre Tochter zu beschuldigen, ihr den Ring gestohlen zu haben.

„Verschwinde aus meinem Zimmer, Du Hexe!“

LUCY, DIE SPUCKERIN

Lucy Kelly spuckte. Sie spuckte Leute, die sie nicht mochte, einfach an, und mich mochte sie nicht. Ihre Stimme war tief und beleidigend: „Geh sofort aus meinem Zimmer raus, du dreckiges Weibsstück! Hexe!“
Das letzte Wort wurde von einem Spucken begleitet, das voll ins Schwarze traf. Ich schloß die Augen.
„Bist du immer noch nicht weg?“ Bei jedem Wort stieß sie mich mit dem Stock in die Seite. Nur mit Mühe konnte ich meinen Zorn aussperren und meine Stimme ruhig halten. Geduldig versuchte ich,

mit ihr zu sprechen. „Frau Kelly, es ist meine Arbeit, Ihnen zu helfen, damit Sie sich wohlfühlen.“
Sie ahmte meinen Tonfall nach und spottete: „Ich will mich aber nicht wohlfühlen, also suchen Sie sich besser eine andere Arbeit. Ich spreche nicht mit Idioten.“
„Ich mag meine Arbeit und ich mag auch Sie“, sagte ich ohne Überzeugung. „Ich will Ihnen helfen.“
„LÜGNERIN!“ schrie sie.
Lucy sprach die Wahrheit. Ich konnte sie nicht leiden. Ihre braunen Knopfaugen waren voll Haß. Ihre Wangen waren von den Medikamenten ganz geschwollen, sie bliesen sich auf und ließen die Luft wieder aus wie bei einem Akkordeon. Ich starrte sie einen Moment lang an und sagte dann leise Auf Wiedersehen.
Draußen auf dem Gang fing ich an zu weinen und wußte nicht, warum. Als professionelle Sozialarbeiterin war ich dazu ausgebildet worden, jedes menschliche Verhalten zu verstehen und zu akzeptieren; ich hätte nicht so emotionell reagieren dürfen.
Am nächsten Tag versuchte ich, Lucy Einsicht in ihr Verhalten zu geben. Ich wollte, daß sie verstand, warum sie so voller Haß war, daß ihr die Ursachen für ihre Wut bewußt würden, daß sie ihr Verhalten verändern wollte. Sie lag steif wie ein Brett da, Gesicht zur Wand, sodaß ich nur ihren Rücken sah. Vorsichtig ging ich näher an ihr Bett. „Frau Kelly, ich bin es, Naomi. Sind Sie immer noch zornig?“ Ich wartete, aber ich bekam keine Antwort. Ich fuhr fort, ihre Gefühle herauszufinden, ich versuchte, eine Beziehung aufzubauen. „Ich kann schon verstehen, warum Sie so zornig sind, Frau Kelly. Sie haben gute Gründe dafür. Ich weiß, wie sie sich fühlen. Sie waren eine aktive Frau. Und jetzt können Sie nicht einmal mehr gehen.“ Lucy Kelly blieb stumm. Ich schluckte und fuhr mit zitternder Stimme fort: „Sie haben Ihre wundervolle Arbeit verloren, Ihren Mann und Ihre Freunde. Früher haben die Leute zu Ihnen aufgesehen, Sie waren immer im Mittelpunkt. Kein Wunder, daß Sie auf die Welt zornig sind. Ich wäre auch zornig.“
„Oh halt´ doch endlich dein Maul, du dumme Kuh! Mir ist es doch völlig egal, wie du dich fühlst. Meinetwegen kannst du aus dem Fenster springen! ABER ERZÄHL MIR BLOß NICHT, WIE ICH MICH FÜHLE. ICH BIN NICHT ZORNIG. UND JETZT VERSCHWINDE ENDLICH AUS MEINEM ZIMMER, SONST RUF´ ICH NOCH JEMANDEN, DER DICH WEGBRINGT. KAPIERST DU NICHT, WANN DU UNER-

WÜNSCHT BIST?" Ihre Stimme wurde kalt und gemein. Es war ganz klar, Lucy wollte nicht an ihren Gefühlen rühren. Wie Ellen Haskins und Isidor Rose wollte sie nicht wissen, warum sie so zornig war. Sie wollte sich nicht verändern. Sie konnte weder sich noch anderen vertrauen. Weil es vielleicht so sein würde, daß sie die Kontrolle verlieren würde, wenn sie ihre Gefühle zugeben würde, leugnete sie ihre Gefühle. Es würde mir nicht gelingen, sie jetzt zu verändern, wo ihre Welt gerade in Stücke gebrochen war.
Lucy Kelly war eine erfolgreiche Geschäftsfrau gewesen, die Einkaufsleiterin eines großen Kaufhauses. Ihre Tochter Norma erzählte mir, daß sie die anderen immer herumkommandiert hatte. „Wenn Mutter etwas gesagt hat, hat jeder zugehört und genau das getan, was sie wollte. Wenn sie zu Papa sagte, daß ich schlimm war, hat er mich bestraft, ohne mich zu fragen, was passiert war. Mutter hatte immer Recht. Sie war der Boss." Normas Stimme bebte. „Wenn meine Mutter mich rief, hatte ich immer Herzklopfen. Jetzt noch spring` ich, wenn sie mich ruft, und dabei bin ich schon 54." Sie hielt die Tränen nur schwer zurück. „Als ich 10 Jahre alt war, habe ich einmal bei einer Hausaufgabe vergessen, den Querstrich auf das T zu machen. Ich weiß nicht mehr, wie oft ich diesen Absatz schreiben mußte. Immer wenn meine Buchstaben nicht gleichmäßig waren, schlug sie mich auf die Hand. Meine Tränen fielen auf die Tinte und verschmierten die Wörter. Ich habe die Aufgabe damals nicht abgegeben und habe dafür einen Verweis bekommen. Papa hat mich damals hart bestraft. Ich werde nie vergessen, wie sehr ich meine Mutter in dieser Nacht gehaßt habe", Als Norma, Lucys Tochter, jetzt aufhörte zu sprechen, klang ihre Stimme leise und um Verständnis bettelnd. Diese Erinnerung war ihr unangenehm gewesen, ich erkannte, daß sie sie gerne unter Kontrolle gehabt hätte.
Dann sah Norma das Mitgefühl in meinen Augen und wir fühlten uns beide besser. Ich erinnerte mich auch auf einmal an etwas, das mir damals schrecklich vorkam. Ich haßte Klavierspielen, aber meine Mutter bestand darauf, daß ich Unterricht nahm. Am großen Vortragsabend war es dann soweit. Ich erstarrte und saß da wie ein Vollidiot. Mutter stand auf, sah mich eisig und verächtlich an und verließ den Saal. 85 Personen schauten uns zu.
Ich hatte das Gefühl, daß mein Herz nur mehr ein großer, eisiger Klumpen war. Etwas ungeheuer Großes kämpfte in mir, um her-

auszukommen. Ich mußte mir den Zorn und den Haß auf meine Mutter eingestehen oder diese Gefühlsbürde bis ins hohe Alter mit mir herumschleppen. Würde auch ich einmal allein enden? So wie Lucy Kelly, selbstsüchtig, verbittert, anklagend, voll Haß auf mich und auf andere? Würde auch ich mir meine Kinder entfremden? Wenn wir in der Vergangenheit in unserer Entwicklung steckenbleiben, kann es dazu kommen, daß wir im Alter von 85 im Zorn steckenbleiben.

Norma wunderte sich über mein plötzliches Schweigen. Ich mußte sie erst lehren, sich ihrem Haß zu stellen, sodaß sie sich weiterentwickeln konnte. Ich sprach langsam und mit Bedacht: „Ihre Mutter hat Sie furchtbar verletzt, und Sie haßten sie deswegen. Fühlen Sie diesen Haß, lassen Sie ihn heraus!“ Norma starrte mich an. Dann begriff sie. „Meine Mutter ist eine Hexe!“

Ich nickte. „Können Sie ihr vergeben?“

Norma lächelte zwar noch etwas zittrig, aber sie fühlte sich schon erleichtert. „Naomi, wenn Sie mir helfen, dann versuche ich mein Bestes mit ihr. Ich möchte nicht so werden wie sie, wenn ich alt bin.“

Nachdem wir uns der Kränkung und dem Haß gestellt hatten, konnten Norma und ich uns zentrieren, unsere eigenen Gefühle von uns abwaschen, sie wegsperren und uns dann Lucy widmen. Durch Lucy lernte ich, daß man Anklägern nicht helfen kann, solange man sich nicht zuerst seinen *eigenen* Zorn eingesteht und ihn dann ablegt. Ich lernte, wie wichtig es war, die eigenen Probleme zu verstehen. So bereitete ich mich auf mein eigenes hohes Alter vor – quasi eine Belohnung für meine Bemühungen, mit Lucy mitzufühlen.

Ich versuchte auf verschiedene Arten, Vertrauen herzustellen. Ich lernte Validation auf die harte Tour. Ich machte Fehler.

„Guten Morgen, Frau Kelly“, sagte ich mit froher, heiterer Stimme.

„Seien Sie doch still! Was soll daran gut sein?“ Ihre Stimme war flach und verbittert. Sie sprach mit dem Gesicht zur Wand.

Ich ahmte ihren Tonfall nach und wiederholte ihre Wörter. „Sagen Sie, daß es an diesem Morgen gar nichts Gutes ist?“

„Genau, Sie sagen es“, antwortete sie.

Sie sprach mit mir. Sie wandte ihr Gesicht gar nicht zu. Ich sprach weiter und veränderte dabei die Worte ein wenig, aber nicht den Sinn. „Sie wachen auf und alles ist unwichtig für Sie?“

„Ja, genau so ist es! Nicht mehr und nicht weniger. Warum lassen Sie mich also nicht in Ruhe?“ Sie stieß die Worte hervor, ohne wirklich dahinter zu stehen. „Verschwinden Sie!“ Ihre Stimme hatte einen bitteren Unterton.

Ermutigt wiederholte ich: „Wenn man nichts mehr zu tun hat, ist auch Sprechen sinnlos?“ Ich hob fragend die Stimme, um sicher zu gehen, daß ich sie richtig verstanden hatte.

Lucy saß jetzt aufrecht in ihrem Bett. „Sie sagen es!“ Zum ersten Mal sah sie mir direkt in die Augen. Unsere Beziehung hatte angefangen. Das Wiederholen der Worte hatte geholfen.

Lucy Kelly hatte mich die Validationstechnik Nr. 3 gelehrt: Die Worte einer Person zu wiederholen und ihre Einstellung zu berücksichtigen, ohne sie zu beurteilen oder zu analysieren. Wie einfach! Lucys Tonfall zu treffen war schon schwieriger. Zu leicht schlichen sich Gefühle in meiner Stimme. ein. Mit der Empfindlichkeit eines Geigerzählers konnte Lucy auch die allerkleinsten falschen Töne heraushören. In so einem Fall würde sie sich dann wie eine Schildkröte in ihren Panzer zurückziehen. Um ihren Ton ehrlich zu treffen, mußte ich mich zentrieren. Selbst dann schaffte ich auch nur 5 bis maximal 10 Minuten an sie respektierendem, aufrichtigem Gespräch mit Lucy, und zwar nur einmal am Tag.

Nachdem wir einmal zu sprechen begonnen hatten, verwendete ich die Validationstechnik Nr. 2, „sachliche Fragen stellen“. „Frau Kelly“, fragte ich beispielsweise, „was macht ein Wareneinkäufer in einem großen Kaufhaus?“

„Viel zu viel. Ich war von früh bis spät vollauf beschäftigt.“ Sie klang stolz. Für Lucy bedeutete die Arbeit alles. Ohne Arbeit war sie nichts. Ohne Leute, die sie herunkommandieren konnte, fühlte sie sich hilflos. Sie wußte nicht, wie sie reagieren sollte, als Verluste sie trafen.

In den folgenden Wochen verbrachten Lucy und ich täglich wertvolle Zeit miteinander. Wir erinnerten uns an ihr geschäftiges Leben. Sie verstand zwar nie, warum sie an diesen ausgedienten Rollen festhielt oder warum sie jetzt in ihrem hohen Alter stagnierte, aber sie zog sich auch nicht in sich selbst zurück. Sie sprach auch mit ihrer Tochter wieder freundlicher.

Auch Norma lernte, Lucy zu validieren. Leicht war es nicht. Aus Lucy war eine grausame alte Frau geworden, was sogar ihre Enkelkinder zu spüren bekamen. Eines Tages nahm Norma ihre

Tochter mit. „Schau, Mama, da ist deine Enkelin Susy. Möchtest du nicht herschauen und Hallo zu ihr sagen?“ Lucy blieb stumm. Norma bat sie: „Bitte, Mama, mach deine Augen auf.“
Sichtbar widerwillig öffnete Lucy ein Auge zur Hälfte. „Sehr nett. Und jetzt laß mich weiterschlafen.“ Ihre tiefe, unfreundliche Stimme war messerscharf. Sie machte das Auge wieder zu und drehte beiden den Rücken zu.
„Mutter, du machst mich unglücklich.“ Norma kränkte die Selbstsucht ihrer Mutter sehr.
Lucy schnaubte verächtlich, immer noch zur Wand gedreht.
„Ist dir deine Enkeltochter egal? Bin ich dir egal?“ weinte Norma jetzt.
Lucy erwiderte ungerührt: „Ich will hier raus. Ich möchte hinaus*gehen*. Ich will meine Arbeit wieder haben. Wenn du mir dabei helfen kannst, werde ich mit deiner Familie sprechen.
„Mutter, Sie sind auch *deine* Familie.
Liebst du uns denn nicht?“
Wieder hatte Lucy nur ein verächtliches Schnauben für sie übrig: „Wenn *du mich* lieben würdest, würdest du mir helfen von hier weg und zurück zur Arbeit zu kommen.“
„Mutter, sieh doch ein; du brauchst Medikamente und Hilfe, ich kann dich nicht einmal hochheben. Du kannst deine Knie nicht abbiegen. Wie willst du da aufstehen und wieder arbeiten?“ erklärte Norma. Keine Antwort. Norma versuchte es noch einmal. Sie schluckte ihren Zorn hinunter, lehnte sich vor und sagte beherrscht: „Mutter, sei doch bitte vernünftig. Ich kann das nicht tun, was du verlangst. Ich weiß, daß du alles hier haßt, aber es gibt nichts, was ich tun könnte.“
„Wenn du dich *wirklich* um mich kümmern würdest, würdest du was unternehmen. Aber dir ist es gleichgültig!“ Lucy begann zu spucken.
Norma zentrierte sich. Als sie sich eingestand, wie frustriert sie war, konnte sie auch ihren brodelnden Zorn beiseite schieben. Dann wiederholte sie ruhig und voll Mitgefühl: „Mutter, du glaubst, wenn ich mich wirklich um dich kümmern würde, würde ich dich von hier herausnehmen?“
Überrascht vom ruhigen und besorgten Ton nickte Lucy. „Genau. Ich bin ja nur eine Last für dich. Du willst mich gar nicht um dich haben.“

Noch einmal wiederholte Norma alles, was Lucy gesagt hatte: „Du glaubst, daß dich niemand um sich haben will, weil du nicht gehen und nicht arbeiten kannst?“

„Ja, genau das denke ich. Ohne meine Beine und meine Arbeit könnte ich genausogut tot sein.“ Lucys Stimme klang jetzt schon weniger bitter, ein leiser Ton von Traurigkeit und Sehnsucht hatte sich eingeschlichen. „Dein Papa hat sich auch so gefühlt, als er nicht mehr gehen konnte, Norma.“ Lucys Stimme brach. „Dad war verzweifelt. Er hat sich so geschämt, als er sich nicht einmal selber den Hintern abwischen konnte. Und dabei war er so ein stolzer Mann.“ Jetzt weinte sie wirklich.

„Mutter“, sagte Norma sanft, „für dich ist es auch hart, nicht wahr?“

Lucy nickte voll Bitterkeit. „Ich habe mein ganzes Leben lang gearbeitet, Norma. Jetzt bin ich nutzlos, und das kann ich nicht aushalten. Am liebsten wäre ich tot, wie dein Papa. Er hat schrecklich gelitten. Ich habe gehört, wie er weinte, wenn er dachte, niemand würde ihn hören.“ Durch die Erinnerung an diese schreckliche Zeit wurde Lucy auch nüchterner.

„Hat sich Papa je daran gewöhnt, gelähmt zu sein?“ Norma und Lucy erinnerten sich gemeinsam an jene Zeit. Jeden Tag arbeiteten sie an ihrer Beziehung.

Norma versuchte nicht länger, Lucy zu beruhigen. Sie akzeptierte sie so, wie sie war und validierte ihre Gefühle, ohne sie zu beurteilen. Das ist nicht leicht für ein erwachsenes Kind, das eigentlich gerne eine Mutter hätte, die es lieben könnte, eine weise, würdevolle Mutter, die mit den Verlusten des Alters umgehen konnte, nicht eine, die alles auf ihre Kinder abwälzte. Aber so eine Mutter ist ein seltenes Glück. Ich hoffe, daß ich für meine Kinder so ein Glücksfall sein werde, wenn ich einmal alt und schwach bin und Hilfe brauche.

> „Eine Mutter zieht 10 Kinder groß, aber 10 Kinder schaffen es nicht, sich um eine Mutter zu kümmern!“

SADIE, DIE MÄRTYRERIN

„Mama, du hast gerade etwas gesagt, das man nicht sagen darf!“ Die Augen des 8-jährigen Kenny funkelten vor Vergnügen. Er hat-

te nicht bemerkt, daß seine Mutter den Telefonhörer mit weißen Knöcheln fest umklammert hielt, weit weg von ihrem Ohr. Er hörte nur das „unanständige“ Wort und wollte jetzt wissen, wie sich seine Mutter da wohl herausreden würde.
„Liebling, manchmal gibt es kein anderes Wort. Dieses Wort darf man nur verwenden, wenn man verzweifelt ist, wenn man mit den Nerven fertig ist. In einem Notfall, verstehst du?“ Marge bückte sich und sah Kenny eindringlich an, direkt in seine großen, braunen Augen. Die Verständigung funktionierte wortloess, Kenny nickte kurz und rannte wieder hinaus zum Spielen, über die Schulter rief er noch: „Ja, Mami! Tschüß!“ Sie hörte nur noch die Tür ins Schloß fallen.
Marge lächelte; es war ein Lächeln der Dankbarkeit dafür, daß sie einen so klugen Sohn hatte. Dann versteifte sie sich und kehrte zum Telefon zurück. Mit dünnen Fingern fuhr sie sich durch ihr schon früh grau gewordenes Haar. Sie sah ein weißes darunter, riß es aus, ließ es fallen und schickte ein Stoßgebet zum Himmel: „Lieber Gott, bitte laß mich nie-nie-nie so werden wie meine Mutter, wenn ich alt bin. Laß mich lieber vorher sterben!“
Marge's Stimme klang flehend. „Mutter, wir reden schon seit 55 Minuten. Gott sei Dank schläft das Baby noch. Ich kann nicht meine Familie einfach im Stich lassen und das nächste Flugzeug nach Indianapolis nehmen. Du hast vier Kinder, die nur 30 Minuten von dir entfernt wohnen. Kannst du nicht Lillian und Joan anrufen? ... Mutter! Wein doch nicht! Bitte! Mutter!... Ich liebe dich. Ich will nicht, daß du die ganze Zeit unglücklich bist...Mutter? Was ist los?... Ist was passiert?“
Marge hörte, wie ihre Mutter nach Atem rang. Dann war Stille. Marge schrie in den Hörer: „Mutter! Was ist passiert! Gib doch Antwort! Soll ich die Rettung rufen?“
Jetzt hörte sie ihre Mutter, Sadie klang fest und klar: „Marge, ich muß jetzt 144 wählen!“
Damit legt sie auf. Marge starrte auf den stummen Hörer und legte auch auf. Das gnadenlose Läuten war gleich wieder da. Marge sprang hoch, auf dieses zweite schrille Läuten war sie nicht gefaßt. Seufzend schluckte sie ihren Ärger hinunter und nahm resigniert den Hörer ab. Der Stimme nach war ihre Mutter knapp an der Kippe: „144 ist besetzt. Was soll ich jetzt tun? Sag schnell! Schnell, bevor es zu spät ist. Ich kann nicht mehr atmen. Mein Atem ist

einfach weg. Hörst du's? Ich hab das Gefühl, etwas Eisernes legt sich um mein Herz, und es schnürt mir die Luft ab. Das ist das Ende. Oh! Es tut so weh. Jetzt greift es auf den Rücken über. Es erstickt mich."

Marge hörte, wie sich der rasselnde Atem ihrer Mutter beschleunigte. „Mutter, mach deinen Mund zu! Genau so! Jetzt atme langsam durch die Nase ein und aus. Ganz tief, ja, so ist es richtig. So, jetzt leg deine Hände auf den Bauch,... Ja genau, du hast es richtig gemacht. Gut. ...Das klingt schon viel besser. Atme so weiter! Hör nicht auf damit. Jetzt schalte den Fernseher ein und atme weiter durch die Nase, fünf Minuten lang. Ich rufe Lillian und Joan an und wir überlegen uns, was wir tun können."

In den letzten sechs Monaten hatte Marge diese Szene mindestens hundertmal durchgemacht. Eine Validationstherapeutin hat ihr gezeigt, wie sie sich zentrieren und ihren Ärger loswerden konnte. Das war auch nötig gewesen, denn seit dem Tod ihres Vaters ging es Sadie, ihrer Mutter, nicht gut. Nach dem Begräbnis war sie zusammengebrochen. „Papi ist tot und jetzt könnt ihr als nächste *mich* begraben. Nach 44 Jahren mit dir bin ich jetzt allein, oh Harry!" Sadie schaute theatralisch zum Himmel, hob die Arme empor und rief flehend: „Nimm mich! Ich bin 72 Jahre alt und hatte ein reiches Leben! Fünf Kinder habe ich großgezogen. Sie haben alle einen guten Beruf und Familien. Sie sind vielbeschäftigte Leute. Sie können es sich nicht leisten, ihre Zeit mit einer alten, einsamen Frau zu verbringen. Ich hatte Zeit für sie. Bitte, Gott, bitte! Wenn du ein Herz hast, nimm mich zu dir!" Sie wiegte sich vor und zurück, gleichsam von Gram geschüttelt, die Augen waren fest geschlossen, nur ab und zu drückte sie eine Träne heraus.

„Mutter, wir nehmen dich. Du kannst bei uns leben. Wir haben Platz, jetzt, wo Charlie verheiratet ist." Dieses Angebot kam von Sadies ältester Tochter, und es kam von Herzen. Ihr Ehemann nickte bestätigend.

Sadie war eine hingebungsvolle Mutter gewesen. Ihre Kinder waren ihr Leben. Sie hatte eine vielversprechende Schauspielkarriere der Familie wegen aufgegeben, denn ganz ohne Zweifel wäre Sadie ein Broadway-Star geworden. Sechs berühmte Regisseure hatten es ihr bestätigt. Auch ihr Ehemann, der sie vergöttert hatte, hatte das geglaubt. Allen fünf Kindern hatte sie das immer wieder erzählt, sie glaubten daran. Sadie war natürlich auch davon überzeugt.

Langsam wandte Sadie den Blick vom Himmel ab und ihren Kindern zu. Mit einem duldsamen, bescheidenen Ausdruck in den

Augen wandte sie sich an sie und sagte in leidendem Tonfall: „Nein, ich danke dir vielmals, aber das kann ich nicht annehmen. Ich habe mein eigenes Haus, wo ich mit meinem Mann..." ihre Stimme verstummte. Dann schluckte Sadie, um sich wieder zu fassen und fuhr fort: „...mehr als 44 Jahre lang gelebt habe. Im selben Haus mit dem selben Mann für mehr als 44 Jahre. Wie kann ich da ausziehen? Sogar wenn ich zu meiner Tochter ziehe. Es ist jetzt zu spät für eine Veränderung. Ich werde das Geld, das ich noch habe, zusammenkratzen und dann wird es schon irgendwie gehen. Ich werd's schon schaffen." Sadies Kinder bewunderten ihre Entschlossenheit und ließen sie allein.

Sadie trauerte ein Jahr. Die Zeitungen kamen ungelesen zum Altpapier. Das schmutzige Geschirr häufte sich an. Die Jalousien waren immer herunten. Sadie schloß einfach die Geschäftigkeit der Welt aus. Ihre Kinder bemühten sich um sie. Sie gingen mit ihr einkaufen, besorgten Lebensmittel, bedrängten sie, doch mit ihnen zusammenzuleben. Doch Sadie weigerte sich standhaft und voll Stolz.

Eineinhalb Jahre nach dem Tod ihres Mannes begann Sadie mit ihrer „Körper-Litanei". Sie fing klein an, aber Übung macht den Meister; so war es auch bei ihr. Für gewöhnlich fing sie mit den Beschreibungen ihrer Schmerzen im Kopf an und „arbeitete" sich nach unten. Ihre Litaneien hatten einen Anfang, einen Mittelteil und ein großartiges Finale. „Mein Kopf tut so weh! Oh! Diese Schmerzen! Aspirin hilft da gar nicht. Ach wenn du wüßtest, wie stark das Klopfen ist. Als ob jemand auf meine Schläfen drischt! Und jetzt, oh Gott, jetzt fängt auch das Herz an, weh zu tun. Sag nicht, es ist nur ein HerzBrennen! Ich hatte mein Lebtag lang kein HerzBrennen. Und außerdem kann ich ein HerzBrennen von einem Herzversagen unterscheiden. Nein, nein! Es ist ein dumpfer Schmerz, der dich packt und drückt, es ist so ein Gefühl, als ob dir jemand das Herz herausreißen will. Deine Großmutter ist an einem Herzversagen gestorben, das von einer Verdauungsstörung ausgelöst worden war. Dein Onkel Jack übrigens auch. Eines Abends kam er hereinspaziert – Bumm! Hat nur zwei Minuten gedauert. Hallo – Auf Wiedersehen, das war's. Tot umgefallen auf der Treppe. Genau auf der dritten Stufe. Oh, meine Liebe, massiere mir ein bißchen den Rücken, weiter unten, ja? Ich kann mich auf einmal nicht mehr bewegen. Es ist ein scharfer Schmerz. Oh mein Gott, bin ich etwa gelähmt? So hilf mir doch, Liebes! Wie kann ich sonst zum Badezimmer kommen?" Sadie fährt ganz leise fort: „Und wenn ich dort bin, *kommt nichts raus*!" Ihr Gesichtsausdruck war der eines Menschen, der die Welt nicht mehr versteht. „Ich hatte noch nie in meinem Leben eine Verstopfung. Mein Stuhlgang war immer einwandfrei. Man konnte die Uhr danach richten, einmal pro Tag, immer zur selben Zeit. Jetzt kann ich froh sein, wenn ich einmal in der Woche kann. Vielleicht habe ich Dickdarmkrebs. Das ist überhaupt der schlimmste von allen. Am Dickdarm! Dort tut es am meisten weh! Oh, mir tut es überall weh!"

Es endete immer damit, daß sie die Rettung rief.

So. Es reichte. Marge hatte diese Litaneien jetzt endgültig zu oft gehört! Das Geräusch der zufallenden Eingangstür unterbrach ihre Gedanken. „Mama, ich möchte schnell 'was essen", sagte Kenny und durchsuchte den Kühlschrank. Dabei stieß er ein halbvolles Glas Milch um.

„Kenny, jetzt schau, was du angerichtet hast. Kannst du nicht besser aufpassen, zum Kuckuck?" fuhr Marge ihn hektisch an.

„Mutter, dreh nicht durch! Beruhig' dich wieder." Kenny wischte die Milch auf und zuckte mit den Schultern.

Schuldgefühle durchfuhren Marge wie ein Blitz: „Was ist bloß los mit mir? Jetzt lasse ich meinen Zorn über Mutter schon an meinem Sohn aus. Ich muß damit besser umgehen. Marge nahm Kenny an der Hand und sagte entschuldigend: „Ken, ich mache mir Sorgen wegen Oma. Es tut mir leid, daß ich es dich habe spüren lassen."

„Ist schon in Ordnung, Mama. Aber du solltest besser 'was dagegen unternehmen, bevor du explodierst!" sagte Kenny und lief wieder hinaus.

Marge nickte und atmete tief durch, um sich zu zentrieren, als das Telefon wieder läutete. Genau im selben Augenblick fing auch ihr 18 Monate altes Baby an zu weinen. Marge nahm es hoch und nahm den Hörer ab.

„Marge, ich bin sicher, daß ich sterbe. Du mußt sofort herkommen. Keines deiner Gschwister versteht, was ich durchmache. Marge, hörst du mich? Ich brauche dich *jetzt*. Du kannst nicht mehr warten. Wenn du wartest, wird es zu spät sein. Ich werde nicht mehr da sein." Sadie wurde immer lauter. Sie atmete schwer in den Hörer.

Marge fühlte, wie der Zorn in ihr hochstieg und immer größer wurde. Das Baby, das sich gerade beruhigt hatte, fühlte ihre Erregung und fing wieder an, laut zu schreien. Marge war jetzt mit ihren Nerven am Ende, sie konnte nicht mehr. Sie schrie ihre Mutter an: „Mutter, ich kann nicht meine Kinder im Stich lassen und einfach nach Indianapolis fliegen, ich kann einfach nicht! Du hast noch vier andere Kinder, die du anrufen kannst. Ruf *sie* an!" Marge hörte ein Klicken. Ihre Mutter hatte aufgelegt. Mit dem schreienden Kind auf den Arm rief sie ihre Geschwister an. Alle hatten ähnliche Anrufe von Sadie erhalten. Alle hatten das dasselbe mitgemacht. Niemand wollte es länger ertragen.

Dann rief Marge mich an. Als sie dann zu mir ins Büro kam, war sie nervös, ihre Augen waren vom vielen Weinen ganz verschwollen. Sie ging unruhig auf und ab, blieb hie und da stehen, mit der Faust in die hohle Hand schlagend, und ging wieder weiter.

„Sollen wir Mutter in ein Pflegeheim geben? Sie ist erst 74. Ich möchte sie nicht entmündigen lassen. Aber freiwillig wird sie *nie* in ein Heim gehen. Sie würde ihr Zuhause nie verlassen, das hat sie mindestens eine Million Mal gesagt. ‘Lieber würde ich sterben als in ein Pflegeheim zu gehen. Tötet mich eher, als daß ihr mir das antut.’"

Ich versuchte, Marge Einsicht in die typische Art zu geben, wie ihre Mutter mit schweren Zeiten fertigzuwerden versuchte. „Marge, hat ihre Mutter auch früher schon über Schmerzen geklagt, als Sie noch ein Kind waren?"

Marge blieb stehen und dachte nach. „Als Papa seine Arbeit verlor, bekam sie eine Lungenentzündung. Mutter war sechs Monate lang im Krankenhaus, und wir mußten in der Zeit bei einer Tante leben. Als Oma starb, verlor Mutter ihre Stimme. Ihre Luftröhre war zu und sie mußten eine Röhre in die Lunge hinableiten, damit sie atmen konnte. Ich glaube, immer wenn etwas schief ging, wurde Mutter krank." Mit diesen Worten wurde Marge mit einem Mal klar, daß ihre Mutter unfähig war, schwere Zeiten durchzustehen. Sie hatte zum ersten Mal Mitgefühl mit ihrer Mutter, der Märtyrerin.

„Marge, ich habe schon mit hunderten Märtyrern zu tun gehabt. Ihre Kinder wollen nichts von ihnen wissen. Sie verlieren alle ihre Freunde. *Sie* lieben Ihre Mutter, vielleicht helfen Ihnen die Validationstechniken."

„Als erstes müssen Sie Mitgefühl aufbringen. Denken Sie an eine Zeit in Ihrem Leben, als Sie das Gefühl hatten, daß alles auseinan-

derbricht, eine Zeit, in der zuviel auf einmal schiefgelaufen ist. So, wie Sie sich damals gefühlt haben, fühlt sich Ihre Mutter jetzt."
Marge biß sich auf die Unterlippe und dachte nach. Dann fiel ihr etwas ein, und ihre Augen wurden ganz dunkel vor Schmerz. „Ja, mir ging es schlecht, als ich eine Fehlgeburt hatte. Der Schmerz meiner Brust war immer dann am größten, wenn die Krankenschwester früh morgens zu uns kam und frisch und munter ankündigte: 'Mütter, es ist Zeit, eure Babys zu stillen!' Ich hätte ihr am liebsten den Hals aufgeschlitzt, um sie zum Schweigen zu bringen." Marges trauriger Humor mischte sich mit Tränen.
Sanft sagte ich: „Marge, können Sie versuchen, an diesen Schmerz zu denken, wenn Sie mit Ihrer Mutter sprechen?" Sie nickte.
Ich lehrte Marge, wie man mit den Fragen „wer?", „was?", „wo?", „wann?" und „wie?" forschte. Sie lernte, *einfühlsam* die Klagen ihrer Mutter zu wiederholen. Zum Abschluß lernte Marge die Validationstechnik Nr 12, „Sprechen Sie das bevorzugte Sinnesorgan an".
„Marge, als Ihre Mutter gestern anrief, welche Wörter hat Sie am häufigsten verwendet? Erinnern Sie sich?"
Verwundert sah sie mich an. „Darauf habe ich nie geachtet. Ihr Lieblingswort ist 'tut weh'. Dies tut weh. Das tut weh. Alles tut weh. Sie könnte sogar ein Musical darüber schreiben mit dem Titel: 'Oh, es tut mir so sehr weh, vom Kopf bis zu dem großen Zeh'."
Ich mußte lächeln. „Gut. Verwenden Sie ähnliche Wörter. Sprechen Sie *ihre* Sprache. Ihre Mutter scheint ein fühlender Mensch zu sein. Sie bevorzugt den Tast- und Spürsinn. Wenn Sie mit ihr sprechen, verwenden Sie Wörter des Fühlens. Fragen Sie sie, wie heftig, wie scharf oder wie dumpf ein Schmerz ist. Ist es in der Nacht am schlimmsten oder am Tag?"
Marge erkundigte sich, immer noch unsicher: „Wie lange dauern solche Validationssitzungen? Wie beende ich sie? Gehen sie endlos weiter?"
„Widmen Sie ihr fünf Minuten ungeteilter Aufmerksamkeit. Hören Sie ihr sorgfältig zu! Wenn sie wieder ruhiger atmet, wenn ihre Stimme nicht mehr so weinerlich klingt, dann sagen Sie ihr, daß es Ihnen leid tut, aber daß Sie jetzt aufhören müssen zu telefonieren. Sie sind eine Mutter und für kleine Kinder verantwortlich. Das wird sie verstehen. Vergessen Sie nie, ihr zu versichern, daß Sie sich bald wieder bei ihr melden. Wenn Sie mit ihr einen fixen Zeit-

punkt ausgemacht haben, versäumen Sie ihn *nie*. Sogar wenn Ihre Kinder zu diesem Zeitpunkt gerade krank sind, rufen Sie sie *genau zur vereinbarten Zeit* an. Sie wird sich auf Sie verlassen, sie wartet darauf. Ihre Validationssitzungen gehen weiter, bis Ihre Mutter stirbt. Märtyrertum ist für Ihre Mutter so etwas wie ein Rot-Kreuz-Sicherheits-Paket. Sie wird ohne dieses Paket nirgendwohin gehen. Und sie braucht, so lange sie lebt, einen Zuhörer, dem sie vertraut."

Nach sechs Wochen liefen die Telefongespräche aus Indianapolis so ab:

Sadie (ihr Atem hebt und senkt sich wie ein Sturmwind): Komm so schnell du kannst! Mich schüttelt`s am ganzen Körper.

Marge: Wo genau schüttelt es dich? In den Händen?

Sadie (braucht einen Moment, um es herauszufinden): In den Händen? Nein. Oder doch? Ja! In den Händen. Es schüttelt sie so sehr, daß ich nicht einmal den Hörer halten kann. Er fällt mir aus den Fingern.

Marge: Mutter, versuch, noch eine Minute dranzubleiben. Atme tief durch. Wo schüttelt es dich noch?

Sadie: Beim Herz. Mein Herz schüttelt sich. Es klopft wie verrückt. So heftig! (*Sadies Stimme schwankt.*) Meine Stimme auch. Kannst du nicht hören, wie meine Stimme schwankt?

Marge: Ich hör es. Sie schwankt sehr. War es schon den ganzen Tag so?

Sadie: Schon seit ich aufgestanden bin. Da hat es angefangen. Was soll ich tun?

Marge: Hast du schon gefrühstückt?

Sadie: Wie kann ich frühstücken, wenn ich nicht einmal richtig sprechen kann? Ich finde auch nicht mehr die richtigen Worte. Alles bleibt mir im Halse stecken. Ich kann nicht einmal schlucken! Ich habe einen großen Klumpen im Hals.

Marge (zentriert sich schnell, um ihren liebevollen Ton weiter durchzuhalten): Ein Klumpen in deinem Hals, sagst du? Wie fühlt er sich denn an? Tut es weh, wenn du schluckst?

Sadie: Ich kann es gar nicht beschreiben, so schrecklich ist es. Der Schmerz ist so groß, daß ich mich im Bett aufsetzen muß. Ich steh auf, geh herum, aber es hilft nicht. Ich kann nicht eine Minute schlafen. (*Sadie atmet schneller.*) Kann man das *Leben* nennen? Wenn das Leben ist, ist der Tod ein Geschenk Gottes.

Marge: Ist es schlimm in der Nacht? Kommt es, wenn du Papa am meisten vermißt? Ist der Schmerz dann am schlimmsten?
Sadie (weint jetzt erleichtert): Oh ja, mein Liebes. In der Nacht vermisse ich ihn so sehr. Es schüttelt mich am ganzen Körper, wenn ich daran denke, daß ich jetzt allein bin, ohne ihn. Dann bekomme ich so einen Klumpen im Hals. Er war so gut zu mir, Marge. Wir haben so lange miteinander gelebt. Ich kann es nicht ertragen, ohne ihn weiterleben zu müssen. (Sadies Stimme wird vor Sehnsucht ganz weich.)
Marge: Oh Mutter, es ist schrecklich schwer für dich, so großen Kummer zu haben. Ich wünschte, ich könnte jetzt bei dir sein. Kannst du zu Joans Haus rüber gehen und ihr sagen, wie du dich fühlst?
Sie möchte auch gerne wissen, wieviel Papa dir bedeutet hat. Und sie braucht auch Hilfe mit den Kindern. Du weißt ja, wie sehr dich Joans Kinder lieben.
Sadie ging hinüber zu Joan. Marge konnte ihren Geschwistern die Validationstechniken beibringen. Sadie hörte zwar nie auf zu jammern, aber sehr oft hörte ihr Wehklagen früher auf. Es geschah auch immer öfter, daß ihre Körper-Litaneien gar nicht bis zum Bauch kamen. Sie schlief auch besser in der Nacht. Mit 81 starb sie in ihrer eigenen Küche, eine nicht mehr ganz so arg leidende Märtyrerin.

„Da ist ein Mann unter meinem Bett!"

PEG, DIE ÄNGSTLICHE

„Ich wünsche mir, daß er heute Nacht nicht kommt." Peg Harvey gab ihr Gebiß für die Nacht ins Glas und freute sich wie jedesmal über das leise Klick-Klack, das ihr Gebiß im Glas verursachte. Sie bürstete es immer auf die gleiche Weise und zitierte ihre Mutter: „Mit kleinen, gleichmäßigen und schnellen Bewegungen bleiben sie sauber und perlenweiß."
„Hast du gesagt, morgen wird's heiß?" rief Elsa, ihre Zimmernachbarin im Hilltop Seniorenheim, von ihrem Bett aus.
„Perlenweiß sagte ich. Weiß, nicht heiß. Warum trägst du nicht dein Hörgerät, Elsa?" Man kann nie wissen, was in der Nacht geschieht und zumindest hörst du dann, was sie über dich sagen, bevor du gehst."

Elsa erwiderte bissig: „Ich werde heute Nacht schon nicht sterben. Also halt den Mund und laß mich schlafen."
Peg, verletzt von Elsas abweisenden Ton, flüsterte: „Schon gut, aber *ich* könnte sterben..... . Hast du den Mond gesehen?" Peg starrte auf die silberne Scheibe des Mondes, die halb hinter einer Wolke verborgen war. „Vollmond. Ich weiß es. Er ist zwar halb hinter den Wolken, aber ich weiß, daß Vollmond ist? WIR HABEN VOLLMOND", schrie Peg.
Elsa sprang auf und fuhr sie an: „Wenn du nicht sofort leise bist und ins Bett gehst, melde ich dich dem Leiter, und dann stecken sie dich in den dritten Stock in die Abteilung D, wo die Verrückten sind."
Eingeschüchtert von der Drohung, sagte sie leise zu sich selbst: „Sie glaubt, ich bin verrückt, aber warte nur, bis der Mann auch *ihr* sein Gesicht zeigt. Und Gott allein weiß, was er ihr sonst noch zeigen wird. Dann wird's aber zu spät sein!" Zögernd und vorsichtig streckte Peg ihren großen Zeh unters Bett. Erleichtert fuhr sie dann mit dem ganzen Fuß darunter, fühlte, daß alles leer war und flüsterte: „Noch ist er nicht da, aber er wird kommen. Ich kann es riechen! Man muß was dagegen unternehmen. Sie werden mir erst glauben, wenn es zu spät ist. Weiß der Himmel, was er uns antun wird. Wenn Peter noch ein Jahr länger gewartet hätte. Peter, warum konntest du es nicht erwarten zu sterben? Wir hätten unser Versicherungsgeld gehabt und ich hätte nicht hierher kommen müssen. Für dich ist es leicht. Du bist ja tot. *Ich* muß mit dieser Elsa leben, die stocktaub ist. Peter, hör mir zu. Sag mir, was ich tun soll. Soll ich gehen und es dem Leiter erzählen? Er wird sagen, ich bin verrückt. Dann werden sie mich in das andere Gebäude verlegen, in den dritten Stock in die Abteilung D. Das wird dann das Ende für mich sein. Der Gestank wird mich umbringen. Dann muß ich den ganzen Tag lang hören, wie die Verrückten schreien. Nein! Aber irgend jemandem muß ich es sagen. Pst. Ich glaube, er kommt." Peg erstarrte. Sie wurde kreidebleich und bekam am ganzen Körper eine Gänsehaut. Sie hielt den Atem an. Sie sah, wie langsam ein Körper unter ihrem Bett hervorkam. Zuerst nur der Kopf, der Hals und die Schultern, dann kam der restliche Körper. Es war ein Mann und er war nackt. Peg floh aus ihrem Zimmer, ihr weißer Schlafrock bauschte sich wie ein Segel im Wind, es trieb sie schnell den rotausgelegten Gang hinunter, durch die Eingangshalle durch und hinaus in die mondhelle Nacht.

Ich traf Peg am folgenden Tag. Sie saß ganz allein da, getrennt von den anderen Frauen, die im Handarbeitsraum häkelten. Aus ihrer Kranken- und Lebensgeschichte ging hervor, daß sie immer eine relativ normale, wenn auch neurotische Frau gewesen war. Sie wurde nie wegen einer Geisteskrankheit behandelt und war eine körperlich gesunde 82-jährige. Ihre zwei Kinder lebten weit weg, aber sie kümmerten sich um sie und besuchten sie mindestens zweimal im Jahr. Der Ausflug letzte Nacht war ihr fünfter gewesen. Der Leiter des Seniorenenheimes war besorgt. Sollte Peg nicht besser in den Alzheimer-Flügel umziehen? Gehörte sie in eine Anstalt für geistig Kranke? Ihre Testresultate wiesen keine Anzeichen von Demenz auf.

Sie lächelte freundlich, als ich mich ihr näherte, dankbar für meine Aufmerksamkeit. Sie sah aus wie ein Schaf, als sie bemerkte, daß ich die anderen Frauen ansah, die uns ignorierten. Peg war offensichtlich ausgeschlossen. „Die anderen Damen waren bisher meine Freundinnen“, erklärte sie mir, um Entschuldigung heischend. „Jetzt wollen sie aber nicht mehr neben mir sitzen, weil ich mitten in der Nacht aus dem Haus gerannt bin. Sie glauben alle, ich bin verrückt.“ Peg blinzelte eine Träne weg. Sie fühlte sich von der Zurückweisung verletzt. Ihre Schultern waren gebeugt, ihr Kopf war tief auf die Brust gesenkt und sie wollte mir nicht in die Augen sehen.

Sie hatte die typische Haltung eines Opfers: runde Schultern, die Augen nach unten gerichtet, langsames Atmen, die Lippen nach vorn geschoben, das Kinn gesenkt; ihr Körper war leicht nach vorn gebeugt und sie bewegte die Hände ziellos. Menschen, die sich als Opfer betrachten, gehen langsam, sie schleichen förmlich dahin; sie gehen gebückt, so als ob sie sich gegen Druck und die Verfolgung, die ihre Mitmenschen auf sie ausüben, schützen wollten. Sie tragen eine schwere Last. Gefühlsmäßig ist der Opfer-Typ wie der Anklagende. Auch er stellt sich seinen Gefühlen nicht. Wie der Anklagende bleibt auch der Opfer-Typ bis ins hohe Alter zeit- und ortsorientiert, aber nicht auf glückliche Weise. Wenn die sogenannten Opfer bis ins sehr hohe Alter leben, werden sie unglücklich orientiert, sie schleppen ihre Bürde von unterdrückten Gefühlen mit sich ins Grab.

Auch Peg ging gebeugt unter dem Gewicht der Welt mit mir in mein Büro. Traurig erklärte sie mir, warum sie langsam ging. „Ich kann nicht sehr schnell gehen, wegen meines Rückens, verstehen Sie? Rückenschmerzen können schrecklich wehtun, deswegen dauert es auch so lange." Ich nickte. Peg brauchte meine Zeit. Sie brauchte eine Freundin. Die Bewohner in ihrem Gebäude hatten sie im Stich gelassen, sie fürchteten, ihre „Halluzinationen" könnten auch auf sie abfärben. Sie hatten Angst, daß man sie vielleicht mit ihr in einen Topf werfen könnte. Außerdem waren sie vollauf mit ihren eigenen Verlusten beschäftigt und hatten für Pegs Ängste keine Zeit übrig. Ihre solchermaßen ignorierten Gefühle wurden dadurch nur noch stärker. Am Tag verschloß sie sie fest in sich drin, aber in der Nacht konnte sie sie nicht länger zurückhalten.

Der Versuch, ihr Verhalten zu verändern, indem man ihre Ängste ignorierte, machte die Situation nur noch schlimmer. Peg Harvey brauchte Validation. Sie brauchte jemanden, der ihr sorgfältig zuhörte. Respektvoll fragte ich sie nach dem, was tatsächlich geschehen war (Validationstechnik, Kapitel 2, Sach- bzw. Tatsachenfragen).

„Was ist letzte Nacht passiert, Frau Harvey?" „Oh, es war furchtbar. Er hat so böse ausgesehen." Peg brach voll Angst ab, ihre Augen waren in lebhafter Erinnerung zur Decke gerichtet. Wenn Leute nach oben schauen, stellen sie sich meistens bildlich etwas vor. Ich fragte sie direkt: „Frau Harvey, sehen Sie ihn gerade jetzt mit Ihrem geistigen Auge?"

„Oh, ja. Ich sehe ihn ganz klar, so als ob es Tag wäre, aber er kommt nur
in der Nacht."

„Was veranlaßt ihn, zu Ihnen zu kommen?"

Sie überlegte konzentriert und biß sich auf die Unterlippe; mit gerunzelter Stirn und starr blickenden Augen dachte sie nach. Dann schüttelte sie den Kopf. „Ich weiß nicht, aber er kommt nur, wenn Vollmond ist. So wie gestern, haben Sie ihn gesehen?" Sie wartete meine Antwort gar nicht ab und sprach gleich weiter. „Ein leuchtender Mond. Groß und rund. Ich wünschte, ich könnte seine Schönheit genießen, aber ich kann es nicht... Die Wolken versuchten, ihn zu verdecken, aber er ließ es nicht zu. Er hat sich richtig hervorgedrängt, wenn Sie verstehen, was ich meine. Und genau zu dieser Zeit habe ich den Mann unter meinem Bett so deutlich gesehen."

Peg Harvey verwendete Wörter des Sehens. Sie hatte mir den nächtlichen Mondhimmel lebendig beschrieben. Ich erkundigte mich weiter, diesmal mit Fragen, die genau auf ihr bevorzugtes

Sinnesorgan ausgerichtet waren. „Frau Harvey, wenn Sie diesen Mann unter Ihrem Bett sehen, wie schaut er dann aus?“
„Er hat schwarze Haare. Sie stehen kerzengerade hoch, wie bei einem Besen, der umgedreht dasteht. Seine Augenbrauen sind buschig und unordentlich, und wenn er mich anschaut, bewegen sie sich auf und ab.“ Sie zitterte und machte eine Pause. „Sogar aus seiner Nase wachsen Haare, so lange, dünne schwarze, wissen Sie, und kleine borstige Büschel wachsen auch aus seinen Ohren. Er hat keinen Oberlippenbart, sondern einen Vollbart. Der schaut genauso ungepflegt aus wie seine Augenbrauen. Und auf seiner Brust schauen die Haare auch so aus.“ Sie hörte auf. Das Bild, das sie entworfen hatte, machte ihr Angst. Sie kam ganz nah zu mir und flüsterte mir ins Ohr, obwohl wir allein im Büro waren: „Er hat ÜBERALL Haare.“ Ihre Zähne begannen vor Angst zu klappern, ich konnte sie kaum mehr verstehen. „Er ist nackt und *sein Ding ist sooo groß!*“ Peg deutete mit den Fingern ca 15 cm an und schüttelte fassungslos den Kopf.
Ich zentrierte mich, atmete tief und langsam, um das Kichern zu unterdrücken, das mich erfaßt hatte. Peg Harvey würde sich von mir abwenden, wenn ich jetzt lachte. Sie war todernst. Sie würde jedes noch so kleine Quentchen Belustigung heraushören, und dann hätte ich ihr Vertrauen verloren.
Sie nahm mein Schweigen für Ungläubigkeit. „Glauben Sie mir, ich habe nicht übertrieben. Eher noch *unter*trieben.
Ich konnte meiner Stimme noch nicht trauen, also sagte ich nichts. Ich mußte Mitgefühl für sie aufbringen, und zwar schnell. Ich erinnerte mich daran, als ich 6 Jahre alt war und mit Tommy, meinem blondgelockten Spielkameraden, der gegenüber gewohnt hatte, Doktor gespielt hatte. Wir hatten aus unseren Doktortaschen die Spielzeugstethoskope genommen und uns damit gegenseitig untersucht. Um uns von oben bis unten richtig zu untersuchen, hatten wir unsere Kleider ausgezogen. Wir waren so konzentriert, daß wir nicht hörten, wie mein Vater näherkam. Er riß die Tür zu meinem Zimmer auf und brüllte: „MIMI! WAS TUST DU DA?“ Er hat gebrüllt und getobt. Er hat so geschrien, daß sogar die Lampe wackelte. Ich zitterte vor Angst und wußte nicht, was ich falsch gemacht hatte. „MACH DAS NIE WIEDER. TOMMY, DU GEHST SOFORT AUS MEINEM HAUS UND KOMMST NIE WIEDER. SCHANDE ÜBER DICH. DAS WERDE ICH DEINEN ELTERN SAGEN!“ Mein altmodischer Vater, der nicht einmal *Sex* sagen konnte, schlug mich ins Gesicht. Meine Lippen bluteten und ich schämte mich sehr. Ich

wollte am liebsten vom Erdboden verschwinden. In der Mittelschule, als alle meine Freundinnen auf den Rücksitzen der Autos ihre Experimente starteten, saß ich brav und ordentlich vorne, meine Bluse bis zum Hals zugeknöpft. Ich habe Jahre gebraucht, bis ich diesen Knoten aus Angst, Scham, Schuldgefühlen und Sex lösen konnte.

Jetzt konnte ich Mitgefühl für Peg Harvey aufbringen. Ich fragte weiter und versuchte, Peg Harvey dabei zu helfen, *ihr* sexuelles Problem zu lösen. „Frau Harvey, was machen Sie, wenn es so groß wird?“

„Gar nichts. Ich erstarre und hoffe, daß es kleiner wird, bevor noch was passiert.“ Ihre Antwort klang nüchtern.

Ohne nachzudenken fragte ich: „Ist Ihnen schon einmal so etwas Schreckliches passiert?“

Sie fuhr mich an: „So was ist mir vorher noch nie passiert. Sie glauben, ich bin verrückt. Aber normalerweise sehe ich keine nackten Männer. Jeder würde Angst haben, wenn er einfach so auf einmal einen Mann sehen würde mit so einem großen Ding.“

Ich hatte einen Fehler gemacht. Ich hatte versucht, sie zu analysieren, ihre Vergangenheit zu erforschen, um herauszufinden, warum sie sich vor Männern fürchtete. Ich wollte, daß sie sich eingestand, daß sie Angst vor Sex hatte, emotionell und geistig. ich war dazu ausgebildet worden, Leuten Einsicht zu verschaffen, und wieder einmal mußte ich lernen, daß sehr alte Leute mit dieser meiner Fähigkeit nichts anfangen konnten. Ich mußte endlich mein Ziel aufgeben, den sehr alten Opfer-Typen zur Einsicht helfen zu wollen. Also kehrte ich zur vielerprobten und bewährten Validationstechnik des Wiederholens zurück. „Ist sein Ding so groß?“, fragte ich ernst. Sie nickte mit großen Augen. Sie bewegte die Finger noch ein Stück auseinander. Ich ging darauf ein:“ Wird er sogar noch größer?“

Bereitwillig sagte sie:“ Ja, wenn er durch die Matratze durch nach mir sticht. Sie können sich vorstellen, was er von mir will.“ Ich nickte. Wir sahen uns an und teilten unsere Gefühle. Der Augenblick war ebenso schnell vorüber, wie er gekommen war. Peg stand rasch auf, mit zurückgezogenen Schultern, und sagte leichthin: „Kommen Sie, gehen wir zurück in den Handarbeitsraum. Wir haben wirklich lange genug geredet. Ich zeige Ihnen das Käppchen, das ich für mein Enkelkind stricke. Meine Kinder leben in Wien, wissen Sie. Sie arbeiten für das Außenministerium.“ Sie hatte von sich aus das Thema gewechselt, erleichtert. Wir trafen uns von da an zweimal pro Woche und jedesmal validierte ich sie. Nach einigen solcher Treffen hörte sie dann auf, mit ihren Freundinnen über den nackten Mann zu sprechen, dieses Thema besprach sie nur mit mir und der Handarbeitslehrerin. Sie wußte, wir würden uns nie über sie lustig machen oder uns von ihr abwenden. Sie vertraute uns. Wir waren für sie die Eltern-Personen, die zuhörten und die verstanden.

Ihre Ängste ließen nach. Wir machten uns Notizen über die Veränderung in ihrem Verhalten. Obwohl wir in den folgenden acht Wochen zweimal Vollmond hatten, sah Peg Harvey keinen nackten Mann. Und wir fragten nie: „Frau Harvey, wie ist es jetzt mit dem nackten Mann unter ihrem Bett?" Wir sprachen jeden Tag fünf bis zehn Minuten lang über andere Dinge, wir wußten, daß es für unsere Beziehung wichtig war. Eines Tages sagte Peg im Vertrauen zu mir: „ Naomi, erinnern Sie sich an den Mann mit den ungepflegten schwarzen Haaren, von dem ich Ihnen erzählt habe?" Ich nickte und vermied sorgfältig ein Lächeln. Ich hatte den Test bestanden, sie fuhr fort: „Wissen Sie, er kommt nicht mehr. Gestern hatten wir Vollmond und er ist nicht gekommen!"

„Das ist ja wunderbar", sagte ich froh. Peg sah mich über den Rand ihrer Brillen hinweg an. „Wollen Sie wissen, was passiert ist?" flüsterte sie.

Ich hielt den Atem an: „Ja!"

„Naja", sagte Peg und machte es sich im Sessel bequem, „schauen Sie manchmal Channel 5 im Fernsehen?" Ich nickte und suchte nach einem Zusammenhang. Aber Peg war eine Geschichtenerzählerin. Ich mußte bis zum Ende warten. „Haben Sie jemals die Lysol-Werbung gesehen?" Sie wartete meine Antwort gar nicht erst ab. „Da gibt es eine Superflasche Lysol. Ganz etwas Spezielles! Man kann es nicht im Supermarkt kaufen, sondern nur direkt bei Channel 5. Stellen Sie sich vor, es hat mich ca 24 Dollar gekostet, ohne Versandkosten, das waren noch mal ca 4 Dollar. Aber das war es mir wert." Peg lächelte, setzte sich noch bequemer hin und wartete. Sie sah mit Genugtuung, daß ich mit angehaltenem Atem darauf wartete, daß sie endlich fortfuhr. „Ich habe die ganze Flasche unter meinem Bett ausgespritzt, und dieser Mann haßte den Geruch. Er kommt nicht mehr!" Peg hatte ihr Gesicht wiedergewonnen. Sie hatte den Mann in die Flucht geschlagen. Aber es sollte nicht für immer sein. Peg mangelte es an Einsicht.

Später in diesem Jahr kam es zu einem Rückschlag. Ihre Tocher in Wien hatte versprochen, in den Weihnachtsferien zu ihr zu fahren. Peg hatte so sehr gehofft, ihre Enkelkinder noch einmal zu sehen, bevor sie starb. Sie zählte jeden Tag und strich sie am Kalender durch. Schließlich waren es nur noch fünf Tage. Am Tag vor dem Heiligen Abend rief ihre Tochter an und sagte ab. Die Familie würde nach Tunesien übersiedeln.
Am Heiligen Abend sah Peg einen Mann nach dem anderen unter ihrem Bett. Der Verlust ihrer Tochter in der Gegenwart hatte die Erinnerung an einen früheren, möglicherweise sexuellen, Verlust wieder aufleben lassen. Wir mußten wieder mit ihrer Validation beginnen. Aber wir mußten nicht wieder am Anfang beginnen, wir hatten Vertrauen aufgebaut. Eine Woche danach, ich hatte das Gefühl, daß Peg sich bei mir gut aufgehoben fühlte, wendete ich die Validationstechnik Nr 5 an, „Sich das Gegenteil vorstellen". Diese Technik ist am wirksamsten, wenn man schon Vertrauen aufgebaut hat.
„Frau Harvey, gibt es Zeiten, zu denen wir Vollmond haben und zu denen Sie *keinen* Mann unter Ihrem Bett sehen?"
Peg hörte auf zu schaukeln. „Ich habe nie darüber nachgedacht. Aber jetzt, wo ich daran denke, fällt mir was ein: erinnern Sie sich noch, wie Sie Dienstag Nacht ihre Zeitung vergessen haben? Es war 10 Uhr und die Tür zu meinem Zimmer war offen. Wußten Sie, daß wir damals Vollmond hatten?" Ich schüttelte den Kopf. Sie fuhr fort: „Aber es war Vollmond. Er war groß und orange, voll mit Löchern. Sie sind ca zehn Minuten bei mir geblieben. Und die ganze Zeit, während Sie da waren, war kein Mann unter meinem Bett!"
Ich hielt den Atem an. Sie nickte, mein Erstaunen tat ihr gut. „Aber", und jetzt kam der Schlag, „sobald Sie wieder weg waren, war er wieder da!"
Ich wiederholte ihre Worte: „Wollen Sie damit sagen, als ich bei Ihnen war, war kein Mann da? Aber als Sie allein waren, kam er wieder zurück?"
Peg starrte mich an. Man hörte die Uhr ticken, langsam verging die Zeit. „Glauben Sie, daß ich einsam bin?" Sie hatte die Verbindung hergestellt. Sie hatte ihre Gefühle mit ihren Bedürfnissen in Verbindung gebracht. Jetzt wußte Sie den Grund für den Mann unter ihrem Bett – Einsamkeit. Aber Peg würde nie Einsicht erlan-

gen in die Ursachen, die hinter ihren Angstgefühlen lagen. Durch diese Validationstechnik aber konnte sie Dinge in Ruhe durchdenken, ohne von ihnen erschreckt zu werden. Als sich sie nach dem Gegenteil fragte, hat das unserer Beziehung gutgetan. Wenn ich sie aber gleich bei unserem ersten Treffen danach gefragt hätte, hätte sie mir wahrscheinlich bissig geantwortet: „Dieser Mann kommt immer bei Vollmond, ganz egal, ob ich allein bin oder nicht!" Ohne Vertrauen zu mir hätte sie nie zugegeben, daß sie einsam war. Ich mußte drei Monate warten, bis sie genug Vertrauen zu mir hatte. Erst dann fühlte sie sich frei genug, an das Gegenteil zu denken.

Gemeinsam stellten wir uns ihrer Einsamkeit. Wir begannen, Erinnerungen hervorzuholen. Peg blies eine Strähne ihres weißen, lockigen Haares aus der Stirn, als wäre sie noch ein Teenager. „Wissen Sie, Naomi, ich war nicht immer einsam. Ich hatte zwar nicht viele Freunde in der Mittelschule, nur einen, aber das reichte. Mein Ehemann war mein erster und einziger Freund. Als wir uns kennenlernten, war er 21 und ich 17. Er kam gerade vom Militärdienst zurück, groß, braungebrannt und er sah so gut aus. Wenn er lächelte, kräuselten sich seine Lippen nach oben. Kurz bevor er starb, hielt er meinen Kopf in seinen Händen, so schaute er mich aus dem Krankenhausbett an. Ziemlich häufig sehe ich seine Augen vor mir, klar und hellbraun, sie umhüllten mich, und ich fühlte mich warm und sicher. Es gab nichts anderes, nur diese sanften, braunen Augen." Peg seufzte voll Verlangen, sie war tief versunken in ihre romantische Erinnerung.

Sie summte die Melodie eines lebhaften Volksliedes. „Wir haben immer zusammen gesungen. Peter sang immer richtig, aber ich konnte nicht nach Noten singen. Aber er machte sich nichts daraus, er liebte mich... Wie oft sind wir nach dem Kino nach Hause gegangen. Den letzten Hügel bis zu unseren Haus sind wir immer gelaufen..."

Sie brach ab, schob ihre Erinnerungen beiseite und sah mich mit leeren Augen an. Ich wußte, daß Peg zu viel Intimität nicht vertrug, daher streichelte ich nicht ihre Wange, sondern berührte sie nur voller Mitgefühl am Arm.

Mit 63 Jahren war sie noch stark genug gewesen, diesen für sie schrecklichen Verlust zu überleben. Vielleicht konnte sie noch so viel Stärke aufbringen, jetzt mit 82 ihre Einsamkeit zu bekämpfen.

Ich wollte, daß sie sich an frühere Methoden erinnerte, mit denen sie ihre Einsamkeit bekämpft hatte. Es war jetzt schon zu spät, sich eine neue Technik anzueignen, aber vielleicht fanden wir eine altbekannte.
„Wie haben Sie nach dem Tod ihres Mannes weitergelebt, Frau Harvey?"
„Ich konnte nicht allein leben, Naomi. Damals habe ich diesen grauenhaften Mann zum ersten Mal unter meinem Bett gesehen. Diesen – sie wissen schon..." Peg sprach jetzt wieder flüsternd, wie immer, wenn sie von dem Mann erzählte. Ich nickte. Peg fuhr fort. „Meine beste Freundin verlor ihren Mann ungefähr zur gleichen Zeit, also zog sie bei mir ein. Wir weinten gemeinsam. Wir haben uns an alles erinnert, was wir gemeinsam erlebt hatten, an den Kindergarten, an unsere Briefe, wie wir unsere Ehemänner kennenlernten. Ihr Mann hieß Tim, sie traf ihn auf einer Party. Er hatte einen Kilt an und sie verliebte sich sofort in ihn. Am Tag sind wir spazieren gegangen und in der Nacht haben wir uns unterhalten. So bin ich darüber hinweggekommen."
Peg Harvey schaute mich mit neu gewonnenem Verständnis an. Ihre Augen fragten und ich antwortete. „Ich würde sehr gerne mit Ihnen den ganzen Tag plaudern, Peg, aber ich bin nur drei Tage pro Woche hier. Glauben Sie nicht, daß sie *hier* eine Freundin finden könnten, die mit Ihnen zusammen Ihr Fotoalbum mit Peters Fotos durchblättern möchte und die sich mit Ihnen über Peter unterhalten möchte?"
Sie nickte. „Bestimmt kennen Sie Sophie Hale, die pummelige, kleine Dame mit den rosigen Wangen, die einen immer mit ihren Nadeln sticht, wenn sie strickt? Sie ist sehr nett, wenn sie ihre Nadeln weglegt, und wenn man sie näher kennt. Ihr Mann starb im gleichen Alter wie Peter. Sie vermißt ihn auch. Sie trägt Photos von ihm unter ihrem Kleid, gleich über dem Herz."
Peg und Sophie blieben Freundinnen, bis Sophie nach drei Jahren starb. Peg starb friedlich, eine Woche nach Sophie, und ohne diesen Mann unter ihrem Bett nach einmal gesehen zu haben.

„Sie bringen mich hier noch um!“

STEWART, DER SICH DAUERND ÜBER ALLES BESCHWERT

Stewart Charkoff war 81 und auf einem Ohr taub. An geraden Tagen trug er sein Hörgerät. An ungeraden schaltete er es einfach aus. Er schaltete *uns* einfach aus. Es machte ihn „krank und müde, mit diesen alten Leuten in diesem Altenheim zu leben, ohne etwas zu tun zu haben“. Arthritis hatte seine Kniegelenke unbeweglich gemacht, und er konnte auch nicht mehr gehen. Er weigerte sich aber strikt, „mit diesem eisernen Gestell auf Rädern“, sein Ausdruck für den Rollstuhl, „herumgeschoben“ zu werden. Er konnte es nicht leiden, „von diesen übereifrigen Dummköpfen herumgeschubst“ zu werden, die immer kamen, um ihn von einem Ort zu anderen zu fahren. Unter Schmerzen richtete sich Stewart auf, jeder Knochen im Leib krachte. Unter Schmerzen griff er nach einem Krückstock, der auf irgendeine vertrackte Weise immer seinem Griff entkam. Er rief nie um Hilfe. Geschickt wie ein Jongleur bewegte er seine arthritischen Finger, um den gebogenen Griff seines Spazierstockes am Fuß des Krückstockes anzubringen. Um auf die Toilette zu gehen, zog er sich hoch und stieß sich ab.
„Herr Charkoff, bitte, Sie sollen nicht allein auf die Toilette gehen. Sie waren jetzt zwei Stunden da drin. Lassen Sie mich doch helfen, Sie ins Bett zu bringen. Es ist drei Uhr früh.“ Die Hilfsschwester machte sich Sorgen. Stewart Charkoff war in den vergangenen zwei Wochen vier Mal von der Toilette gefallen. Er verscheuchte die Hilfsschwester mit seinem Stock. „Verschwinde, du Arschloch. Sie hat Gift in meinen Tee getan, das muß ich loswerden, und wenn es zehn Stunden dauert! Ich werde in diesem Höllenloch nicht sterben. Jetzt verschwinde und laß mich in Ruhe. Ich muß mich um meine Angelegenheiten kümmern.“ Stewart warf die Tür zum Bad zu. Die Hilfsschwester seufzte und beschwerte sich bei der Oberschwester.
Am folgenden Tag beschwerte sich Stewart lautstark im Eßzimmer: „Dieser Tee ist viel zu heiß!“ Die Kellnerin meinte es gut mit ihm und gab ein paar Eiswürfel in seine Tasse. „Was ist das?“ Stewart blickte sie fragend an. „Was haben Sie in meinen Tee getan?“

„Eis. Das ist Eis", erklärte die Kellnerin und wollte schon weggehen, um jemand anderen zu bedienen.
Stewart erwischte sie mit dem gebogenen Griff seines Spazierstokkes am Ellbogen. „Oh nein! So kommen Sie mir nicht davon! Glauben Sie, sie können mir Läuse in meinen Tee geben und dann weggehen?"
Genervt schüttelte die Kellnerin ihn ab. „Ich habe 'EIS' gesagt, nicht 'LÄUSE'„, sagte
sie sehr laut. „Wenn Sie mich noch einmal so grob anfassen, werde ich Sie wegen Körperverletzung melden!"
Stewart blieb hart und schrie: „Hören Sie auf, mich anzuschreien. Ich höre, was Sie sagen. Ich bin nicht taub. Besser, Sie nehmen diese Läuse raus, sonst werde *ich Sie* melden."
Jeder im Heim wollte Stewart loswerden. Sie gaben ihm den Spitznamen „die Drohung". Sie waren regelrecht erleichtert, als die Ambulanz mit ihm ins Spital fuhr. Er hatte versucht, seinen Krückstock zu erreichen, damit er von der Toilette aufstehen konnte, war heruntergefallen und hatte sich schlußendlich die Hüfte gebrochen. „Vielleicht kommt er nie wieder zurück", flüsterten einige Helferinnen schadenfroh. Sie wurden von ihm zu oft und zu sehr gekränkt und konnten für diesen Menschen kein Mitgefühl mehr aufbringen.
Im Spital wurde es mit Stewart Charkoff nur noch schlimmer. Da er jetzt völlig vom Krankenhauspersonal abhängig war, wurde er fordernd. Die Krankenschwester beklagte sich bei ihm: „Sie haben Ihre Hand immer auf der Klingel. Wir können aber nicht ununterbrochen zu Ihnen laufen. Es gibt auch andere Menschen, die wirklich krank sind und die uns brauchen. Wenn Sie bedient werden wollen, stellen Sie sich doch eine Privatschwester ein."
Stewart griff nach dem Telefon. Er rief eine Zeitung an. „In diesem Spital werde ich vergiftet", schrie er. „Die Öffentlichkeit muß wissen, wofür sie zahlt. Ich habe 63 Jahre lang meine Sozialversicherung gezahlt. Ich habe das Recht auf anständige Mahlzeiten und anständige Bedienung. Wissen Sie, was dieses schäbige Spitalszimmer kostet? Das Essen stinkt und außerdem vergiften sie es. Ich hatte noch keinen einzig normalen Stuhlgang, seit ich hier bin."
Der Sozialarbeiter des Krankenhauses rief mich schließlich an und bat um Hilfe. Herr Charkoff hatte keine Kinder. Er hatte auch nie

geheiratet, was niemanden wunderte. Wer könnte es schließlich mit ihm aushalten.
Anders als bei den anderen Krankenzimmern war die Tür zu Herrn Charkoffs Zimmer immer zu. Die Schwestern wollten ihn ausschließen. Aber er klingelte dauernd. Sehr oft ignorierten sie ihn einfach. „Körperlich geht es ihm gut“, erzählten Sie mir. „Geistig, das ist eine andere Geschichte. Wir sind hier auf einer Intensivstation, nicht in der Psychatrie.“
Vorsichtig trat ich ein. Argwöhnisch schaute Stewart Charkoff auf und ließ die Klingel los. Er richtete sich mit seinen Ellbogen auf und starrte mich an. „Sowas, da haben Sie also endlich Ihren fetten Arsch bewegt! Sind Sie gekommen, um nachzusehen, ob ich abkratze? Sie haben sich ja wirklich alle Mühe gegeben, aber ich bin noch nicht tot! Aber keine Angst, noch so ein Essen wie das letzte, dann haben Sie die Leiche. Oder wollen Sie meinen Körper, solange er noch warm ist, damit sie die Organe verscherbeln können? Aber wenn Sie mich weiter vergiften, wird Ihnen mein Körper weder tot noch lebendig nützen!“ Er wartete darauf, daß ich mit ihm zu streiten anfinge. Stattdessen setzte ich mich in die Nähe seines guten Ohres, holte tief Luft, um mich zu konzentrieren und wiederholte, was er gesagt hatte.
„Herr Charkoff, Sie sagen, die Leute hier vergiften Ihr Essen?“ fragte ich.
„Sind Sie taub? Können Sie einfaches Englisch nicht verstehen?“ Stewart Charkoff sah mich verächtlich an, erstaunt von meiner Dummheit. Ich schluckte, zentrierte mich und gestand mir ein, daß mich das gekränkt hatte. Als ich 16 war, hatte mein Vater auch so mit mir gesprochen. Ich überlegte, was wohl Stewarts bevorzugtes Sinnesorgan sein könnte. Vielleicht waren seine Geschmacksknospen beschädigt; bestimmt ein großer Verlust für jemanden, der gerne ißt.
„Herr Charkoff, schmeckt alles hier grauenhaft? Ist es sogar schlimmer als im Pflegeheim?“
„Das Essen dort ist genau gleich schlecht. Ich habe der Zeitung genau erzählt, was hier los ist!“ Sein Zorn ließ bereits nach, er sprach ihn sich von der Seele.
Ich versuchte es mit Validationstechnik Nr 4, „Fragen Sie die Person nach dem schlimmsten Fall“. „Wann ist das Essen am schlechtesten? Beim Frühstück, beim Mittagessen oder beim Abendessen?“

„Das ist eine gute Frage. Der Koch ist ein Genie mit seinen Chemikalien, er bringt es fertig, daß jedes Essen schlechter schmeckt als das vorangegangene. Ich habe schon viele schlechte Köche erlebt, aber dieser hier übertrifft alle."
Stewart Charkoff begann sich zu erinnern. Vorsichtig begann ich seine Vergangenheit herauszufinden. „War Ihre Mutter eine gute Köchin, Herr Charkoff? Hat sie Gulasch mit Paprika gemacht?" Mein Ehemann war Ungar, und er liebte dieses Gericht, daher kam es mir in den Sinn.
„Sie müssen Ungarin sein!" sagte er anerkennend.
„Sie haben ein gutes Gespür für Ungarn", erwiderte ich. „Mein Ehemann ist Ungar, ich nicht. Wurden Sie in Ungarn geboren, Herr Charkoff?"
Er war überrascht, dann nickte er bejahend. „Ja, wenn irgend jemand Ungarn kennt, dann bin ich das."
Behutsam sprach ich weiter, sorgfältig darauf bedacht, nie „warum" zu fragen. Ich wollte diesen argwöhnischen alten Mann nicht erschrecken. Meine Stimme war voll Respekt für die Weisheit dieses alten Mannes, die aus der Erfahrungen eines ganzen Lebens kam. Ich sprach ihn auch immer mit dem Familiennamen an, denn ich wußte, daß Menschen aus seiner Generation nur Kinder und Verwandte mit dem Vornamen anredeten.
„Herr Charkoff, waren Sie ein kleiner Bub, als Sie nach Cleveland kamen?"
„Meine Eltern brachten mich hier her, als ich zehn war. Sie sprachen kein Wort Englisch, aber ich lernte es schnell. Ich bin von Beruf Gartenarchtitekt." Er zog zur Betonung seine Brauen hoch und gab mir so zu verstehen, wie stolz er darauf war.
Ich hob meine Brauen auch, ich ahmte seine Bewegungen genau nach und bemühte mich, ehrlich seinen Stolz nachzuempfinden. Mein Ton war voll Bewunderung.
„Herr Charkoff, wer hat Sie diesen Beruf gelehrt?"
„Mein Vater. Und vor ihm mein Großvater. Wir waren keine Zigeuner. Unsere Familie besaß Land. Wir wußten, was harte Arbeit ist. Sie hätten meinen Vater hören müssen. Jeden Morgen Punkt fünf Uhr, wenn der Hahn krähte, holte er uns aus den Federn."
Stewart Charkoff richtete sich auf, frustriert von seiner gebrochenen Hüfte.

„Es muß hart für Sie sein, im Bett liegen zu müssen, wenn Sie Ihr ganzes Leben lang gearbeitet haben. Das macht Sie zornig, nicht wahr?“ sagte ich und versuchte so seine Gefühle anzuerkennen.
„Das ist eben so!“ sagte er kalt. Seine Stimme wurde flach, bitter und resigniert, und er schaltete mich einfach aus. Wie andere unglücklich orientierte Leute wollte auch Stewart Charkoff nicht mit seinen Gefühlen konfrontiert werden. Er leugnete Gefühle. Er wollte sein Verhalten nicht ändern. Wenn ich ihm jetzt die Folgen seines Handelns vor Augen führen würde, würde ich damit unsere gerade beginnende Beziehung aufs Spiel setzen. Wenn ich ihn bitten würde, die Schwestern und Ärzte nicht mehr zu beschimpfen, würde er mich wahrscheinlich zum Teufel schicken, mit den besten Empfehlungen. Ich steckte fest. Wenn ich dieses erste Gespräch mit einem Mißton beenden würde, konnte es sein, daß es mir später nicht gelingen würde, eine Vertrauensbasis zwischen uns herzustellen. Ich versuchte es noch einmal mit der Validationstechnik Nr 12, „Sprechen Sie das bevorzugte Sinnesorgan der Person an.“ Vielleicht war es bei Stewart Charkoff Hören und nicht Schmecken. Er hatte nicht nur seine Gefühle geleugnet, er hatte auch so getan, als wäre mit seinem Gehör alles in Ordnung. Er hatte mich gefragt, ob *ich* taub wäre. Auch seinen Vater hatte er mit „Hör-Wörtern“ beschrieben. Ich versuchte „seine Sprache“ zu sprechen. Ich verwendete „Hör-Wörter“. „Herr Charkoff, haben Sie immer auf das gehört, was Ihr Vater zu Ihnen sagte?“
Stewarts Stimme hob sich, als er sich erinnerte. „Darauf können Sie wetten! Ich wußte, was mir blühte, wenn ich es nicht getan hätte. Dann war nämlich das Abziehleder von seinem Rasierzeug an der Reihe. Aber er war ein guter Mann. Er wollte nur das Beste für uns. Bis zum heutigen Tag höre ich ihn. Er hat jedem ordentlich eingeheizt, der ihm nicht zuhörte!“ Stewart Charkoffs anerkennendes Lachen steigerte sich zu einem lauten Gelächter, anscheinend erinnerte er sich an einen besonderen Vorfall.
„Was hören Sie ihn gerade sagen, Herr Charkoff?“
„Er sagte der verdammten Lehrerin, sie solle ihre verdammten Hände aus meinen Haaren nehmen.“ Jetzt klopfte er sich vor Vergnügen auf den Oberschenkel.
„Was geschah?“ Ich wollte, daß er weitersprach.
Stewart Charkoff sah mich prüfend an, er war sich nicht sicher, ob es mich wirklich interessierte. Ich bestand die Prüfung, er fuhr

fort. „Einmal pro Woche untersuchte sie unsere Haare nach Läusen. Sie fand welche auf mir und sagte zu allen Kindern: 'Stewart hat Läuse. Geht nicht in seine Nähe, Läuse krabbeln nämlich von einem Kopf auf den anderen.'"

Mit einem Mal wurde seine Stimme ruhig: „Wissen Sie, monatelang ging kein Kind zu mir. Ich war isoliert. Einsam und ausgeschlossen. Die Lehrerin ließ schließlich meine Eltern kommen und sagte ihnen, daß ich Läuse hätte. Mutter schrubbte meine Haare mit Kerosin. Aber mein Vater ging zur Lehrerin und sagte ihr, wohin sie sich ihre Läuse stecken könnte."

Aha. Als Stewart im Speisesaal „Läuse" statt „Eis" gehört hatte, hatte das einen tieferen Grund gehabt. Der Verlust des Gehörs hatte ihn ebenso isoliert wie damals die Läuse in der Schule. Das Gefühl einsam und ausgeschlossen zu sein, war dasselbe. Die Verluste, die er im zunehmenden Maße im Alltag hinnehmen mußte, hatten die Erinnerung an damals und an die Läuse wieder geweckt. Ich möchte es noch einmal betonen: ähnliche Gefühle ziehen einander an. Sie fließen durch die Zeit und verbinden sich. Stewart Charkoff, allein und nutzlos, überwältigt durch den Verlust von allem, was für ihn wichtig war, war zu einem Opfer der Umstände geworden.

In den folgenden fünf Tagen unterhielten wir uns, Stewart und ich. Wir verbrachten jeden Tag zehn wertvolle Minuten miteinander. Mit der Zeit heilte auch seine Hüfte. Wie mir die Krankenschwestern berichteten, hatte er sich allgemein beruhigt, sodaß auch Beruhigungsmittel nicht mehr länger notwendig waren. Im Pflegeheim trafen wir uns weiterhin regelmäßig und unterhielten uns. Um ihm zu helfen, soviel Ärger loszuwerden, wandte ich oft die Validationstechnik Nr 4, die Frage nach Extremsituationen, an.

„Herr Charkoff, was finden Sie am Leben im Heim am schrecklichsten?"

Seine Antwort kam schnell: „Daß ich nichts zu tun habe. Ich sitz' einfach in diesem Stuhl wie ein verdammter Idiot."

Stewart begann sich nach einer Beschäftigung umzusehen. Er wollte arbeiten und war traurig, daß er es nicht konnte. Um ihm zu helfen, diesen Verlust zu ertragen, arbeitete ich mit der Validationstechnik Nr 5, „sich das Gegenteil vorstellen", und Technik Nr 6, „Erinnern".

„Gab es schon einmal in Ihrem Leben eine Zeit, als Sie nicht arbeiten konnten?“ wollte ich wissen.
Stewart dachte sorgfältig nach. „Mein Vater starb während der Depression und ich konnte keine Arbeit finden.“
„Was haben Sie getan?“ fragte ich sanft.
„Ich ging zum Arbeitsamt. Sie haben mich mit einem Trupp Hilfsarbeiter losgeschickt, die Fundamente für ein neues Krankenhaus in Pennsylvania auszuheben. Ich bin Gartenarchitekt, kein Hilfsarbeiter. Mein Vater hätte mich geprügelt, wenn er mich mit der rostigen Schaufel in der Hand gesehen hätte.“ Er klang jetzt verbittert.
Ich gab nicht auf, ich wollte, daß er sich damit abfand, daß er seinen Verlust weniger schwer nahm, daß er die Würde in seinem Leben wiederfand, die es trotz seiner Schicksalsschläge gegeben hatte.
„Haben Sie aufgegeben, Herr Charkoff?“
„Um Gottes Willen, nein! Ich konnte nicht aufgeben. Ich wäre verhungert.“
„Geben Sie jetzt auch nicht auf, Herr Charkoff. Lassen Sie sich nicht verhungern.“ Ich sah ihn an und wußte, daß er verstand, was ich ihm sagen wollte.
„*Ich* laß mich nicht verhungern, es ist die verdammte Köchin in der Küche. Ich kann ihren Dreck nicht essen!“
Ich wiederholte, was er gesagt hatte und versuchte eine kreative Lösung zu finden. „Sie können ihren Dreck nicht essen und Sie wollen nicht hier sein, aber Sie *sind* hier. Glauben Sie, Sie und ich könnten gemeinsam zum Leiter dieses Hauses gehen und uns erkundigen, ob es nicht etwas zu tun gäbe, so wie Sie es damals während der Depression gemacht haben?“
Es dauerte ungefähr sechs Wochen. Ich machte Stewart Charkoff mit unserem Gärtner bekannt. Er war zwar kein Ungar, aber wie Stewart liebte er das Land. Der Gärtner wurde auch Mitglied unseres Validationsteams. Im Frühling half er Stewart hinaus zu einem Fleckchen Land, das in der Nähe des Heimes lag. Von meinem Büro aus hörte ich, wie Stewart zufrieden den Gärtner herumkommandierte: „Hey, Charlie, das ist zu viel Humus. Petunien vertragen nicht so viel!“

ÜBER KOMMUNIKATION MIT ZEITVERWIRRTEN PERSONEN

„Ich bin nicht Dr. Willard.
Der ist gerade auf verlängertem Urlaub!"

DAVID, DER GRAPSCHER

„Ich werde ihn noch wegen sexueller Belästigung anzeigen!" Clara, die Stationsgehilfin, schüttelte den Kopf und preßte die Lippen aufeinander. „Er ist schlicht und einfach ein schmutziger, alter Mann."

„Er ist nicht so schlicht und es ist nicht so einfach", kicherte Linda, ihre Freundin, hinter vorgehaltener Hand, damit die Oberschwester es nicht hörte. Sie war unterwegs zu einem Bewohner, der auf der Toilette saß und um Hilfe gerufen hatte. Die Oberschwester stand vor Clara, sie hatte die Hände auf die Hüften gestützt und schaute ihr in die Augen. Clara wurde rot und wandte den Blick ab.

„Nun?" fragte die Oberschwester knapp.

Clara holte tief Luft, straffte ihre Schultern, sah ihr in die Augen und sagte herausfordernd: „Ich möchte Dr. Willard melden. Er hat zum letzten Mal nach meinem Busen gegrapscht. Er ist unglaublich schnell, das muß man ihm lassen. Wahrscheinlich bringen sie ihnen auf der Uni bei, wo sie zwicken müssen. Das ist Mißbrauch. Ich könnte ihn vor Gericht bringen."

Clara ging voll Zorn wieder an die Arbeit, und die Oberschwester kam zu mir ins Büro. Die Stirn in Falten gelegt, die Brauen zusammengezogen, so saß sie auf der Kante ihres Stuhles. Gemeinsam gingen wir den Akt Dr. Willard durch.

5. Dez. 1989: Dr. David Willard und Frau werden im Pflegeheim aufgenommen. Frau Willard ist zeit- und ortsorientiert. Bei Dr.

Willard wurde die Alzheimer'sche Krankheit diagnostiziert. Sie werden in getrennten Gebäuden untergebracht. Frau Willard gab an, daß sie nicht in der Nähe des Ehemanns sein wolle und auch kein Interesse daran habe, ihn zu besuchen. Sie wollte dazu keine Erklärungen abgeben.

Ich schaute Frau Jenkins an. Sie war schon seit 10 Jahren Oberschwester auf der Alzheimer-Station und kannte die Bewohner und ihre Familien. Ich interessierte mich für Dr. Willards sonstige familiäre Beziehungen. „Kommt ihre Tochter sie regelmäßig besuchen?" fragte ich.

Miss Jenkins hob eine ihrer Brauen und sprach jedes einzelne Wort würdevoll aus: „Die Tochter ist niemand geringerer als Frau Elisabeth Whiting! Naomi, wenn du *sie* nicht kennst, versäumst du was. Noch nie hat mich jemand so herumkommandiert wie sie es tat. *Die* Whitings. Sehr wohlhabend. Immobilien. Frau Whiting kommt jeden Tag ihre Mutter besuchen, und sie sagt mir dann auch immer, was ich für ihren Vater tun soll. Aber sie besucht ihn nie, sie sagt nicht einmal Hallo! Armer Dr. Willard. Naomi, du mußt was unternehmen. Dr. Willard macht Clara, die junge Hilfsschwester, ganz verrückt. Ich mache mir Sorgen, daß sie das alles aufbauscht, und außerdem leidet ihre Arbeit darunter." Mit einem freundlichen Schulterklopfen und einem „Viel Glück" ging sie wieder an ihre Arbeit.

Dr. Willards Stimme kam mir aus seinem Zimmer entgegen. „Komm herein, Süße. Ich hab da was für dich, was dir sicher gefallen wird. Ich kann es genau hineinstecken."

Er saß auf der Bettkante, seine bloßen Füße baumelten über dem Fußboden, und er suchte etwas in seiner Nachttischlade. Ich hatte ganz laut geklopft, weil ich wußte, daß er auf seinem rechten Ohr taub war und daß er sich weigerte, ein Hörgerät zu tragen. Er winkte mir zu, als ich näher kam. Er war zeitverwirrt und wußte daher nicht, daß er mich noch nie zuvor gesehen hatte. Schon hatte er mich in seine Welt eingebaut.

„Mach dir keine Sorgen, Süße, ich werde es später finden. Ich habe genug Zeit." Er zeigte auf den Platz neben sich und klopfte einladend, forderte mich mit einer Kopfbewegung auf, mich doch neben ihn zu setzen.

Ich lächelte, setzte mich auf den Platz, den er vorschlug, und schüttelte ihm zur Begrüßung die Hand. „Ich bin Naomi Feil."

„Süße, ich kann auch eine Meile rennen. Wir tun es zusammen", schnaubte er und rieb dabei unaufhörlich mit seinem Ellbogen meine Brust.
Mit einem steifen Lächeln wiederholt ich: „Mein Name ist Feil." Ich stand langsam auf, ich wollte ihn nicht erschrecken. Meine Stimme war ganz sanft: „Dr. Willard, macht es Ihnen etwas aus, wenn ich mich auf einen Stuhl setze?" Ich setzte mich ihm gegenüber hin.
Er kicherte, sichtlich unberührt von meinem Platzwechsel. „Lächle ein Weilchen mit dem süßen Veilchen", sagte er ein paar mal mit seiner hohen, brüchigen Stimme. Er sah aus wie eine harmlose, neugierige Krähe. Mit seinen dünnen Armen fuchtelte er auf und ab, als ob er fliegen wollte. Dabei legte er den Kopf einmal auf die eine, dann wieder auf die andere Seite und betrachtete mich genau vom Kopf bis zu den Zehenspitzen. David Willard war 93 Jahre alt, aber sein dichtes weißes Haar wies noch viele dunkle Strähnen auf. Seine Nase mit den riesigen Nasenlöchern dominierte sein schmales, knochiges Gesicht. Er saß nach vorne gebeugt da und sah mich mit zwinkernden, braunen Knopfaugen flehend an, so, als wollten sie sagen: „Bitte, nimm mich doch ernst!"
„Dr. Willard, haben Sie nach etwas Wichtigem gesucht, als ich hereinkam?" fing ich an, mit nüchterner, respektvoller Stimme.
Er ignorierte meine Frage, beugte sich ganz nah zu mir und zwickte mich mit der einen Hand in die Wange, während er mit der anderen meinen Nacken streichelte.
„Wie magst du Bananen am liebsten, hm, süßes Schleckermäulchen?" schnatterte er.
Sanft nahm ich seine Hände weg und legte sie auf seine Knie. Ich beugte mich nieder, um in seine braunen Augen zu sehen. Dr. Willard wog zirka 50 kg, und seine Augen waren humorvoll, nicht drohend. Ich fing noch einmal an. „Dr. Willard, wissen Sie, daß mir das sehr unangenehm ist?" Meine Stimme war ganz weich. Wußte Dr. Willard, was er machte, oder waren die Schäden in seinem Gehirn schon so fortgeschritten, daß er sich dessen nicht bewußt war?
„Ich mache dich verlegen, Zuckermäulchen?" Obwohl er teilweise taub war, konnte er meinen Tonfall genau nachmachen. Dann lehnte er sich vertraulich zu mir, wobei er ganz heftig in mein Ohr blies, und sagte, wieder mit seiner eigenen, schnatternden Stimme:

„Ich bin nicht Dr. Willard. David Willard ist in seiner Praxis und arbeitet."

Verblüfft kratzte ich mich am Kopf. Ich brachte ein überraschtes „Oh?" heraus. Dann fragte ich mit sachlicher, respektvoller Stimme: „Wenn das so ist, wer sind dann *Sie*?" und kam mir ein bißchen wie Alice im Wunderland vor.

Er ignorierte meine Frage, legte seinen Kopf auf die Seite, zeigte auf seine Hoden und sagte: „Ich hab hier zwei wunderbare Kokosnüsse, nur für dich, süßes Schleckermäulchen!"

Ich nickte zum Zeichen, daß ich sein Angebot gehört hatte. Plötzlich wurde er ernst, beugte seinen Kopf ganz nah zu meinem und flüsterte: „ David Willard ist ein vielbeschäftigter Mann. Seine Ordinationsschwester vergibt die Termine. Sie müssen mit ihr etwas vereinbaren. Aber ich glaube, Sie sind schon zu spät dran. Er ist schon weg." Dr. Willard schaute weg, stöberte in seiner Schublade und schloß mich völlig aus.

Mit einem Mal fühlte ich mich sehr traurig, niedergedrückt und deprimiert. Versuchsweise fragte ich: „Glauben Sie, daß er jemals wiederkommt?" Dr. Willard blieb stumm. Sein Gehirn informierte ihn nicht länger über seinen körperlichen Zustand. Er wußte nicht mehr, wo er war oder wer er war. Er stand quasi neben sich selbst und sah vor seinen Augen Dr. Willard, den bekannten Chirurgen, im Arbeitsmantel in seiner Ordination. Ohne seine Kontrollen, ohne sein Selbstbewußtsein, ließ er seinem sexuellen Drang freien Lauf und zwickte Frauen oder grapschte nach ihnen, ohne jedes schlechte Gewissen.

„Möchten Sie Ihre Frau sehen?" fragte ich. Dr. Willard hörte auf, herumzusuchen. Ich sah ihm direkt in die Augen. Er wich meinem Blick aus, rutschte von der Bettkante, zog die Lade aus dem Nachtkästchen und schüttete den Inhalt auf den Fußboden. Er schaute unter das Bett, dann in eine Ecke, als nächstes öffnete er den Kasten, alles mit schnellen, wie besessenen Bewegungen. Mich ignorierte er total. Ich sagte Auf Wiedersehen und ging.

Martha Willard, 84, saß aufrecht in ihrem Stuhl. Ihre scharfen, blauen Augen waren kalt. Mit rotlackierten Fingernägeln klopfte sie leicht auf das Nachtkästchen. Ihr gepflegtes Haar war nach der letzten Mode frisiert und exquisit blau-weiß getönt. Portraits ihrer aristokratischen Familie hingen dekorativ an den Wänden; ihre El-

tern, ihre Geschwister und ihre Tochter in silbernen Rahmen lächelten huldvoll. Nirgendwo war ein Bild ihres Mannes zu sehen.
„Sie haben eine sehr schöne Familie, Frau Willard“, eröffnete ich die Konversation.
„Ihre Tochter ist sehr schön. Sie schaut Ihnen ähnlich. Sie hat die gleichen ebenmäßigen Züge.“
„Sie müssen mir nicht schmeicheln. Ich weiß, warum Sie hier sind. Mein Mann macht schreckliche Dinge. Ich habe keine Kontrolle über ihn. Ich bin nicht für ihn verantwortlich. Dieser Mann hat nie auf mich gehört. Jetzt ist es zu spät.“
Ihre Offenheit stieß mich zurück. Ich atmete tief durch und erkundigte mich: „Wie meinen Sie das ‘Es ist zu spät’, Frau Willard?“
Die Antwort kam scharf und klar. „Ich hätte ihn schon im ersten Jahr unserer Ehe verlassen sollen. In 65 Jahren Ehe hat er nicht einen Funken Gefühl gezeigt. Vielleicht kommt alles jetzt erst heraus. Abweisend und kalt, so war er als Mann. Er wollte keine Frau, er wollte nur verheiratet sein, weil man von einem Arzt eben erwartet, daß er verheiratet ist. Er liebte nicht mich, nur seine Arbeit. Er wollte ein Kind, nicht, weil er gerne Vater geworden wäre, sondern weil seine Mutter ein Enkelkind wollte. Jetzt habe ich Ihnen alles gesagt, was Sie wissen müssen. Ich habe nichts mehr zu sagen.“ Sie sah mich an, mit hochgezogenen Brauen, und entließ mich, indem sie ihr Buch wieder aufnahm. Ich ging.
Elizabeth Whiting war schön, aber ihre leuchtenden haselnußbraunen Augen spiegelten ihre Verlegenheit. Ihre Hände zitterten. „Frau Feil“, sagte sie, „Ich möchte ganz offen mit Ihnen sein. Meine Mutter ist in der „Sunshine Villa“ sehr glücklich. Sie hat Freunde gefunden. Sie möchte mit meinem Vater nichts zu tun haben. Ich möchte das Boot nicht zum Kippen bringen. Ich schaue, daß alles paßt, fragen Sie Frau Jenkins. Ich veranlasse, daß seine Anzüge in die Reinigung kommen; der Friseur kommt jeden Tag. Erst vor kurzem hat er ein teures neues Gebiß bekommen.“
„Besuchen Sie ihn oft?“ fragte ich sanft.
Sie wandte schnell den Blick ab und inspizierte ihre Fingernägel. Schließlich sah sie auf. Ihre Stimme zitterte ein bißchen. „Ich kann ihm nicht in die Augen schauen. Mein Vater war nie für mich oder für meine Mutter da. Er war ein berühmter Chirurg, aber als ich beinahe an einer Lungenentzündung starb, war er zu sehr mit seinen Patienten beschäftigt, um nach mir zu sehen. Als Mutter eine

Blinddarmentzündung hatte, starb sie fast. Vater besuchte sie im Spital erst *nach* der Operation. Sogar seine Freunde unter den Ärzten konnten nicht verstehen, warum er nicht alles liegen und stehen ließ, um sich um seine Frau zu kümmern.

Jetzt ist er ein schmutziger, alter Mann. Das ist der Gipfel der Ironie, wissen Sie. Meiner Mutter zeigte er nie Gefühle von Liebe. Ich habe nie gesehen, daß sie sich geküßt hätten. Und ich glaube auch nicht, daß er Affären mit anderen Frauen hatte. Er war immer im Spital bei der Arbeit. Es ist seltsam, daß er jetzt, mit 92, alles herausläßt und einen Narren aus sich macht. Er macht jeden verlegen. Mir tun die Schwestern leid, wirklich. Sie bekommen das meiste ab. Uns gegenüber war er ein verschlossener, gefühlloser Mensch. Mutter blieb nur meinetwegen bei ihm. Ich wünschte, ich wäre damals klug genug gewesen, ihr zu helfen, ihn zu verlassen, als sie noch jung war, ein neues Leben anzufangen. Sie war eine wunderbare Mutter. Ich liebe sie sehr. Ich weiß, wie tief mein Vater sie verletzt hat. Jetzt ist sie darüber hinweg. Sie kümmert sich nicht mehr um das, was er tut." Elizabeth Whitings Stimme brach für einen Moment. „Er kam nie zum Essen nach Hause, außer es gab eine Party für einen befreundeten Kollegen. Wir konnten nicht einmal einen Termin bei ihm in der Praxis bekommen. Ich glaube, er wollte keine Familie. Auf jeden Fall wollte er *uns* nicht." Ihre Stimme wurde kalt. „Ich kann ihn nicht ertragen. Ich kann ihn nicht ansehen. Ich veranlasse, daß seine Bedürfnisse erfüllt werden, für *mein* Wohl, nicht für seins. Er ist mein Vater und das bin ich ihm schuldig."

Ich seufzte. Weder Frau noch Tochter konnten David Willard helfen. Mein nächster Schritt war, mit Clara zu sprechen, der Stationsgehilfin. Clara war sehr hübsch, mit kurzen, schwarzen Haaren und vollen, roten Wangen. Sie war 18 Jahre alt und hatte gerade die Mittelschule beendet. Seit einem Jahr arbeitete sie schon als Hilfsschwester. Ihre Eltern arbeiteten in der ortsansäßigen Lederfabrik, um ihre sieben Kinder durchzubringen. Clara war das mittlere Kind. Sie beschwerte sich, aber es klang nicht so ernst. „Naomi, Sie hätten dabei sein sollen. Sie würden nicht glauben, wie hart dieser kleine Mann zugreifen kann. Wenn sie alt werden, werden einige von ihnen gemein. Dieser Mann hat starke Finger und scharfe Nägel. Er schaut zwar schwach aus, aber wenn er in Fahrt kommt, heißt es aufpassen!"

Ich nickte, ich wußte, was sie meinte. „Haben Sie Angst vor ihm, Clara?" wollte ich wissen.
„Wie würde es denn Ihnen gefallen, wenn Sie jedesmal begrapscht und gezwickt würden, wenn Sie in jemandes Nähe kommen? Er hat eine große Reichweite. Am liebsten wäre mir, Sie würden ihn anbinden oder mit Medikamenten ruhig stellen. Nur weil er nicht schreit oder aus dem Haus davonläuft, heißt das noch lange nicht, daß er harmlos ist." Clara sah mich von der Seite an, um meine Reaktion abzulesen, sie hatte wohl Angst, daß sie zu weit gegangen sein könnte. Ihr Zorn erschien mir zu hoch, verglichen mit David Willards schwachen Versuchen, sie zu verführen. Ich fragte sie ruhig und sachlich-interessiert: „Clara, glauben Sie Dr. Willard weiß, was er tut? Glauben Sie, er hat sich unter Kontrolle?"
„Das können Sie annehmen!" Ihre Stimme klang bestimmt. „Er weiß genau, was er tut. Alle wissen sie das. Ich kann einen schmutzigen alten Mann aus 100 Meter Entfernung erkennen. Ich kenne sie, seit ich ein kleines Mädchen war." Ihre Stimme klang jetzt selbstsicher und überzeugt.
„Haben Sie schlechte Erfahrungen gemacht? Wie schrecklich! Was ist passiert?" war meine spontane Reaktion.
„Wir mußten auf dem Weg zur Schule einen Bahndamm überqueren. Dort waren immer Betrunkene, die uns nachstiegen. Einmal holte mich einer ein. Ich sah den Ausdruck seiner Augen!"
„Clara, sieht Dr. Willard aus wie einer von diesen Männern?"
Clara schaute auf und stellte sich Dr. Willard vor. Sie runzelte vor Konzentration ihre Stirn. „Nein, eigentlich nicht. Er schaut eher wie mein Onkel Stan aus. Er hat die selbe Haarfarbe, weiß, mit vielen dunklen Strähnen, und die selben Hände und Fingernägel. Ich schaue immer auf die Fingernägel. Onkel Stan polierte auch immer seine Fingernägel."
„War Ihr Onkel Stanley für Sie auch abstoßend?" fragte ich sie ruhig.
Clara sah schnell her zu mir, sie schien völlig überrascht. Ihr Mund war vor Schreck offen. Schließlich antwortete sie, langsam und voll bitterem Bewußtsein kamen die Worte heraus. „Ja. Onkel Stanley war genau so ein schmutziger alter Mann wie Dr. Willard." Dann, mit wachsendem Ärger und immer stärkerem Gefühl, spuckte sie die Wörter beinahe aus: „Mein Onkel Stanley hatte den gleichen schleimigen Gesichtsausdruck. Genau wie Dr. Willard.

Immer wenn ich mich gebückt habe, hat er mir unter den Rock gegriffen und mich mit seinen kratzigen, lackierten Fingern betastet und begrapscht. Meine Mutter hat mir nicht geglaubt, als ich es ihr erzählte, weil Onkel Stan der älteste Bruder von Papa war und weil er uns das Geld für unser Haus geliehen hat. Ich habe es nie gewagt, meinem Vater davon zu erzählen. Er hätte mich als eine Lügnerin hingestellt. Ich mußte mich allein beschützen. Naomi..." Sie wollte noch etwas sagen, aber sie brach ab. Ihre Augen wurden finster vor Tränen und traurigen Erinnerungen.

Ich seufzte. Ich mußte daran denken, wie mein unterdrückter Zorn plötzlich ausgebrochen war, als ein verbitterter 80-jähriger Bewohner mich an meinen Vater erinnert hatte. Ich habe den Preis für Selbsterkenntnis auch gezahlt.

Clara war noch in ihren Gefühlen gefangen. Jetzt fing sie wieder an zu sprechen, langsam zuerst, dann jedoch so, als wäre ihr mit einem Mal alles klar. „Ich wußte es nicht, aber Dr. Willard hat den ganzen Zorn, den ich damals wegen der Geschichte mit Onkel Stanley empfunden habe, wieder lebendig gemacht. Ich habe mich so geschämt, ich fühlte mich schrecklich, so verrückt. Ich glaube, es war, weil ich nichts tun konnte; niemand hätte mir geglaubt. Verstehen Sie, Naomi?"

Ich nickte voller Mitgefühl. „Viele von uns machen bei der Arbeit mit sehr alten Leuten so etwas durch, was Sie gerade erleben. Die Bewohner erinnern uns an Personen aus der Vergangenheit, und wir wissen es nicht einmal bewußt. Manchmal verhalten wir uns diesen Leuten gegenüber so, wie wir uns immer unseren Eltern gegenüber verhalten wollten, aber aus irgendeinem Grund nicht konnten. Bei Ihnen war es Ihr Onkel Stanley. Sie konnten ihm damals nicht sagen, er solle Sie in Ruhe lassen, also kommt das jetzt bei Dr. Willard an den Tag. Es ist sehr wichtig, daß wir uns dessen bewußt werden, denn nur so können wir uns ändern. Wir sind alle nur Menschen und haben unsere Fehler, aber wir kämpfen darum, uns selbst zu erkennen, damit wir uns verändern und wachsen."

Wir saßen einen Augenblick still da und sahen uns voll Verständnis an. Clara sprach als erste: „Ich verstehe mich jetzt viel besser. Ich glaube, ich werde von heute an auch mit meinem Freund besser auskommen. Naomi, ich weiß schon, daß Dr. Willard schwere Gehirnschäden hat, daß er die Kontrolle über sein Tun verloren hat und daß er nicht anders handeln kann. Er ist nicht wie Onkel Stanley, er will mir nicht wehtun. Er tut mir sogar ein bißchen leid. Seine Frau kommandiert ständig nur herum und seine Tochter ist hochnäsig. Armer Dr. Willard! Immer wird er nur herumkommandiert." Jetzt sprudelten die Wörter nur so aus Clara heraus.

Ich gab Clara noch eine Nuß zu knacken. „Clara, manchmal laden Menschen, die mit ihren Angehörigen nicht direkt sprechen können, ihren Frust auf das Personal ab. Frau Whiting erscheint ziemlich hochnäsig, aber vielleicht hat sie Angst, daß sie sich nicht wie eine richtige Tochter verhält, deswegen möchte sie sicherstellen, daß das Personal alles tut, was möglich ist. Dadurch hat sie kein schlechtes Gewissen."

Clara verstand sofort. „Also deswegen drängt mich Frau Whithing immer, Dr. Willards Nägel zu pflegen und seine Haare zu bürsten und seine Schuhe zu putzen, obwohl ich ihr schon mindestens tausend mal gesagt habe, daß er mich zwickt, sobald ich mich bücke?" Ich mußte nicht mehr antworten. Clara sprang auf, lächelte und winkte mir im Hinausgehen zuversichtlich zu: „Machen Sie sich keine Sorgen, Naomi, ich werde mit dem 'labilen Willard' ab jetzt schon zurechtkommen."

„Clara, nur noch eine Frage. Hat Dr. Willard eine Freundin?"

Sie kicherte unter vorgehaltener Hand: „Klar hat er. Er läuft hinter Melba Holiday her, als wäre er ihr Hündchen. Mit ihrer Tasche in der Hand trottet er hinter ihr her. Wo sie ist, ist auch er. Sie sehen richtig hübsch zusammen aus. Wissen Sie, sie ist die rundliche kleine Dame mit den großen Brüsten. Man weiß immer sofort, wer da um die Ecke biegt. Gibt´s noch etwas? Mein Freund wartet nämlich auf mich."

„Nein", lächelte ich sie an, „viel Spaß!" Und weg war sie.

Ich nahm Melba Holiday in meine Validationsgruppe auf. Die Teilnehmer saßen bei den Sitzungen eng nebeneinander, sie hielten sich an den Händen, tanzten und wiegten sich. Wir sangen Liebeslieder und sprachen immer auch darüber, daß Menschen Liebe und Zuneigung brauchen. Diese weisen desorientierten sehr alten Menschen halfen einander, das allen gemeinsame Problem der Einsamkeit zu bewältigen. Sie halfen einander, starke Gefühle auszudrücken. Den ganzen folgenden Tag lang sorgte das Personal dafür, daß Melba Holiday neben David Willard saß. Sie hielten sich an den Händen, sie servierte ihm Saft und Kekse; sie tanzten zu-

sammen und berührten einander auf akzeptable Art. Innerhalb von sechs Wochen ließen die Tätlichkeiten Dr. Willards nach. Eine Woche vor seinem Tod besuchte ich ihn. Er saß in gewohnter Weise da: auf der Bettkante, die bloßen Füße baumelten über dem Fußboden und er suchte etwas in seiner Nachttischlade. „Können Sie nicht finden, was Sie suchen, Dr. Willard?“ fragte ich.
David Willard drehte sich um und starrte mich an, er sah mir direkt in die Augen. Dann sagte er einfach, aber voll Überzeugung: „Dr. Willard ist nicht hier. Die Lade ist leer. Ich werde ihn nie finden.“
David Willards Suche nach seiner Identität kam zu spät.

„Ich bin bei mir zu Haus.
Diese Leute gehören nicht hierher!“

MARGARET, DIE MUTTER

„Bethy, komm nach Haus, Liebes!“ weinte Margaret laut. Sie sagte murmelnd zu sich selbst: „Margaret, schrei nicht so laut. Du störst noch die Nachbarn.“ Einen Augenblick später hatte sie das schon wieder vergessen. „Vor einer Minute war Bethy noch da. Ich hoffe, es ist ihr nichts passiert. Sie ist dort um die Ecke gebogen. Vielleicht spielt sie mit ihren Freunden. Ich muß aus diesem Stuhl da rauskommen, aber da ist ein Knopf um meine Hüften. Ich brauche eine scharfe Schere. Wo habe ich mein Nähkästchen hingetan? Warte! Gott sei Dank ist der Knoten nicht zu eng. Ich kann drunter schlüpfen. Ich beeil mich besser, bevor es dunkel wird und Bethy den Weg nicht mehr findet. Ich hätte Mama fragen sollen, ob sie auf sie aufpaßt. Aber sie hat immer so viel zu tun, sie hat keine Zeit für mich oder meine Kinder. *Bethy!* Wenn ich laut genug schreie, hört sie mich vielleicht. So weit kann sie nicht gekommen sein mit ihren kleinen Beinchen. Bethy! Komm nach Hause! Komm jetzt! Es wird schon spät.“
„MAULHALTEN!“ „MAULHALTEN!“ Ein ganzer Chor von Stimmen ertönte, einer machte den anderen nach. „Wenn diese Frau nicht endlich aufhört, werde ich sie in der Zentrale melden“, drohte ein 90-jähriger ehemaliger Abteilungsleiter, während er langsam auf das Schwesternzimmer zuging. Als er endlich ankam, klopfte er

ungeduldig auf die Glastrennwand. Sie sollten etwas dagegen unternehmen.
Susan, die diensthabende Schwester, war ziemlich aufgebracht. „Vier Uhr“, murmelte sie, „und alle spielen verrückt. Besonders diese Margaret. Ich wünschte, sie würden endlich etwas unternehmen, um sie zu beruhigen. Sie macht sich mit diesem Schreien noch ganz fertig.“ Sie wandte sich an Hal, den 90-jährigen, der an die Scheibe klopfte. „Hal, wenn Sie weiter so stark klopfen, zerbrechen Sie noch die Scheibe und verletzen sich“, sagte sie.
Michael, der muskulöse, bärtige Helfer, wischte sich mit dem Handrücken den Schweiß vom Gesicht. Er kam auf die Schwester zu und beschwerte sich: „Es ist viel zu heiß auf der Station. Warum schalten sie die Klimaanlage nicht ein? Und übrigens, ich kann nicht drei Leute auf einmal reinigen, und ich werde Hal nicht baden, Er wiegt 110 kg und allein kann ich ihn nicht heben. Ich muß auf meine Bandscheiben aufpassen.“
Susan nickte. „Können Sie noch Margaret zurück in ihren Stuhl bringen, bevor Sie gehen? Ich werde Hal reinigen. Arme Margaret! Letzte Woche hat ihr ihre Tochter die Puppe weggenommen, und seitdem wird sie immer sonderbarer. Was ist denn so falsch dran, wenn eine 86-jährige Frau eine Puppe hat? Wenn es sie glücklich macht?“
„Sie ist nicht meine Mutter, also hat *mich* die Puppe auch nicht gestört. Aber ihre Tochter stört sie. *Ich* werde mir hier keine grauen Haare wachsen lassen“, sagte Michael mit einem Schulterzucken. „Hey, Margaret! Komm zurück. Du kannst da nicht hinausgehen.“ Michael packte Margaret beim Kragen, als sie versuchte zu entkommen.
„Lassen Sie sie gehen, Michael, die Tür ist abgesperrt“, sagte Susan seufzend und nahm Hal bei der Hand. Sie gingen zur Toilette.
„Ach ja? Warten Sie ab!“ Michael zog skeptisch seine Augenbrauen hoch, ließ Margaret los und verschränkte abwartend seine Arme. Als wäre nichts geschehen, ging Margaret auf die Tür zu, fingerte an der Schließanlage herum, öffnete schließlich die Tür und ging hinaus. Michael sah dem Ganzen verdrossen zu und sagte dann halblaut: „Ich wußte es ja! Sie hat die Kombination herausgefunden. Jetzt ist sie draußen!“
Margaret lief den Gang hinunter, so schnell sie konnte, wobei sie ständig vor sich hin jammerte: „ Bethy ist wahrscheinlich bei ih-

rem kleinen Freund Tommy, drüben auf der anderen Straßenseite.“ Jetzt lief sie geradewegs in einen hölzernen Pfeiler. Ihre Hände betasteten das glatte, kühle Holz.
Vor dem inneren Auge sah sie ihre alte Umgebung, ihre Nachbarschaft. „Diese Bäume waren noch ganz kleine Setzlinge, als wir hierher gezogen sind. Mein Gott, diese Birken wachsen schnell. Naja, Margaret, du lebst allerdings immerhin schon 30 Jahre lang hier. Alles wird älter. So, welchen Weg könnte Bethy gegangen sein?“ Sie folgte einem Geländer, das zum Lift führte. Sie konnte gerade noch den Lift betreten, als sich die Türen schon schlossen. „Sie haben die Straßen hier völlig verändert. Da haben sie eine Allee gemacht. Kein Wunder, daß Bethy sich so oft verirrt. Man weiß nie, was sie als nächstes umbauen. Ich schau vielleicht besser mal in der Chalfantstraße nach, wo Tommy wohnt.“ Mit diesen Worten verließ sie den Lift. Sie steuerte schon auf den Hauptausgang zu, als Michael sie von hinten packte. Margaret schrie: „LASS MICH GEHEN! DU HAST MIR MEIN KIND WEGGENOMMEN. LASS MICH LOS! ICH MUSS SIE FINDEN.“
„Aber Peggy, meine Liebe, ich würde dir doch nie dein Kind wegnehmen. Sie ist in ihrem Bettchen, sicher und warm. Gehen wir zurück, dann kannst du ihr noch etwas vorsingen zum Einschlafen.“ Michael griff nach Margarets Hand und zog sie sanft in Richtung Lift.
Sie riß sich los und säuberte ihren Kragen dort, wo er sie angegriffen hatte. Dann sah sie ihn an, richtete sich auf, so gut sie es mit ihrem krummen Rücken vermochte, und sagte mit erhobenem Zeigefinger: „Ich heiße nicht Peggy, sondern Margaret. Margaret Dowling. Und meine Tochter ist nicht in ihrem Bettchen. Außerdem brauche ich Sie nicht, um mir zu sagen, was ich tun muß. Eine Unverschämtheit, junger Mann! Ihre Mutter sollte Ihnen beibringen, wie man sich Älteren gegenüber benimmt.“ Ihre Lippen bebten vor Empörung. „Keine Manieren!“ Mißbilligend schnalzte sie mit der Zunge.
„Komm schon, Oma, mach mir keine Schwierigkeiten. Ich sollte schon lang zu Hause sein, anstatt hier mit dir meine Zeit zu vergeuden.“ Er hatte seine ohnehin begrenzte Geduld verloren.
Margaret ermahnte sich selbst: „Hör einfach nicht auf diesen jungen Hund. Margaret, du gehst jetzt geradewegs durch diese Tür und findest Beth. Die Sonne ist schon weg und es ist dunkel. Sie

wird sich verirren... Nehmen Sie Ihre Hände weg!" schrie sie, als Michael sie an der Taille festhielt, sie in einen Rollstuhl zerrte, festband und sie mit dem Lift schnell wieder in ihre Station zurückbrachte. Mit den Worten: „Ich geh nach Hause, sie gehört jetzt ganz Ihnen", lud er sie bei der Stationsschwester ab.

Margarets Atem ging stoßweise. An ihrem Hals traten die Adern blau hervor. Voll Wut drohte sie der Schwester mit der Faust: „Ich werde veranlassen, daß man Sie einsperrt, wenn Sie mich nicht sofort aus dem Stuhl lassen!"

Susan drehte Margaret den Rücken zu. Sie hoffte, Margaret würde aufhören zu schreien, wenn man sie ignorierte. Vielleicht könnte eine solche Reaktion Margarets Verhalten verändern.

„HILFE! POLIZEI!" schrie Margaret, so laut sie konnte.

Susan rief den Arzt an, der ein Beruhigungsmittel verschrieb. Zwei Stunden danach holte mich Susan, gerade als ich nach Hause gehen wollte. „Naomi, kommen Sie bitte schnell in die Station. Margaret war völlig außer Rand und Band, also hat Dr. Finch ihr ein starkes Beruhigungsmittel gegeben. Jetzt wacht sie nicht auf und ihre Tochter ist außer sich deswegen."

„Mama, wach auf. Mama, ich bin es, Molly!" Molly Dunne zog sanft, aber beharrlich die Lider ihre Mutter nach oben. Margarets Augen blieben leer. Ihr Kopf war nach vorne gekippt. Sie sah völlig hinüber aus. „Diese Frau da ist nicht meine Mutter. Was haben Sie mit ihr getan? Sie ist ein Zombie!" Mollys Stimme brach. Sie wandte sich von ihrer Mutter ab und sah mich an. Sie wollte eine Erklärung.

„Ich wollte, ich hätte eine Erklärung", sagte ich voll Bedauern. Margaret war schon 86, und in diesem Alter reagiert der Körper sehr schnell auf Medikamente. „Frau Dunne, können Sie mich morgen um vier Uhr nachmittags hier aufsuchen? Ihre Mutter gerät immer um diese Zeit herum außer sich. Wissen Sie vielleicht warum? War vier Uhr nachmittags ein wichtiger Zeitpunkt im Leben ihrer Mutter?"

Frau Dunne hatte sich mittlerweile schon beruhigt und sprach gerne mit mir. „Wissen Sie", sagte sie, „um diese Zeit kamen wir immer von der Schule nach Hause. Mama war sehr streng. Niemand von uns traute sich, auch nur fünf Minuten zu spät zu kommen. Niemand außer meiner Schwester Beth. Sie kam immer

zu spät. Mama hat sich immer Sorgen deswegen gemacht. Arme Mama. Schauen Sie sie jetzt an. Sie sieht wie tot aus.
Am nächsten Tag um vier Uhr war Margaret schon wieder sehr lebendig. „Mama“, sagte Molly eindringlich, „Beth ist eine erwachsene Frau. Sie lebt in Huntsville, Alabama. Sie hat drei Kinder. Du bist schon Urgroßmutter, um Himmels Willen. Du bist 86 Jahre alt!“
Margaret schaute ins Leere und ignorierte ihre Tochter völlig. Sie sagte über Mollys Schulter hinweg: „Diese Frau tut so, als würde sie mich kennen. Am besten, ich beachte sie einfach nicht. Aber irgendwo habe ich sie schon einmal gesehen. Ihr Gesicht kommt mir bekannt vor. Nette Augen. Don hatte die gleichen blauen Augen und blondes Haar wie sie.“ Diese Ähnlichkeiten mit ihrem Mann ließen die Erinnerung an ihn wieder aufleben und ihre Gedanken waren jetzt mit ihm beschäftigt. „Oh Donald, du bist viel zu jung gestorben. Ich wußte, daß du sterben würdest, als du in den Krieg zogst. In Uniform hast du so gut ausgesehen. Ich hatte mir gedacht ‘Donald wird in diesem Krieg sterben. Ich werde ihn nie wiedersehen.’ Und so war es. Beth hat eher meine Augen, klein und flink. Molly ist so wie du. Diese Frau da mit der gackernden Stimme redet mit mir. Sie gackert wie eine Henne, die gerade ein Ei legt. Ich sollte Bethy besser finden, bevor sie sich verkühlt. Ich habe so ein Gefühl, daß ein Sturm aufzieht. Gehen Sie mir aus dem Weg, Fräulein! Ich muß meine Tochter finden!“
„Mama“, sagte Molly gekränkt und frustriert, „ich bin deine Tochter. Ich bin´s, Molly.“ Sie zeigte auf sich selbst.
„Molly ist meine Tochter. Sie ist sicher und im Trockenen. Ich muß Bethy suchen. Sie ist ganz allein in dem Sturm da draußen. Gehen Sie mir bitte aus dem Weg.“ Margaret stieß Molly mit dem Ellbogen in die Rippen.
„Mama, du tust mir weh. Setz dich. Beth geht es gut.“ Mollys Stimme klang jetzt zornig.
Ich ging auf Margaret zu und berührte sie sanft am Genick. Ich ahmte ihren Tonfall und ihren Atemrhythmus nach: „Machen Sie sich Sorgen um Bethy? Was glauben Sie, wird ihr zustoßen?“
„Oh, meine Liebe, sie ist ganz allein da draußen, und es geht ein schrecklicher Sturm. Ihr Vater und ich machen uns solche Sorgen. Sie ist nur ein kleines Mädchen.“ Margaret ging mit hastigen Schritten auf die Tür zu.

Ich bewegte mich so wie sie, berührte sie sanft und spiegelte ihre Gefühle. Um mich in ihren Zustand zu versetzen, dachte ich an jenen Tag, als *meine* Tochter einmal auf die Straße lief und beinahe unter ein Auto kam. „Wohin, glauben Sie, ist sie gelaufen? Wie weit ist sie weg?“ Meine besorgte Stimme paßte zu ihrer Angst.

„Drei lange Blöcke. Ohne Pullover, und draußen hat es nur 3 Grad“, weinte Margaret.

Sie hatte ihre Tochter vor dem inneren Auge und stellte sich vor, wie die kleine Betty durch den Schnee stolperte. „Was hatte sie an, Mrs. Dowling?“ fragte ich und nutzte dabei bildhafte Ausdrücke, um Margarets bevorzugtes Sinnesorgan anzusprechen. Margarets lädierter Sehnerv konnte durch Brillen nie korrigiert werden. Ihre Umwelt war verschwommen. Sie begab sich in ihr Inneres, und bastelte sich wie eine Restauratorin Personen aus der Vergangenheit zusammen.

Margaret bewegte sich mit kleinen, unruhigen Schritten. Ich nahm ihren Rhythmus auf. Sie atmete stoßweise durch ihre Nase. Ich atmete wie sie. Sanft massierte ich mit kreisenden Bewegungen meiner Fingerspitzen ihren Nacken, eine Bewegung, die oft Kindheitserinnerungen weckt. Wir gingen gemeinsam auf die Tür zu. Ich ließ mich von Margaret leiten. Ich wußte, daß der leichteste Druck auf ihren Arm, um sie von der Tür abzulenken, einen Kampf zur Folge gehabt hätte. Sie hätte sich zur Wehr gesetzt und mich weggestoßen, hätte ich versucht, sie zu führen.

Meine Stimme spiegelte ihre Angst und drückte sie in Worte aus. „Glauben Sie, daß sie im Schnee hingefallen ist?“ So gingen wir zusammen, als wären wir nur eine Person.

„Natürlich hatte sie ihre Stiefel an!“ Irritiert von meiner dummen Frage blieb Margaret stehen und sah mich verwundert an. „Ich würde sie nie ohne Stiefel hinauslassen. Für welche Mutter halten Sie mich denn?“ Margarets Stimme brach. Sie dachte über das nach, was sie eben gesagt hatte. Sie packte meinen Arm, hörte mitten im Schritt auf und sagte mit trauriger und leiser, mit belegter Stimme: „ Es war ein Bub. Ich habe ihn neun Monate lang getragen. Die ganze Zeit. Es ging ihm neun Monate lang gut da drinnen. Er hüpfte in meinem Bauch. Ich konnte fühlen, wie er spielte, ich wußte, er war gesund. Er war fertig und in Ordnung und konnte geboren werden. Sie sagten mir, ich müsse mein Baby zurückhalten, bis der Doktor käme. Aber der Doktor kam nicht rechtzeitig.

Mein Baby wollte herauskommen, aber sie hielten mir die Beine zusammen. Mein erster Sohn. Als er endlich herauskam, war er halbtot. Er lebte nur 12 Stunden. Wenn meine Zimmernachbarin ihr Baby stillte, floß auch meine Milch. Der Schmerz durchbohrt mich, aber ich kann nicht weinen. Mein Baby starb. Nach neun Monaten." Margaret sah durch mich durch, sie nahm mich gar nicht wahr. Sie beugte die Finger ihrer rechten Hand, legte die Arme übereinander und wiegte sie zärtlich hin und her, als würde sie ein Baby wiegen. Sie küßte die Rückseite ihrer Hand, sang dabei leise vor sich hin: „Mein Baby, da ist es ja. Schau nur, er hat die gleiche schöne, gerade Nase wie sein Papa. Und meine Augen! Gott sei Dank hat er nicht meine lange Nase bekommen. Er sieht seinem Papa ähnlich. Und schau nur, seine dunklen Haare. Er hat so viele Haare. Die Mädchen hatten nicht so viele. Schsch! Nicht weinen, mein Kleines, nicht weinen. Ich singe dir was vor!"
Margaret drückte „ihr Kind" fester an sich und sang leise und zärtlich. Ihre Augen waren voll Liebe, so saß sie da und wiegte ihr Baby.
Ich saß ihr gegenüber, ganz nah zu ihr hingebeugt, und legte meine Hand sanft auf ihre, ich streichelte sie so, wie sie ihr „Kind" streichelte. „Sie lieben Ihr Baby, Frau Dowling", flüsterte ich. „Sie kümmern sich so sehr um ihre Kinder. Sie möchten gern, daß Bethy in Sicherheit ist. Sie wollen nicht, daß ihr etwas passiert so wie Ihrem Baby. Ist das der Grund dafür, daß Sie sich solche Sorgen machen, wenn es spät wird und sie noch nicht zu Hause ist?"
Margaret Dowling hörte auf, ihre Arme zu streicheln, und sah mir direkt in die Augen. „Ja", sagte sie einfach. Mit einem Schlag wurde ihr wieder alles klar. Angst und Schmerz erfüllten sie. Sie zitterte. „Ich habe Angst, daß Bethy auch etwas passiert wie meinem Neugeborenen." Zuerst kamen nur wenige Tränen, dann immer mehr, bis das Weinen sie schüttelte.
Molly umarmte ihre Mutter und wiegte sie wortlos. Ich konnte in ihren Augen ein erstes Verständnis für den Kummer ihrer Mutter erkennen. Ihre Augen weiteten sich. „Oh, Mama, diese Puppe war dein Neugeborenes, und ich habe es dir weggenommen. Das ist dir jetzt schon das zweite Mal passiert. Ich wußte nicht, daß du ihn so sehr vermißt hast. Du hast nie geweint, als er starb. Dein erster Bub. Ich habe mich oft gefragt, was wohl passiert ist. Du hast uns ja nie erzählt, warum er starb. Und dann kam Beth. Ich war immer

so eifersüchtig, weißt du, weil du dich um sie so viel mehr gekümmert hast. Um mich hast du dir nie Sorgen gemacht. Aber du hast mich immer weinen gehört. Ich *liebe* dich, Mama. Du warst eine wunderbare Mutter für uns."
Unter Tränen lächelte Margaret Dowling jetzt ihre Tochter an. Ihre blauen Augen leuchteten, sie nahm Mollys Kopf in die Hände, strich ein paar Strähnen aus ihrer Stirn und sagte: „Du bist eine wunderbare Tochter." Sie drehte sich zu mir: „Und du bist auch ein nettes Mädchen. Das ist meine Tochter!" Margaret tätschelte meine Wange. „Und wie heißt du, Liebes?" Margaret hatte den Namen ihrer Tochter zwar vergessen, aber sie erinnerte sich an ihr Gesicht. Die 86-jährige Frau hatte soeben 60 Jahre ihres Lebens in 60 Sekunden durchreist.
Mit meiner Hilfe lernte Molly, sich in die Zeit ihrer Mutter einzufühlen. Margaret suchte immer noch täglich um vier Uhr nach Bethy, aber Molly war da, um ihr zu helfen, und notfalls war da auch noch die Puppe.

„Komm herein, alte Streitaxt!"

HARRY, DER SCHLÄGER

„VERDAMMTER HURENSOHN! RAUS AUS MEINEM ZIMMER!" Harry Tross sah mich aus schmalen Augen an, er zeigte mir die Zähne und fuchtelte mit dem Stock vor mir herum. Drohend beugte er sich im Rollstuhl nach vorn.
Instinktiv zentrierte ich mich. Um seinen Zorn spiegeln zu können, stellte ich mir vor, daß ich hilflos auf der Straße stünde, um mich herum schrecklicher Verkehr, und daß ich nicht wüßte, wohin ich mich wenden konnte. „Hassen Sie es, hier festzusitzen, Herr Tross?" fragte ich und paßte mich seinen frustrierten, abgehackten Gesten an, indem ich auf die gleiche Art meine Faust bewegte.
Ein zorniges Brüllen schnitt durch die Luft. „Das geht dich einen Scheißdreck an! Raus!" Harry's Persönlichkeit hatte sich total geändert. Früher war er ein unauffälliger Verkaufsreisender gewesen, der 65 Jahre lang Schreibwaren verkauft hatte. Da seine Frau immer wieder auf ihm herumhackte, fing er an, sein Zuhause zu meiden wie auch seine Vaterpflichten. Seine Tochter hatte Mitleid mit ihm, aber sie besuchte ihn kaum. Seine Frau konnte seine

plötzliche Gewalttätigkeit nicht verstehen. Sie lebte allein in der Gemeinde und wollte mit ihrem früher so zurückhaltenden Mann nichts zu tun haben.
Ich wollte eine vertrauensvolle Beziehung zu Harry Tross aufbauen, damit er seinen Zorn ausdrücken und sich dadurch erleichtert fühlen könnte. Dann könnte er mit anderen Freundschaft schließen, anstatt sich zu isolieren. Ich wußte, daß er ohne Anreiz von der Außenwelt auch zu einem der „lebenden Toten" dieses Heimes werden würde. „Sie sind Ihr ganzes Leben lang herumgefahren, nicht wahr, Herr Tross? In wievielen Staaten haben Sie eigentlich Schreibwaren verkauft?" fragte ich.
Harry schnitt mir eine Grimasse, indem er seine Oberlippe nach oben zog und den Blick auf sein Zahnfleisch freigab: ein rotes Tal mit drei gelben Zähnen. Er sagte: „Du bist seit langem die häßlichste Frau, die ich gesehen habe."
Das saß! Ich zentrierte mich wieder. Mit unsicherer Stimme fing ich wieder an: „Ihr Gebiet umfaßte Ohio und Pennsylvania, nicht wahr?"
Harry Tross preßte seine Lippen aufeinander, lehnte sich vor und sah mich aus schmalen Augen an. Schließlich deutete er mir, doch näher zu kommen. Ich riskierte es, in der Hoffnung, seinen Stock zu erwischen, bevor er mich schlagen konnte. Ich ging zwei Schritte auf ihn zu, beugte mich nieder, um mit ihm auf gleicher Augenhöhe zu sein und streckte langsam meine Hände in Richtung Stuhllehne aus. Wumm! Unfreiwillige Tränen trübten meine Sicht. Ich sprang zurück. Unbändige Wut durchfuhr mich. Meine Hand tat schrecklich weh, jeder Pulsschlag brachte eine Schmerzwelle. Ich atmete langsam ein und aus und zentrierte mich, bis der Schmerz nachließ. Sehr bald würde meine Hand schwarz und blau werden (Das Leben in einem Pflegeheim ist farbenfroh). Mein Sinn für Humor gewann schließlich die Oberhand. Ich sah Harry Tross an. Er sah mich gequält an.
„Verdammter Harry. Hari-kari. Harold Tross, halt dein Maul!" Seine tiefe Stimme rumpelte, sie blieb ihm im Hals stecken. Plötzlich hörte er auf, hielt den Atem an, und es schien mir so, als würde er schrumpfen, als würde er sich buchstäblich in seinem Stuhl zusammenfalten. Sein Kopf fiel nach vorn auf seine Brust, die Schultern zog er zusammen und nach vorn, die Füße preßte er eng an-

einander und zog sie an sich. So saß er da, ein armseliges Exemplar Mensch in einem Rollstuhl.
„Fühlen Sie sich schlecht, wenn Sie Leute verletzen?“, fragte ich und versuchte, seine Gefühle in Worte zu fassen.
Keine Antwort. Harry Tross war nur mehr ein lebloser Haufen Fleisch, beinahe nicht mehr zu sehen. Er drehte seinen Stuhl Richtung Wand.
Harry Tross war das Hauptthema unserer Teamsitzung. Wir zeigten einander unsere „Harry-Tross-Flecken“. Der Krankenpfleger wies uns auf etwas hin: „Mich schlägt er nie. Ich glaube, er schlägt nur Frauen. Weil er seine Frau haßt. Und das kann ich ihm nicht übelnehmen. Sie ist furchtbar!“
Was konnte man tun? Harry Tross war 82 Jahre alt und wog 55 kg, sein körperlicher Zustand erlaubte es nicht, ihm hohe Dosen eines beruhigenden Medikaments zu verabreichen. Mein Rat war: mit Frau Tross sprechen. So konnten wir vielleicht herausfinden, ob sie ihrem Mann helfen konnte.
Helen Tross hatte einen Bart. Sie atmete schwer, sodaß sich die feinen Härchen bei jedem Atemzug bewegten. Ihr schütteres Haar hatte einen orangen Ton, es paßte somit zu ihrem Lippenstift. „Frau Feil, ich lebe fünf Kilometer von hier und habe kein Auto. Ich mußte mir ein Taxi nehmen. Das ist ziemlich beschwerlich für mich, wissen Sie. Ich bin ja keine junge Frau mehr. Ich sage Ihnen lieber nicht, wie alt ich bin, denn Sie würden es mir nicht glauben. Niemand glaubt es! Fragen Sie mich doch!“ Sie lächelte selbstzufrieden und entblößte dabei ein perfektes Gebiß. Ich öffnete schon den Mund, um zu fragen, aber bevor ich noch ein Wort sagen konnte, unterbrach sie mich: „Ich bin fast 80 Jahre alt. Allerhand, nicht wahr? Meine Mutter wurde 98. Das war eine Frau!“ Sie machte eine Pause, sichtlich in Erinnerungen versunken.
Diese Gelegenheit mußte ich nützen: „Frau Tross“, fing ich an, „Ihr Ehemann macht uns Sorgen. Er wird immer gewalttätiger. Wir wissen, daß er auf Beruhigungsmittel sehr schlecht reagiert, daher wollen wir so etwas nicht einsetzen. Können Sie uns vielleicht helfen?“
Frau Tross riß ungläubig die Augen auf: „*Mein* Mann? Gewalttätig? Dieser Mann hat sich vor unserer Katze gefürchtet. Ich habe ihn hierher gegeben, weil er vom Gartentor nicht mehr zurück zum Haustor fand. Er verirrte sich schon, wenn er nur den Müll hinaustrug. Das versteh´ ich gar nicht. Er fürchtete sich so vor Leu-

ten, daß er nicht einmal zur Tür ging, wenn es läutete. Es ist mir völlig rätselhaft, wie er jemals als Vertreter arbeiten konnte. Gottseidank hinterließen mir meine Eltern einiges. Alles, was ich von ihm habe, sind jede Menge Kopfschmerzen. Sie haben mich kommen lassen, damit ich Ihnen mit ihm helfe?“ Helen Tross lächelte verächtlich, warf ihren Kopf zurück und zog ihren Mantel wieder an. „Und ich dachte, sie haben mich gerufen, weil er mir etwas Geld vererbt hat. Können Sie mir ein Taxi rufen?“

Frau Tross war ein Fehlschlag. Jetzt waren wir wieder auf uns selbst angewiesen. Wir versuchten es zunächst mit Verhaltenstraining. Sobald Harry zuschlug oder sonst irgendwie gewalttätig wurde, oder obszön schimpfte, isolierten wir ihn. Sobald jedoch sein Schimpfen oder Schlagen nachließ, belohnten wir ihn mit besonderer Zuwendung und Extranachspeisen. Aber alle unsere Bemühungen waren umsonst. Harold Tross hörte nicht auf, uns zu schlagen.

Mein Herzschlag beschleunigte sich, als ich in der folgenden Woche an seine Tür klopfte.

„Komm herein, alte Streitaxt“, schrie er.

Seine kratzige Stimme verursachte mir ein mulmiges Gefühl im Bauch. Eine kleine, innere Stimme flüsterte: „Jetzt ist nicht der richtige Zeitpunkt. Sag ihm, du kommst später wieder. Du mußt auf die Toilette.“ Ich lächelte, denn ich wußte, aus mir sprach die Furcht. Ich atmete tief ein und aus. Ich entspannte mich, ließ meine hochgezogenen Schultern fallen und schüttelte die Arme aus. Jetzt war ich bereit, Harry Tross zu begrüßen.

Er machte sich über mich lustig und sagte sarkastisch: „Warum geben Sie nicht auf, Lady? Sie können wohl nicht genug von mir kriegen, sie geile Vettel, was?“

„Herr Tross, ich werde mir Ihre Beleidigungen nicht mehr gefallen lassen“, sagte ich ruhig. Meine Stimme klang normal. Ich drehte mich um, um hinauszugehen. Sein Schuh flog an mir vorbei hinaus auf den Gang, er verfehlte mein linkes Ohr nur um Haaresbreite. In den darauffolgenden Wochen versuchten wir es mit verschiedenen Arten von Verhaltenstraining. Harrys Treffsicherheit nahm zu.

Dann holte mich eines Tages eine junge Schwester am Gang ein. „Naomi“, sagte sie zu mir, „wir müssen Harry Tross nicht mehr beruhigen.“ Sie zeigte auf sein Zimmer. „Schauen Sie selbst!“

Ich hielt den Atem an. Harry hatte seinen Kopf in den schmalen Abstand, der zwischen Stuhlrücken und Sitzfläche bestand, hineingezwängt. Seine Arme hingen leblos an ihm herunter. So hatte er sich, für alle sichtbar, selbst bestraft. Er schaute in die Leere, seine Augen waren stumpf. In einem traurigen Singsang sagte er immer wieder: „Hari-Kari. Hari-kari. Halt´s Maul, Harry Tross." Ich beugte mich ganz nah zu ihm hinunter und ahmte sein Lied nach: Jetzt kam Leben in seine Augen, ich glaube, er hat mich in diesem Augenblick zum ersten Mal wirklich gesehen. Seine Augen waren schamerfüllt. Wieder verging ein Moment. Dann begann er zu singen: „Hoch oben im Himmel, junger Flieger! Hoch oben in der Luft, mit dem Kopf nach unten." In seinem Stuhl gefangen, machte er mit seinen Armen Flugbewegungen und gröhlte: „Wir sind die Luftwaffe!" Dann schlug er hart auf den Boden.

„Herr Tross", fragte ich ihn, „fliegen Sie ein Flugzeug?" Ohne jedes Bewußtsein für die gegenwärtige Zeit und den Ort, ohne jede Kontrolle über sich selbst, benützte Harry Tross den Stuhl, um seine Vergangenheit wieder herzustellen.

„Da haben Sie verdammt recht, ich *kann* dieses Flugzeug fliegen. Aber ich kann nicht außerhalb der Maschine fliegen. Ich bin tot, meine Dame! Ich bin letztes Jahr tausend Tode gestorben", sagte er leichthin. „Hari-kari. Das ist der einzige Weg." Er drehte den Kopf und bewegte den Körper heftig vor und zurück. Dabei versuchte er, mit dem Stuhl auf den Boden zu schlagen, so fest er nur konnte.

Ich ging mit ihm in die Knie, ich konnte seinen Kummer fühlen. „Herr Tross, wollen Sie Hari-Kari [eigentlich Hara-Kiri, Selbstmord, Anm. d. Üs] begehen? Schämen Sie sich so sehr?"

„Ja", flüsterte er.

Ich sah, wie sich langsam eine Träne bildete und über sein Gesicht lief. Sanft wischte ich sie weg. Harry schloß seine Augen und weinte. In diesem Augenblick legten wir den Grundstein für unser Vertrauen. Harry wurde der Trommler in unserer Validationsrhythmusgruppe. Wenn er voll Wut mit den Fäusten auf seine Trommel einschlug, wurde er etwas davon los. Es war nie einfach, mit ihm auszukommen, aber er warf nicht mehr mit Schuhen. Er und ich sprachen oft über seine Frau, seine Arbeit, über Dinge, die er bereute. Wir lächelten oft miteinander. Ich habe sehr gern mit Harry Tross gesprochen. Er hat mir die Arbeit verschönert, er hat mir Freude bereitet. Und er überlebte seine Frau.

ÜBER KOMMUNIKATION MIT PERSONEN IM STADIUM DER SICH WIEDERHOLENDEN BEWEGUNGEN

„Ich entwirre die Nudeln in den Spiegeln meines Denkens“

ISOBEL, DIE POETIN

Sie schaute überall hinein, wo etwas drin sein konnte, in Schubladen, Abfallkübel, sogar in die Toilettmuschel. Das Hauskleid, das sie trug, war viel zu groß für sie, es raschelte, wenn sie ging. Die Taschen waren vollgestopft mit allem möglichen Kram. Ihre blassen blaugrünen Augen leuchteten erwartungsvoll, sie wanderten hin und her, sie ließen sich nichts entgehen. Ich beobachtete sie, betrachtete ihre runde, in Stoff gewickelte Erscheinung. Auf einmal verschwand sie hinter dem Vorhang. „Was suchen Sie denn, Frau Blue?“

„Meine Liebe“, sagte sie lächelnd, ihr Gebiß klapperte ein bißchen, „Ich suche das Gestern. Ich muß die Nudeln in den Spiegeln meines Denkens entwirren.“

Ich blinzelte, erstaunt von ihren dichterischen Worten, dann wiederholte ich, was sie gesagt hatte. „Sie entwirren die Nudeln ihres Denkens? Haben Sie sie gefunden?“

„Wenn ich sie gefunden hätte, würde ich sie nicht suchen, nicht wahr?“ flötete sie und tätschelte meine Wange. „Fay, Sie haben den süßesten Geigenmacher, aber Sie haben leider nicht den Fürmann mit Swedlern angefüllt, und genau deswegen können Sie ihn jetzt nicht hedeln.“ sagte sie voll Bedauern und seufzte schwer.

„Macht Sie das traurig?“ wollte ich wissen. Ich verstand zwar nicht, was Isobel mir erzählte, aber ich wollte mit ihr sprechen.

„Meine Liebe, Sie ziehen die Saiten zu fest an.“

„Oh, ziehe ich Ihre Saiten zu stark an? Das tut mir leid.“ Ich dachte mir, vielleicht stellte ich ihr schon zu viele Fragen.
„Tja, meine Liebe, wir spielen alle verschiedene Tunnel. Du kannst nicht die ganze Zeit fiedeln. Dieser Mann da wird deinen Unterband fleckig machen, auch wenn Du ihn noch so hart pitzelst“, sagte sie ängstlich warnend. Ihre Augen wurden schmäler, bis man nur noch grüngefleckte Schlitze sah. Sie preßte die Lippen aufeinander und zerteilte die Luft mit der Hand, als wollte sie etwas schlagen. „Au! Das tut weh!“ schrie sie auf.
Von der anderen Seite des Aufenthaltsraumes rief Isobels ebenfalls verwirrte Zimmernachbarin: „Die hat nicht mehr alle Tassen im Schrank. Sie ist völlig verrückt“, sie zeichnete mit dem Zeigefinger Kreise und zeigte dabei auf Isobel.
„Es ist besser, verrückt zu sein“, kicherte Isobel und klopfte sich dabei auf die Hüften, „dann ist es nämlich egal, was du tust!“ Sie zog an den Vorhängen und bog sich vor Erheiterung.
Die Stationsschwester drohte Isobel mit dem Finger. „Laß die Vorhänge in Ruhe! Das ist sehr schlimm!“
„Ich sag dich meiner Mama!“ schimpfte Isobel zurück und drohte ihr mit der Faust.
„Isobel, Süßes, du bist 88 Jahre alt. Deine Mutter müßte mindestens 110 Jahre alt sein. Liebes, das ist einfach unmöglich.“
Isobel zuckte mit den Schultern. „Gut, *ich* weiß das und *du* weißt das, aber meine Mutter weiß es nicht und es wird ihr gar nicht gefallen, wenn ich es ihr wieder twiedle. Ich hatte gerade so einen wundervollen Tralalatsch mit ihr und meiner Tante, und ich hatte nicht das Herz, sie zu schlägeln. Es würde sie zu hart schlägeln, wenn sie wüßten, daß sie tot sind. Und außerdem...“ Isobel stand kopfschüttelnd da, die Hände auf die Hüften gestützt, „viele alte Leute leben viel länger als junge Leute. Also wanke hinaus! Heute redest du noch, morgen bist du tot!“
Die Stationsschwester verzog das Gesicht und hob beschwichtigend die Hände. Ich suchte eilig nach einem Stift, um Isobels Warnung aufzuschreiben.
Isobel signalisierte mir mit dem Finger, doch zu ihr zu kommen. Sie hätte sich hinter den Vorhängen ein Büro gemacht. Ich schlüpfte schnell durch die Vorhänge und „trat ein“. „Fay, paß auf, wenn du dich mit dem da“ – sie zeigte auf Harry Tross, der in der Nähe von uns in seinem Rollstuhl saß und Servietten in kleine

Stücke riß – „einläßt, wirst du ausgerutschelt." Sie zitterte jetzt.
„Wie meinen Sie das: 'rutscheln', Mrs. Blue?" Ich spiegelte ihren geweimnisvollen Ton.
Isobel führte in der Luft einen Schlag aus und hielt dabei die Finger ganz steif. Ihre plötzliche, gewaltige Bewegung erschreckte sie sichtlich. Sie zitterte und verbarg sich hinter den Falten des Vorhangs.
„Sehen Sie den Mann, der Sie ausgerutschelt hat?" Ich legte einen Arm um sie, um sie ein bißchen zu beruhigen. Sie nickte und hielt mich fest. „Hat er Sie mit der Hand geschlagen?" fragte ich sie und machte ihre Handbewegung nach. Isobels Augen wurden ganz groß. „Mit einer Rute", flüsterte sie mir ins Ohr.
„Oh!" Jetzt dämmerte mir langsam, was Isobel meinte.
Sie hatte aus den Wörtern „mit der Rute schlagen" den Ausdruck „ausrutscheln" gebildet. Sie schob Wörter und Bilder einfach ineinander, ihre Zunge, Zähne und Lippen bewegten sich völlig frei und ungezwungen, sodaß neue Wörter entstehen konnten.
„Hat Ihr Ehemann Sie mit der Rute geschlagen?"
Isobel schüttelte den Kopf, Tränen glitzerten in ihren Augen. „Er bringt mich zum Weinen. Er will, daß ich ganz allein fiedle. Fay, ich kann nicht." Ihre Stimme brach. Sie zog flehend an meinem Kragen. „Ich will ja fiedeln, aber ich kann nicht. Sag es ihm."
„Er wollte, daß Sie fiedeln, aber Sie konnten es nicht?" wiederholte ich. Ich beugte mich nieder und schaute ihr aufmerksam in die Augen. Ich konzentrierte mich nur auf sie. Sie senkte den Kopf.
„Ich kann nicht spielen. Ich kann gar nichts. Er hat die Saiten herausgerissen und die Geige zerbrochen."
„Ihr Vater wollte, daß Sie Geige spielen? Und Sie konnten es nicht, und darum zerbrach er sie?" Meine Stimme fing ihren Tonfall ein. Sanft berührte ich ihre Wange mit meiner Hand und beruhigte sie.
„Mama hat versucht, ihn zu hedeln, aber sie konnte nicht. Fay, das kannst du nicht machen. Es ist eine blühende Erfindung." Isobel sah mich traurig an.
„Eine blühende Erfindung?" erkundigte ich mich.
„*Fließend.* Ihre Augen sind ganz naß. Fays weinen nicht", antwortete Isobel und tätschelte mir die Wange.
„Ist Fay Ihre Mutter?" fragte ich. Isobel sagte zum ganzen weiblichen Personal „Fay".

„Nein. *Fay*. Fay Wray. Fay ist jemand, der alles weiß. Sie kann fiedeln wie eine Falstra."
Ich wußte, daß Fay Wray ein Stummfilmstar war (sie spielte in den King Kong-Filmen, Anm.d.Üs); sie war die Heldin, die immer überlebte. Isobel ging jetzt vom Vorhang weg auf Harry Tross zu. Sie bewegte sich tänzerisch, graziös, mit fließenden Bewegungen. Sie streckte ihm ihre Hände entgegen, die Handflächen nach oben.
„Papa, bitte taddle mich nicht. Ich werde für dich geigen", flehte sie.
„Ja, das wirst du, oder nicht?" brummte er. „Gut, dann geig dich weg; du Hure."
Ich holte schnell die Rhythmusinstrumente für die Gruppe, und wir fanden auch eine Geige für Isobel. In den folgenden Wochen kam es schon manchmal vor, daß sie die Geige hinter dem Vorhang versteckte. Schließlich aber spielte sie immer öfter in der Validationsgruppe. Ich fand nie heraus, was zwischen Isobel und ihrem Vater geschehen war. In der Validationsgruppe, unterstützt von den anderen Teilnehmern, gelang es Isobel, Harry zu sagen, er solle aufhören, sie zu beschimpfen. Bald darauf hatte sie Geburtstag. Bei dem Fest zog sie mich zur Seite und flüsterte mir zu: „Ich bin *auch* eine Fay."

„Ich bin kein Schaf!"

MARY, DIE AUF UND AB GEHT

Wusch! Schwarze Hosenbeine wirbelten an der langen Reihe von Rollstühlen vorbei. Patsch! Die Tennisschuhe verursachten ein dumpfes Geräusch auf dem Linoleum. Szsz... Ein scharfes Zischen warnte unwissende Vorübergehende. Die Hände zu Fäusten geballt, Ellbogen nach außen gerichtet, so rempelte Mary Thomas jeden an, der ihr in die Quere kam.
Sie sah schreckenerregend aus: die Brauen zusammengezogen, die Lippen fest aufeinandergepreßt, den Kopf gesenkt wie ein Stier vor dem Angriff. Sie schaute nie auf. Immer sah sie nur auf den Boden, sogar wenn sie aß. Ganz hoch, mit zitternden, vollen, roten Lippen blökte sie: „Bäh. Bäh. Bäh."
„HALT ENDLICH DEIN MAUL, HURE!" schrie Harry Tross so laut, daß es ihre Schafsgeräusche übertönte.

„Sie ist verrückt. Bringt sie in die Irrenanstalt“, befahl ein ehemaliger Polizist.

Ohne davon Notiz zu nehmen, blökte sie an allen vorüber. Sie war manchmal knapp daran, den anderen mit ihren großen Schuhen auf die Füße zu treten, aber dazu kam es nie. Sie ging immer allein, die anderen hielten immer Abstand: sie stank. Wir konnten sie noch so oft baden, sie stank trotzdem. Aus ihren Kleidern drang ein stechender Geruch nach Schweiß in den Aufenthaltsraum. Das war Schutz genug.

„Naomi“, jammerte Darlene, eine 23-jährige Studentin von mir, die hier ihr Praktikum absolvierte, „ich kann nicht mit Mary Thomas arbeiten, und es ist nicht deswegen, weil sie stinkt.“ Darlene sah meinen zweifelnden Blick. „Wirklich, das macht mir nichts mehr aus. Ich habe einen Spray gekauft, mit Blumenduft, den nehme immer mit, wenn ich hier arbeite.“ Darlene, ein hübscher Rotschopf aus Minnesota, runzelte ihre Sommersprossennase und grinste mich an. „Es ist...“ Sie brach ab, die Finger ineinander verschlungen, nach den richtigen Worten suchend. Sie schaute nachdenklich nach oben. Dann seufzte sie und sagte zögernd: „Es ist nur so... ich... ich kann sie nicht leiden. Ich weiß, daß ich objektiv bleiben muß, aber wie kann ich jemanden gut betreuen, der mir unsympathisch ist?“

„Das ist eine gute Frage.“ Ich nickte voll Verständnis. „Niemand, nicht einmal eine professionelle Sozialarbeiterin, kann alle mögen.“

Darlene grinste mich erleichtert an.

„Was stört dich denn am meisten?“ wollte ich wissen.

Darlene hob nachdenklich den Kopf und stellte sich Mary Thomas vor, wie sie im Aufenthaltsraum auf und ab ging. „Ich glaube, es ist, daß sie nie aufschaut. Es ist so, als ob ihre Augen in der Unterwelt feststecken würden. Wie kann ich sie erreichen, wenn sie nicht erreicht werden will? Sie schaut immer nach unten, sie ignoriert mich!“

„Darlene, hast du jetzt ein Bild von Mary Thomas vor dir? Kannst du auch ihre Füße sehen?“

Darlene wirkte überrascht. „Ja, warum? Sie hat Löcher in den Schuhen, und sie hat mindestens Größe 43.“

„Darlene“, lächelte ich sie an, „du bist wahrscheinlich hauptsächlich ein visueller Mensch. Dein bevorzugtes Sinnesorgan sind die Augen. Träumst du in Farbe?“
Sie nickte. „Ich schau mir einen Farbfilm an, und den stelle ich mir dann vor, bevor ich einschlafe.“
„Das ist großartig!“ Ich bewunderte Darlene für ihre visuellen Fähigkeiten. „Viele von uns haben ein bevorzugtes Sinnesorgan. Um sich etwas vorzustellen, schauen die meisten Leute nach rechts oben. Und du tust es auch! Bevor du eine Frage beantwortest, schaust du auch fast immer nach oben. Bist du dir dessen bewußt?“
Bevor sie antwortete, schaute sie instinktiv auf. Dann lächelte sie und nickte.
„Mary Thomas schaut immer nach unten. Das kann bedeuten, daß sie ihren Tastsinn bevorzugt. Mary Thomas *fühlt* Dinge. Ihr Tastsinn ist wichtig. Sie stampft mit den Füßen, sie scharrt auf dem Boden, wahrscheinlich genießt sie das Gefühl. Mary ist jemand, der die Außenwelt zuerst fühlend wahrnimmt, und erst dann sehend oder hörend.“
Ich wollte, daß Darlene in den Schuhen von Mary Thomas ging, also betrachteten wir gemeinsam ihre Geschichte. Als sie 79 war, stellte man bei ihr Demenz vom Typ Alzheimer fest. Nach dem Tod ihres Ehemannes hatte sie fünf Jahre lang bei ihrem Sohn gelebt, einem Junggesellen. Sie kam vor einem Jahr in die Alzheimer-Station, weil sie ihren Sohn mit dem Besenstiel bedroht hatte. Er gab an, daß sie zunehmend gewalttätiger wurde und gab sie in ein Pflegeheim.
Mary konnte die Mittelschule nicht beenden; sie war das älteste von acht Kindern und wuchs auf einem Bauernhof auf. Malcolm, ihr einziger Sohn, war 58, und er hatte sie nie verstanden. Sie sprach kaum mit ihm. Sie erledigte pflichtgetreu ihre Arbeit: Kochen, Putzen, Waschen, Nähen, Einkaufen. Malcoms Vater war Fabriksarbeiter. Pünktlich jeden Morgen mußte sein Jausenpaket auf dem Tisch sein, und Mary tat immer genau, was man ihr sagte. Malcom erinnerte sich an einen stürmischen Dienstag, als seine Mutter verschlief. Um 5 Uhr 45 morgens sah er schlaftrunken, wie sein Vater Mary aus dem Bett zog, ihr das leere Eßgeschirr unter die Nase hielt und sie schlug. „Danach hat sie es nie wieder vergessen“, versicherte er uns.

Darlene war ganz aufgebracht. „Ist sie denn nie auf Urlaub gefahren oder aus dem Haus gegangen, um Karten zu spielen oder Freunde zu treffen?"
Malcom schüttelte den Kopf. „Sie hatte keine Zeit", sagte er einfach.
„Warum hat sie Sie mit dem Besen bedroht?" wollte Darlene wissen. Sie hatte eine feministische Einstellung, und ihr Mitgefühl für Mary Thomas wuchs.
„Sie hat ein schmutziges Hemd in meinen Kasten gehängt, stellen Sie sich das vor. Sie hat die Flecken am Kragen nicht herausgewaschen. Alles, was ich getan habe, war, es ihr zurückzugeben und zu sagen: 'Mutter! Du solltest alle Flecken rausbekommen. Im Fernsehen zeigen sie dir ja, wie das geht!' Sie spuckte einfach auf mein bestes Hemd und fing an, 'Bäh! Bäh!' zu schreien. Sie hat nicht mehr damit aufgehört. Es hat mich verrückt gemacht. Alles, was ich gesagt habe, war: 'Mutter! Hör auf damit!' Sie fuchtelte nur mit dem Besenstiel vor meinem Gesicht herum. Dann hat sie ihre Schere genommen und mein bestes Hemd in 100.000 Stücke geschnitten. Mein bestes blaukariertes Hemd! Sie zerschnitt es so klein, daß man daraus nicht einmal mehr ein Taschentuch hätte machen können. Sofort danach hat sie mit dem verdammten Auf- und Abgehen angefangen. Tag und Nacht. Vor und Zurück, 'Bäh, Bäh.'" Malcolm trocknete sich die Stirn mit einem schmutzigen Taschentuch. Offensichtlich konnte er keine Frau finden, die seine Mutter ersetzte.
Darlene ging nach oben, um Mary Thomas zu validieren. Mary atmete heftig, ihr Blöken war wie eine Explosion – ausgestoßener Ärger. Darlene, Tochter eines Macho-Vaters, die immer noch Schwierigkeiten mit ihm hatte, fiel es leicht, sich in Mary einzufühlen. Sie spiegelte Marys schnelle, heftige Atemzüge. Sie schritt mit Mary auf und ab und paßte sich dabei genau ihrem scharfen, staccatoartigen Rhythmus an. Wie zwei Stiere stampften Darlene und Mary übereinstimmend den Gang entlang.
„Jetzt sind es zwei", röhrte ein verwirrter Bewohner.
„Steckt doch beide in die Klappsmühle", bettelte der ehemalige Polizist.
Die Stationsschwester gehörte auch zu unserem Validationsteam. Sie wußte, wie wirkungsvoll die Technik des Spiegelns war. Sie gab dem verärgerten Bewohner und dem ehemaligen Polizisten einen

Sack mit Bohnen zur Ablenkung, damit Darlene in Ruhe Marys Verhalten spiegeln konnte; ihren Gang, ihre Atmung, die Art, wie sie ihre Unterlippe hielt, die Tonlage ihres Blökens.

Mary blieb unvermittelt stehen und starrte Darlene an. In Darlenes Augen stand Mitgefühl, entstanden aus geteiltem Leid. Mary schrie auf: „Ich bin *kein* Schaf!" Liebevoll streichelte Darlene Marys Wange. „Nein, Mary", sagte sie sanft, „Sie sind kein Schaf, Sie müssen nicht tun, was die anderen sagen. Sie sind eine Person, Mary Thomas." Ihre Augen trafen sich.

Ganz langsam formten Marys Lippen die Worte: „Eine Person, Mary Thomas."

Es waren ihre ersten Worte seit einem Jahr. Es waren nicht ihre letzten. Mary Thomas ging zwar immer noch auf und ab, aber fast nie mehr allein. Ein Validationsteam begleitete sie zum Rhythmus ihrer Trommel.

ÜBER KOMMUNIKATION MIT UNGLÜCKLICH ORIENTIERTEN UND ZEITVERWIRRTEN MENSCHEN, DIE ZU HAUSE LEBEN

DER HAUSMEISTER, DER POLIZIST, DIE RETTUNGSLEUTE UND THOMAS KONIG

„Herr Konig? Sind Sie da drin? Herr Konig?" Der sonst so ruhige Hausmeister klang nervös. Er spürte, daß Schwierigkeiten in der Luft lagen und klopfte noch stärker. Innerhalb von neun Monaten hatte er gute zwei Dutzend Mal mit dem Mieter von 14B kleine Kämpfe ausgefochten.

„ZUM TEUFEL NOCH MAL, VERSCHWINDEN SIE VON MEINER TÜR, SIE WICHTIGTUER!" donnerte eine tiefe Stimme von drinnen.

Der Hausmeister schluckte seine Angst hinunter. „Herr Konig, Sie haben den Wasserhahn im Bad laufen lassen. Wir müssen ihn abdrehen. Es tropft schon durch die Decke hinunter in Frau Aldersides Zimmer. Bitte machen Sie die Tür auf!"

„Stecken Sie sich Frau Aldertop sonstwohin! Sie kann ein Bad zur Abwechslung ganz gut vertragen, so wie sie durchs Klo heraufstinkt", schrie Herr Konig zurück.

„Herr Konig", sagte der Hausmeister schweißgebadet, aber hartnäckig, „dann muß ich schon wieder die Polizei rufen. Erinnern Sie sich an das letzte Mal? Sie mußten Ihre Doppelschlösser aufbrechen und Ihr Sohn mußte alles bezahlen."

„Na und? Wird auch Zeit, daß dieser elende Kerl zurückzahlt, was ich für ihn getan habe. Ich werde diese Tür *nicht* aufmachen, weder für Sie noch für sonst wen. Also hauen Sie ab!"

Thomas Konig hantierte am Schloß herum und rüttelte an der Tür, um seine Unabhängigkeit klar zu machen. Zum Beweis dafür, daß er ernst meinte, was er sagte, legte er ab und hüpfte in die überfließende Badewanne. Seine 104 kg verursachten eine wunderbare Überschwemmung. Er war Seemann gewesen und er liebte Wasser. „Oh, die Meereswellen rollen und der Sturm, der bläst uns weg, doch wir Seeleute, wir segeln mit dem Wind, und die Landratten, die ..."

Thomas Konig hörte auf zu singen, lehnte sich aus der Wanne und schlug mit dem Stiel seiner Badebürste auf den Boden. Dabei schrie er voll Vergnügen: „Hörst du das, du alte Schachtel? Die Landratten legen sich flach auf den Boden! Also sei still!" Er lächelte, als er versonnen hinunter sah auf seine Nachbarin.

Als er wieder aufblickte, sah er direkt in die Augen eines Polizisten. Der Polizist, resigniert nach 10 langen Jahren, in denen er vergeblich versucht hatte, diesem sturen 80-jährigen Seemann das Gesetz klar zu machen, warnte ruhig: „Sie haben den Frieden ihrer Nachbarschaft genug gestört. Jetzt kommen Sie in psychiatrische Behandlung." Der Polizist wandte sich an die zwei Rettungsleute, die darauf warteten, Thomas Konig aus seinem nassen Element zu holen. „Sie können ihn auch auf die Tragbahre binden, wenn er nicht gehen will!"

Thomas stand auf, das Wasser lief an seinem nackten Körper hinunter. Er bewegte die Fäuste wie ein Boxer. „Geht weg von mir. Ich kümmere mich ja nur um *meine* Angelegenheiten. Warum könnt ihr mich nicht in Ruhe lassen?"

Da er den alten Mann ohnehin nicht festbinden wollte, versuchte es der Polizist mit Logik. „Jede Nacht um zwei Uhr früh bekommen wir Beschwerden über Sie."

„Über mich?" fragte Thomas fassungslos.

Geduldig erklärte der Beamte es ihm: „Gestern Nacht um zwei Uhr in der Früh haben Sie drei Mistkübel auf den Gehsteig geleert. Sie haben Blechkanister aufeinandergedroschen und unanständige Matrosenlieder gesungen, so laut sie konnten."

„Neugierige Leute. Um diese Zeit sollten sie schon längst schlafen und nicht mir zuhören. Warum kümmern die sich nicht um *ihre* Angelegenheiten?" Er schnaubte zornig und verschränkte abwehrend die Hände vor der Brust. „Ich komme nicht aus der Wanne heraus. Keiner wird mich dazu bringen!"

John Dawes, einer der Rettungsfahrer, war ein erfahrener Mann und ein ausgebildeter Validationstherapeut. Er kannte jene Validationstechniken, die man bei solchen unglücklich orientierten alten Menschen anwendet, die immer noch an alten, ausgedienten Rollen festhalten, die unangenehme Gefühle nicht wahrhaben wollen und die die Verluste des hohen Alters nicht ertragen. John wiederholte Herrn Konigs Worte und betonte dabei das Schlüsselwort. „Keiner bringt Sie dazu, etwas zu tun, was Sie nicht wollen, ist das so richtig, Herr Konig?" Johns Stimme klang aufrichtig und respektvoll.

„Verdammt richtig – genau so ist es", stimmte Herr Konig grimmig zu.

„Was möchten Sie tun?" fragte John.

„Mein Bad allein beenden. Ohne solch neugierige Leute wie euch, die ihre Nasen in alles hineinstecken müssen!" fauchte er sie an.

Thomas Konig stand in der typischen Haltung der unglücklich Orientierten in der Wanne: die Fäuste vor der Brust, bereit zuzuschlagen, um sich gegen die Außenwelt zu verteidigen. Tief in seinem Inneren hatte Thomas Konig die Angst davor, die Kontrolle über sich selbst zu verlieren, auseinander zu fallen. Er hatte Angst vor einem Leben, in dem es nichts mehr zu tun gab und vor einem einsamen Tod.

Da John Dawes dachte, daß Thomas Konig Angst vor jeder Intimität hatte und daß er auch vor jeder Gefühlsäußerung zurückschrecken würde, fragte er mit ruhiger, sachlicher Stimme: „Was hassen Sie denn *am meisten,* wenn Leute sich in Ihre Angelegenheiten einmischen?" Er hoffte, daß er Konig mit dieser Frage helfen würde können sich auszudrücken, sodaß seine Angstgefühle nachließen.

„Verdammt, das will ich Ihnen sagen! Wenn Sie mir sagen, was ich tun soll, wenn Sie mich herumkommandieren!"

Jetzt hatte er seinen Zorn ausgesprochen, und seine Stimme war nicht mehr ganz so laut. Er senkte die Fäuste, auch seine Muskeln begannen sich zu entspannen.

„Ist Ihnen das früher auch schon auf die Nerven gegangen?" wollte John wissen. Er ermunterte Herrn Konig, sich an eine frühere, glücklichere Zeit zu erinnern, als er noch im Besitz aller seiner Fähigkeiten war.

„Zum Teufel, nein! Der Kapitän weiß verdammt genau, wie man ein Schiff auf Kurs hält. An Bord eines Schiffes heißt es: Befehl ausführen!"

John reichte dem Mann ein Badetuch. Der alte Mann nahm es gnädig entgegen und stieg aus der Wanne. In Erinnerungen versunken trocknete er sich ab.

John versucht es auch noch mit der Validationstechnik, bei der man nach dem Gegenteil eines Sachverhaltes fragt. „Gab es jemals eine Zeit, in der etwas schiefging? In der jemand etwas falsch gemacht hat?“ fragte er Thomas.

Thomas lachte leise vor sich hin, und wickelte sich in das Badetuch. „Ja, das war schon was. *Ich* hab's getan. Ich war besoffen und habe die falsche Fracht geladen. Wir waren dann irgendwo in der Nordsee mit Unmengen von Gemüse anstatt Krebsen. Es hat mich meinen Offiziersrang gekostet.“

John Dawes nickte voll Mitgefühl. „Haben Sie dann die Seefahrt aufgegeben? Haben Sie dem Kapitän gesagt, er solle sich zum Teufel scheren?“

„Um Gottes Willen, nein!“ rief Thomas Konig entrüstet.

John versucht, Thomas dabei zu helfen, eine Problemlösungsstrategie zu finden, um Alltagsverluste damit besser zu ertragen. „Was haben Sie damals gemacht, Herr Konig?“

Ich habe dem Kapitän erklärt, daß ich betrunken war und einen Fehler gemacht habe. Ich habe ihm auch gesagt, daß ich die Bestrafung wie ein Mann ertragen werde, aber ich habe nie um Entschuldigung gebeten. Ich werde nichts zurücknehmen! Ich werde der alten Wasserfrau da unten nicht sagen, daß es mir leid tut, falls es das ist, was ihr von mir wollt!“

Der Polizist hatte erkannt, daß Thomas Konig sich nur so verhielt, weil er sich verteidigen wollte, und respektierte das. Er versicherte ihm, daß sie das keineswegs von ihm erwarteten und half dem alten Mann so, seine Würde nicht zu verlieren. „Sie müssen sich bei niemanden entschuldigen, aber glauben Sie, könnten Sie einmal versuchen, im Vereinsschwimmbad zu schwimmen und nicht in der Badewanne?“ Der Polizist wußte, daß der Verein Christlicher Junger Männer Senioren sehr gut betreute. Gleich am folgenden Tag nahm er mit den Leuten dort Kontakt auf und bat sie um Hilfe. Thomas Konig konnte sogar der Vereinsband beitreten und dort musizieren, anstatt mitten in der Nacht mit Blechkanistern.

„Ja, das könnte ich tun“, sagte Thomas Konig. Er schüttelte dem Polizisten, den Rettungsleuten und dem Hausmeister noch die Hände und winkte ihnen nach, als sie gingen. Als er die Tür hinter ihnen zumachte, vergaß er sogar, das Doppelschloß zu versperren. Thomas Konig war weiterhin zornig wegen seiner Verluste, aber das nächtliche Lärmen hörte auf. Die Nachbarn hatten immer weniger Gründe sich zu beschweren, sodaß die Polizei nur mehr selten gerufen wurde. Er lebte in seiner Wohnung, bis er starb.

DER BRIEFTRÄGER, DER VERKÄUFER, DER FRISEUR UND MILLIE STONEWALL

„Arme Seele, keine Post an ihrem Geburtstag. Und wahrscheinlich wartet sie in der Kälte auf mich beim Briefkasten." Der Briefträger Rudy rieb sein schmerzendes Knie und stellte sich Millie Stonewall bildlich vor. Beim Gedanken an sie spürte er jedesmal einen Stich im Herz. Verwundert darüber schüttelte er den Kopf. Erinnerte Millie ihn vielleicht unbewußt an seine Mutter, die auch 85 war und alleine lebte? „Vielleicht", überlegte Rudy, „mache ich mir einfach zu viele Sorgen. Aber auch wenn das so ist, ich kann's nicht lassen. Armes altes Ding! 85 Jahre alt, und lebt allein auf dem Hügel da oben. In dem riesigen Haus, und hat nicht einmal eine richtige Heizung." Rudy sah Millie vor sich, mit ihrem weißen Haar, das ihr immer über die Augen fiel und ihrer Schürze, die von den diversen Mahlzeiten schon ganz fleckig war. Jetzt würde sie wahrscheinlich gerade den steilen Hügel hinab zum Briefkasten gehen, um den erhofften Brief von ihrem Sohn zu bekommen. Vorsichtig würde sie sich mit ihren arthritischen Fingern am Geländer festhalten, das ihr Sohn endlich gebaut hatte, damit sie leichter vom Haus zur Straße kam.

„Sie wird von meiner Geburtstagskarte total überrascht sein!" Rudy lachte leise vor sich hin, sein Schnurrbart zuckte dabei, als er sich Millies freudige Reaktion vorstellte. Er sortierte die Post fertig und fuhr dann los, um Millie die Post zu bringen.

Zu dieser Zeit erledigte Millie gerade ihre Einkäufe. Sie wartete schon an der Kassa und wechselte gerade die Einkaufstasche von der einen Seite auf die andere. Ihre Schultergelenksentzündung jagte einen heftigen Schmerz durch ihren Körper. Tapfer blinzelte Millie die Tränen weg und lehnte jede Hilfe ab.

„Bitte, Frau Stonewall, lassen Sie Mike Ihnen helfen. Sie packen einfach alles in den Lieferwagen und er bringt sie dann nach Hause." Die Kassiererin gab dem Gehilfen einen Wink.

„Nein, nein, meine Liebe. Mike hat ohnehin schon so vieles zu tun. Ich kann die Tasche schon tragen, ich bin es gewohnt. Es ist nur meine Schulter, wissen Sie." Jetzt flüsterte sie vor Schmerz. Sie umklammerte die Hand des Kassafräuleins und beugte sich ganz nah an ihr Ohr, um ihr alles haargenau zu erzählen. Die sechs Leute, die hinter ihr in der Schlange standen, beugten sich vor, damit ihnen nur ja kein Wort entginge. „Meine Schulter hat mir so wehgetan, daß ich ganz vergessen habe, grünen Salat zu kaufen. Sie wissen, wie sehr Tweety den grünen Salat liebt. Sie wird so enttäuscht sein. Und ich werde die nächsten drei Tage nicht kommen können, weil die Auffahrt in einem so schlechten Zustand ist. Es ist nur eine Sandauffahrt, müssen Sie wissen, und jedesmal, wenn es regnet, ist alles ganz matschig. Kurz bevor er gestorben ist, haben wir noch darüber geredet, mein Harry und ich, über die Auffahrt, wissen Sie. Ich wollte, daß wir uns die Auffahrt asphaltieren lassen, aber ihm war das zu teuer. Erinnern Sie sich noch an Harry, meinen Mann? Er war Ihr Geographielehrer. Ich glaube, er hat Ihnen eine Eins gegeben, nicht wahr? Er war ein wunderbarer Lehrer, aber er war knausrig. Bei der Auffahrt sparen heißt, an der falschen Stelle sparen, glauben Sie mir!"

Die Frau hinter Millie konnte ihre Ungeduld nicht länger im Zaum halten. „Bitte sehr, gnädige Frau, ich muß meinen Sohn von der Schule abholen und ihretwegen werde ich jetzt zu spät kommen."

Die anderen in der Schlange erkannten mit einem Mal, daß sie sich von Millies Flüstern hatten ablenken lassen. Gegen eine kurze Plauderei an der Kassa hatte niemand etwas, aber das hatte eindeutig zu lange gedauert. Ungeduldig fingen sie an zu murren.

„Oh, das tut mir wirklich leid. Ich werde wohl auf den Salat verzichten müssen. Aber Tweety ißt nur Salat." Das Mädchen an der Kassa war frustriert. Jetzt fing sie schon wieder an! Und in der Tat, völlig unberührt von allen Beschwerden fuhr Millie fort: „Glauben Sie, sie wird Kohl mögen? Ich habe noch einen halben Kohlkopf zuhause. Kohl schaut ja fast wie Salat aus, nicht wahr? Und Tweetys Augen sind außerdem schon sehr schlecht. Kanarienvögel haben allgemein schlechte Augen. Das habe ich irgendwo einmal gelesen, aber ich bin nicht sicher, wo. Vielleicht in einer Naturschutzzeitschrift." Millie wandte sich jetzt an die Frau, die hinter ihr stand, ohne zu merken, daß sie immer hektischer und ärgerlicher wurde, weil nichts weiterging und ihr Schlingel von Sohn aber in der Schule auf sie wartete.

„Frau Stonewall, warum packen Sie nicht in Ruhe ihre Waren ein, während ich den Salat hole?" Mike, der 22-jährige Gehilfe, wußte instinktiv, wie er Millie validieren mußte. Seine ruhige Stimme bestärkte sie. Sie bezahlte und ging mit ihm hinaus. Der junge Mann verstand, daß diese alte Frau den Wunsch hatte, der Welt zu zeigen, daß sie immer noch stark genug war, weil sie ungeheure Angst hatte, ihre Stärke zu verlieren. Er hörte ernst zu, als Millie wieder anfing.

„Es ist nicht für mich, sondern für Tweety", sagte sie. „Wissen Sie, ich habe den Kanarienvogel bekommen als Harry gestorben ist, damit ich nicht so allein bin. Harry haßte Vögel. 'Schäbige, schmutzige Vögel lassen überall nur Dreck zurück und weiß Gott was für Seuchen", sagte Harry immer. Er studierte seltene Seuchen. Er unterrichtete Geographie, wußten Sie das, Mike? Ich bin mir sicher, daß er Ihnen auch einen Einser gegeben hätte, Mike, Sie sind so ein kluger, junger Mann. Wußten Sie, daß Harry an der Mittelschule Geographie unterrichtet hat?"

„Ja, Frau Stonewall. Mein Vater hat mir gesagt, was für ein phantastischer Lehrer Herr Stonewall war. Der beste, den er je hatte."

Mike wußte, daß die 85-jährige kein Kurzzeitgedächtnis mehr hatte, daß sie gar nicht merkte, wenn sie sich ständig wiederholte. Er brachte sie auch nicht in die Verlegenheit, sie darauf hinzuweisen. Er bewunderte sie für ihr immenses Wissen und sah über den Verlust ihres Kurzzeitgedächtnisses hinweg. Daß sie ununterbrochen redete und ständig von einem Thema zum nächsten wechselte, erkannte er richtig als Versuch, ihn zum Zuhören anzuregen. Millie Stonewall war schlicht und einfach einsam. Das mindeste, was er für sie tun konnte, dachte Mike, war doch wohl, ihr ein paar Minuten ungeteilter Aufmerksamkeit zu schenken. Als ältestes von sieben Kindern war er ein guter Zuhörer.

„Wie kam es, daß Herr Stonewall keine Kanarienvögel mochte?" fragte er und ermunterte sie dadurch, ihren Ärger über ihren Ehemann ein bißchen abzubauen.

„Er hatte einmal eine Lebensmittelvergiftung, nachdem er einen Vogel gegessen hatte. Nachher war er nie wieder der alte. Ich durfte kein Geflügel mehr kochen, keine Ente, nicht einmal ein Hühnchen, nichts was Federn hatte. Die Federn waren nämlich dran Schuld. Nachher war er nur mehr ein schlechter Esser. Eigentlich hatte er immer schon einen empfindlichen Magen, schon als kleines Kind." Millie tätschelte Mikes Wange und erging sich in Erinnerungen an Harrys Allergie, sie sprach lang und breit über ihre matschige Auffahrt, über die chemische Zusammensetzung von

Federn und über die Vorteile von Gemüse. Zufrieden darüber, daß dieser junge Mann sich so um sie kümmerte, winkte sie ihm freundlich nach, als er wieder zurückfuhr.
Rudy fuhr zirka zur selben Zeit zu Millies Haus hinauf, sodaß sich sein Wagen und der Lieferwagen fast trafen. Er war ein wenig enttäuscht darüber, daß sie nicht unten beim Briefkasten auf ihn wartete oder ihm den Hügel herab entgegen kam, aber so war es eben. Hilfsbereit wie er war, fuhr er hinauf zu ihrem Haus und half ihr, die Einkaufstasche ins Haus zu bringen. Millie erinnerte sich genau, daß Rudy von Dienstag bis Samstag pünktlich um drei Uhr nachmittags die Post brachte. Sie wußte auch die Feiertage auswendig, wenn es keine Post gab. Ihre Supermarkteinkäufe stimmte sie genau auf diese Zeit ab, sodaß sie immer genau dann nach Hause kam, wenn er die Post brachte.
„Rudy, Sie sind der netteste Mann, den ich kenne. Aber ich kann meine Taschen wirklich sehr gut alleine tragen. Es ist nur die Gelenksentzündung, wissen Sie. Wenn ich zuviel Gewicht in einer Hand trage, sticht es mich. Aber wenn ich absetze und dann mit der anderen Hand weitertrage, geht es wunderbar."
„Heute sind Sie 86 geworden, Millie. Alles Gute zum Geburtstag!" Rudy strahlte sie an, beugte sich zu ihr, um ihr einen Geburtstagskuß zu geben, und überreichte ihr dann die Geburtstagskarte.
Millie Stonewall blieb wie vom Schlag getroffen stehen. Sie starrte Rudy an, sie war schneeweiß im Gesicht. „Rudy, ich bin 68, nicht 86! Sie haben das verwechselt. Heute ist nicht mein Geburtstag. Der ist am 4. September 1906."
„Ja, genau!" Rudy nickte fröhlich. „Und heute ist der 4. September 1992. Schauen Sie, hier ist die heutige Zeitung." Rudy zeigt Millie die Schlagzeilen mit dem Datum darunter.
„Das ist nicht die heutige Zeitung. Ich habe die richtige heute im Supermarkt gelesen, und die hatte ganz andere Schlagzeilen. Rudy, ich glaube, Sie sollten besser zum Augenarzt gehen. Ihre Augen sind nicht mehr so gut wie früher. Auch Harrys Augen ließen nach, als er ungefähr in Ihrem Alter war. Da fangen die ganzen Krankheiten an. Harry hörte nicht auf mich, als ich ihm sagte, er solle das besser vom Arzt untersuchen lassen. Aber er wußte ja immer alles besser. Was glauben Sie, woher seine Diabetes kam? Nicht von seiner Herkunftsfamilie. In seiner Familie hatte noch nie jemand Diabetes."

Rudy wurde still. Auf einmal wurde ihm vieles klar, er sah Millie als das, was sie war – eine alte Frau, die gegen das hohe Alter kämpft und nicht um Hilfe bitten kann; die sich selber etwas vormacht aus Angst, auseinanderzufallen; die ihn geschickt manipulierte, sodaß er immer zur Stelle war, wenn es galt, die Einkäufe zu tragen, ihr die Post vorzulesen, ihre Öfen einzuheizen oder sogar ab und zu am Wochenende Holz für sie zu hacken. Millie war gar nicht hilflos, sie war eine Überlebenskünstlerin.
Niemand kannte Millie so gut wie Rudys Frau Tessie. Sie war 25 lang Millies Friseurin gewesen.
An diesem Abend erzählte Tessie ihrem Ehemann *von ihrem* letzten Zusammentreffen mit der alten Dame.
„Tessie", hatte sich Millie beklagt, „Sie geben irgendwelche Chemikalien in diese Flasche, und deswegen gehen mir die Haare aus. Schauen Sie nur! Auf dieser Seite wird es immer weniger, bald werden da gar keine Haare mehr sein. Dabei hatte ich gesundes, kräftiges Haar, als ich hierher kam." Millie verdrehte den Kopf und, um Tessie die Stelle zu zeigen,beugte sich so weit vor, daß ihre Nase den Spiegel berührte. „Ich hatte immer wunderschönes, volles Haar. Mein 'krönender Abschluß', sagte Harry immer. Wissen Sie, was das heißt, 'krönender Abschluß', Tessie? Das heißt, daß ich immer viele Haare hatte. Aber durch diese Chemikalien gehen sie alle aus, eines nach dem anderen." Tessie verstand Validation. Sie wußte, daß sie auf keinen Fall mit Millie zu streiten anfangen durfte. Tessie war klar, daß Millie Angst davor hatte, eine Glatze zu bekommen. Als Millie sie nach Perücken fragte, wiederholte Tessie ihre Worte. „Glauben Sie, daß einige Chemikalien daran schuld sind, daß die Haare ausgehen?"
Besänftigt nickte Millie. Tessie fragte dann nach dem schlimmsten Beispiel. „Welche Seite ist am meisten betroffen, finden Sie? Die rechte oder die linke?"
„Die rechte", antwortete Millie und beugte sich ganz nah zum Spiegel. Sie schielte nach rechts und hantierte mit den Brillen, um es besser sehen zu können. Dann meinte sie stirnrunzelnd: „Nein, die linke. Die linke Seite ist am schlimmsten. Was sollen wir jetzt tun, Tessie? Können Sie nicht ein anderes Shampoo verwenden?"
Tessie dachte zurück: „Was für ein Shampoo haben wir verwendet, als ihr Haar noch nicht ausfiel? Erinnern Sie sich, Millie?"

„Ich glaube, es war in der gelben Flasche. Das mit dem Balsam drin. Aber ich glaube, sie stellen es nicht mehr her. Es war immerhin schon vor 10 Jahren, oder nicht? Erinnern Sie sich, Tessie? Harry war damals noch am Leben!"
„Was für eine Haarfarbe hatten Sie damals? War es blond oder hellbraun? Mochte es Harry blond?" Tessie fuhr fort, die Vergangenheit zu erkunden, da sie wußte, daß Millie ihren Mann mehr vermißte als ihr Haar. Sie mußte trauern, um weitermachen zu können.
Millie fuhr zwar fort, sich über gewisse Dinge zu beklagen, herumzujammern und ihre Nachbarn für ihre Zwecke einzuspannen. Ihre Vergeßlichkeit wurde immer umfassender, aber die Leute in ihrer Nachbarschaft wie Rudy, Mike oder Tessie halfen ihr dabei, weiterhin allein in ihrem Haus zu wohnen. Ihr Verständnis und ihre sensible Unterstützung hielten ihren Kampfgeist wach. Sie starb nach sechs Jahren, damals 92.

DER DOKTOR, DIE EHRENAMTLICHE HELFERIN VON „ESSEN AUF RÄDERN" UND SAMUEL GOODE

„Entfernen Sie sich freundlicherweise von meinem Kühlschrank, alte Frau!" sagte Samuel Goode, Dr.iur., ehemaliger Professor für Recht, mit schneidender Stimme. Er bebte regelrecht vor Zorn, sogar seine altmodische Krawatte zitterte. Die Adressatin dieser feindseligen Aufforderung war Maureen O'Conell, sie war 63 Jahre alt und arbeitete seit kurzem ehrenamtlich als freiwillige Helferin beim Verein „Essen auf Rädern". Sie zuckte zusammen und verschwand beinahe im Kühlschrank. „Aber, Herr Goode , alles da drin ist verdorben!" Ihre ängstliche, aber vorwurfsvolle Stimme erreichte Samuel Goodes gutes Ohr. „Sie werden noch an einer Lebensmittelvergiftung sterben, wenn Sie diese Milch da trinken. Sie ist *sechs Monate* alt! Und das Fleisch stinkt fürchterlich. Die Eier sind alle verdorben und ..."
Mit seiner Gerichtssaalstimme informierte Samuel Goode Maureen darüber, was er von ihr dachte. „Ich bin *Professor* Samuel Goode und die Eier in meinem Kühlschrank sind nicht verdorben. Das ist eine völlig grundlose Anschuldigung! Was Sie riechen ist Ihr eigener Körpergeruch. Alte Frauen sind bekannt dafür, daß sie streng riechen. Darüber hinaus, gute Frau, sind Sie hier in mein Haus eingedrungen, seien Sie daher so freundlich und entfernen Sie sich

von meinem Grund und Boden. Ich bin ein einflußreicher Mann in dieser Stadt und ich kann leicht veranlassen, daß man Sie einsperrt. Einfach so, verstehen Sie!" Samuel Goode versuchte, mit seinen arthritischen Fingern zu schnippen, aber es gelang ihm nicht. Trotzdem spürte man seine Autorität.

Maureen O'Conell wollte nicht so schnell aufgeben. Ihr Mann war in einem Pflegeheim gestorben, und das konnte sie sich nie verzeihen. Um es irgendwie gutzumachen, arbeitete sie jetzt, in ihrer Pension, als freiwillige Helferin, um alten Menschen so wie dem 88-jährigen Samuel Goode zu helfen, zu Hause bleiben zu können. Jetzt griff sie in den Kühlschrank und holte sechs stinkende, verdorbene Eier heraus und hielt eines nach dem anderen Samuel Goode unter die Nase. Angeekelt hielt Samuel die Luft an, wandte ihr den Rücken zu und griff nach dem Telefon.

„Hier spricht Professor Samuel Goode, Herr Wachtmeister. Hier ist eine Verrückte, die mich bedroht. Ich möchte sie innerhalb von drei Minuten aus meinem Büro haben oder ich zeige sie an." Samuel Goode wartete die Antwort des Polizisten gar nicht ab, legte ruhig den Hörer auf und wartete dann mit vor der Brust verschränkten Armen. Warnend schaute er Maureen an. Sie wurde blaß, aber sie blieb, wo sie war und warf die stinkenden Eier in den Abfall. Jetzt ging er auf und ab, sein Schnurrbart zitterte. „Ich sitze am längeren Ast, Madame! Gleich werden Sie Ihrer Bestrafung zugeführt." Damit griff er nach seinem Stock.

Maureen wußte haargenau, wie es war, mit einem Stock geschlagen zu werden. Ihr Ehemann hatte das jahrelang praktiziert. Sie zog sich sehr schnell an und verließ Samuel Goodes Haus.

„Ich kann nicht mehr dorthin gehen, tut mir leid." Maureen weinte beinahe, als sie es der Koordinatorin von „Essen auf Rädern" erklärte. „Dieser Mann jagt mir Angst ein. Wenn ich dorthin zurückgehe würde er mich schlagen, genau wie mein Mann. Und außerdem weigert er sich sowieso, unser Essen zu essen. Er stopft einfach alles in den Kühlschrank und vergißt es dann. Seine Nachbarn haben mir erzählt, daß er einmal pro Tag zum Chinesen geht. Wenn Sie mich fragen, ist Samuel Goode ein typischer Fall von Alzheimer."

Die Koordinatorin ließ eine Sozialarbeiterin vom Gesundheitsamt kommen. Sie überwies Samuel Goode zum Neurologen Dr. Alan Farley, der einen ganzen Stapel von medizinischen, neurologischen, psychologischen Tests und Untersuchungen mit Samuel Goode durchführen wollte – eben alles, was man für die Erstellung einer Diagnose braucht, wenn der Verdacht auf Alzheimer'sche Krankheit besteht.

„Mein Sohn, ich glaube Ihnen ja, daß Sie mit all diesen Tests ausgezeichnete Resultate erzielen können!" Samuel Goode tätschelte mit väterlichem Wohlwollen die Schulter des 43-jährigen Neurologen. „Aber, junger Mann, glauben Sie nicht, daß Sie den Namen des Präsidenten *selbst* herausfinden sollten? Lesen Sie einfach die heutige Zeitung. Irgendwo wird sein Name schon stehen. Ihr jungen Leute habt eure Initiative verloren, etwas zu lernen. Traurig, aber wahr!"

Al Farley grinste anerkennend, er bewunderte, wie geschickt sich der alte Mann herauswand. Unterbewußt, auf einer sehr tiefen Bewußtseinsebene, wußte Samuel Goode, daß er sich nicht mehr entsprechend verhalten konnte und natürlich wollte er deswegen den Test nicht riskieren. Dr. Farley hatte aber nicht nur Einsicht in seine Psyche, sondern auch in seinen Verstandeszustand erhalten. Er verstand etwas von Validationstheorie und wandte Validation auch in seiner Praxis an. Er erkannte, daß dieser einst so brilliante Anwalt nur deswegen nicht wahrhaben wollte, daß er sein Kurzzeitgedächtnis verloren hatte, weil er nur so seinen Respekt vor sich selbst bewahren konnte. Dieser alte Mann konnte mit Worten meisterhaft umgehen. Samuel Goode konnte und wollte die Fragen des „Wechsler"-Gedächtnis-Tests nicht beantworten. Als Dr. Farley ihn bat, doch von 10 rückwärts zu zählen, gab ihm der alte Mann zurück: „Mein Sohn, wenn Sie wirklich jemals Arzt werden wollen, sollten Sie besser Ihre Mathematikkenntnisse auffrischen!"

Dr. Farley versuchte es noch einmal. „Sie waren Anwalt, nicht wahr Professor Goode? Und Sie haben Recht unterrichtet?"

„Das mache ich immer noch", kam es bissig zurück. „Und ich schätze, ich könnte Sie auch noch das Eine oder Andere lehren."

„Davon bin ich überzeugt", sagte Dr. Farley zustimmend. „Wo leben Sie jetzt, Professor Goode?" Al sprach Samuel Goode immer mit seinem Familiennamen an; ihn mit dem Vornamen anzusprechen, wäre respektlos gewesen.

Sam hatte seine Adresse vergessen, also antwortete er schnell: „Bei meiner Mutter. Sie ist eine alte Dame, mein Vater ist schon tot. Ich war nie verheiratet, also passen wir gegenseitig ein bißchen auf uns auf".

„Professor Goode", Dr. Farley versuchte es jetzt mit Realitätsorientierung, um festzustellen, wie weit die Desorientiertheit des Mannes ging, „Sie wissen, daß Sie jetzt 88 Jahre alt sind. Ihre Mutter ist nicht mehr am Leben."

„Sie lebt noch, aber nur im technischen Sinn", antwortete Goode geduldig.

„Wie alt, würden Sie sagen, sind Sie?" wollte Dr. Farley wissen.

„Über 30", sagte Samuel leichthin.

„Glauben Sie, daß Sie schon 88 sein könnten?"

„Naja", Samuel Goode zwirbelte seinen Schnurrbart und runzelte die Stirn, „ich könnte die Arbeit von 88 Leuten machen, aber ich würde nicht sagen, daß ich 88 Jahre alt bin."

Respektvoll wiederholte Dr. Farley Samuel Goodes Worte. „Sie können die Arbeit von 88 Leuten tun?"

„Natürlich nicht zur gleichen Zeit, verstehen Sie?" Samuel Goode begann, diesem jungen Doktor zu vertrauen. Obwohl er auf einem Ohr taub war, hatte er den Respekt in Dr. Farleys Stimme wohl gehört. „Junger Mann, Sie haben hier alte Stühle. Mein Rücken wird ganz steif vom langen Sitzen."

Mit diesen Worten stand er auf und begann, auf und ab zu gehen.

„Würden Sie bitte diese Geschichte lesen, Professor Goode, und mir nachher sagen, was Sie davon halten?" Al wollte noch einen psychologischen Verständnistest durchführen. Mit der Brille auf der Nasenspitze schaute Samuel Goode auf das Papier, immer noch auf- und abgehend. Dr. Farley wartete geduldig. Plötzlich streckte sich Samuel Goode, räusperte sich und hielt dem Doktor den Zettel unter die Nase.

„Mein geschätzter Herr, Ihre Ausführungen sind zwar sehr interessant, haben aber auf die Glaubwürdigkeit des Zeugen keinen Einfluß. Diese angeführten Paragraphen sind in diesem Fall irrelevant. Ich bin dafür, mit den Formalitäten aufzuhören. Lassen Sie uns endlich diesen Fall rechtmäßig abschließen, natürlich unter Berücksichtigung eventueller zukünftiger Erkenntnisse."

„Ich höre Sie klar und deutlich", antwortete Dr. Farley, der aufmerksam zugehört hatte. „Sagten Sie, daß die Tests keine Auswirkungen auf diesen Fall haben?" Samuel Goode lächelte und nickte. Dr. Farley wurde nachdenklich. „Die Tests sind irrelevant, weil Sie Ihr Wissen nicht messen können."

„Mein Sohn, ich habe Ihnen schon gesagt, daß ich Sie das Eine oder Andere lehren könnte." Samuel war hochzufrieden mit sich selbst. Er fügte hinzu: „Aber Sie lernen schnell, das muß man Ihnen lassen."

„Ihre Studenten durften sich glücklich schätzen, Professor Goode. Wären Sie zukünftigen Kontakten mit jemandem, der von Ihrem Wissen profitieren könnte, abgeneigt?"

„Ich hatte nie Kinder," sagte Samuel. „War zu beschäftigt ein Top-Anwalt zu werden. Es würde mich nicht stören, ab und zu einen jungen Menschen um mich zu haben." Dieses Eingeständnis machte ihn verlegen, er blickte auf den Boden. Dr. Farley nickte voll Mitgefühl. Da Samuel Goode zeitverwirrt war, begannen seine Kontrollen nachzulassen. Seine Gefühle brauchten ein Ventil. Samuel Goode brauchte eine validierende Betreuungsperson, der er vertrauen konnte, jemanden, mit dem er gemeinsam in Erinnerungen kramen konnte und mit dem er über seine Ängste und unerfüllt gebliebenen Wünsche reden konnte. Eine auf Validation aufgebaute Beziehung könnte verhindern, daß sich Professor Goode ins Stadium der sich-wiederholenden-Bewegungen zurückzog. Mit Hilfe von Validation würde er bis zu seinem Tod kommunizieren können.

„Professor Goode, sehr wahrscheinlich werde ich Sie in der nächsten Zeit nicht treffen können, aber ich habe einen Kollegen, der sehr viel von Ihnen lernen könnte. Wären Sie damit einverstanden, daß er Sie regelmäßig aufsucht?"

Dr. Farleys Stimme klang aufrichtig und respektvoll.

„Keine Einwände", Samuel Goodes Stimme zitterte. Die zwei Männer schüttelten einander die Hände. Professor Goode ging aufrecht und stolz hinaus.

Jeden Freitag von 15 bis 17 Uhr sprach Samuel mit einem in Validation ausgebildeten Sozialarbeiter über seine Erinnerungen. Gemeinsam betrachteten sie seine Erfolge und Mißerfolge. Sie lachten über Richter, machten sich über gegnerische Anwälte lustig und bewunderten Samuel Goodes Schachzüge. Professor Goode bewahrte keine verdorbenen Eier mehr in seinem Kühlschrank auf. Er ließ sich auch dazu überreden, Mahlzeiten vom neuen „Essen auf Rädern"-Helfer entgegenzunehmen. Er starb mit 91 zu Hause.

TEIL 3

Gruppenvalidation

Wie wertvoll Validation als Methode der Kommunikation mit desorientierten Hochbetagten war, stellte sich 1963 in Gruppensitzungen heraus. Viele desorientierte sehr alte Menschen profitieren stärker von der Teilnahme in einer Validationsgruppe als von einer individuellen Validation. Validationsgruppen können an vielen Orten zusammengestellt werden, dazu gehören etwa Pflegeheime, Tagespflegezentren, Kleingruppenheime, Seniorenklubs und auch Privatwohnungen. Gruppen können sowohl von professionellen Betreuern als auch von Ehrenamtlichen geleitet werden, die Voraussetzung ist in jedem Fall eine Ausbildung in Validation.

WIE MAN EINE VALIDATIONSGRUPPE AUFBAUT

DER WERT EINER VALIDATIONSGRUPPE

Sehr oft ist eine Gruppenvalidation viel wirkungsvoller als eine Einzelbetreuung, besonders für sehr alte Menschen, die zeitverwirrt sind bzw im Stadium der Sich wiederholenden Bewegungen. Dafür gibt es viele Gründe:

- Eine Gruppe produziert Energie und verhindert ein Sich-Zurückziehen.
- Eine Gruppe verstärkt und verlängert die Aufmerksamkeit ihrer Teilnehmer.

Desorientierte sehr alte Menschen können sich nur mehr sehr schwer konzentrieren und verlieren zudem die Fähigkeit, zu sprechen. Daher können individuelle Validationen auch 5 bis maximal 15 Minuten lang dauern. Eine Validationsgruppe hingegen bleibt für ungefähr eine Stunde zusammen, und in dieser Zeit treten die einzelnen Teilnehmer miteinander in Interaktion.

- Eine Gruppe hilft dem Teilnehmer bei der Lösung von Problemen und regt die gegenseitige Hilfsbereitschaft an.
- Eine Gruppe bietet den einzelnen Teilnehmern die Möglichkeit, bekannte soziale Rollen, Arbeitssituationen und Familienbeziehungen wieder herzustellen.

Sich Bewegen, Singen, Sich Berühren, Sprechen, Probleme lösen usw stellt einen Gruppenzusammenhalt her. Statt Rückzug kommt es zu Anteilnahme. Im Gruppenablauf entsteht ein gewisser Rhythmus: ein erwartungsvoller Anfang, ein Mittelteil, in dem alle Teilnehmer auf einen gewissen Zweck hin arbeiten und ein Ende, bei dem man sich voller Freude auf das nächste Treffen vorbereitet.

- In einer Gruppe drücken sich die Teilnehmer verbal und nonverbal aus. Oft stimuliert die Gruppe soziale Kontrollen. Desorientierte sehr alte Menschen werden dazu motiviert, ihr negatives Verhalten (zB Auf- und Abgehen, Klopfen und Schlagen, Schimpfen) zu kontrollieren, weil sie in einer Validationsgruppe leichter ihre Würde wiedererlangen.
- Eine Gruppe hilft den Teilnehmern, wieder ein Selbstwertgefühl zu haben, weil sie merken, daß andere ihnen zuhören und sie respektieren. Sie fühlen sich auch wieder unabhängig bzw selbständig, wenn sie ihre Gruppenrollen ausüben.

Die Ziele einer Validationsgruppe sind:

1. Interaktion anzuregen
2. die Teilnehmer dazu anzuregen, soziale Rollen anzunehmen
3. Gefühle wie Wohlbefinden und Glücklichsein zu vermitteln
4. soziale Kontrollen zu entwickeln
5. Verbalverhalten zu fördern (Feil, 1992b).

WEM NÜTZT GRUPPENVALIDATION?

Maßgeblich für den Erfolg einer Validationsgruppe ist die richtige Auswahl der Gruppenmitglieder. Mangelhaft oder Unglücklich orientierte Leute, die Angst vor Gefühlen haben und sich fürchten ihr Kurzzeitgedächtnis zu verlieren, gehören *nicht* in eine Validationsgruppe, denn Gefühle werden dort sehr frei ausgedrückt und Gruppenmitglieder passen sich oft sozialen Rollen nicht an. Unglücklich orientierte Leute profitieren viel eher von einer *Realitäts-Gruppe*, bei der kein Wert darauf gelegt wird, ob die Teilnehmer das Datum oder den Wochentag kennen. *Beschäftigungs-Gruppen*, die bewußt Gefühle nicht aussprechen – also Tagesereignis-Gruppen; ein Bewohner-Klub, der Veränderungen bezüglich Ernährung oder Verwaltung berät; eine Back-, Mal-, Musik- oder Blumenschmuck-Gruppe; eine Remotivitationsgruppe; eine Erinnerungsgruppe, die Gefühle bewußt nicht näher untersucht – sie alle können einem unglücklich orientierten Menschen helfen.
Bevor man einen unglücklich orientierten Menschen in eine Gruppe aufnimmt, ist es sehr wichtig, daß die Betreuer in Einzelsitzungen eine vertrauensvolle Beziehung zu ihm aufbauen. Wenn

ein unglücklich orientierter Mensch ein typischer Beschuldiger ist, kann er ihm Gleichgestellte sehr leicht kränken und vertreiben. Die Betreuer müssen einem solchen Teilnehmer daher sehr oft Einhalt gebieten bzw ihm Grenzen setzen, da nur so eine Beziehung bewahrt werden kann. Wenn der unglücklich orientierte Mensch den Betreuern vertraut, wird er eventuelle Beschwerden in der Einzelbetreuung zur Sprache bringen. Unglücklich orientierte Menschen sind oft mit einer Rolle als Assistent des Betreuers zufrieden, nie jedoch als Gruppenmitglied.
Personen, die *nicht* an Validationsgruppen teilnehmen sollten, sind:

- unglücklich orientierte Personen, die sich vor der Desorientiertheit fürchten,
- Personen, in deren Krankengeschichte psychologische Krankheiten vermerkt sind,
- Personen, die zwar orientiert sind, aber an einer chronischen Krankheit leiden, wie zB an Aphasien nach einem Schlaganfall,
- Personen, die an der Parkinson'schen Krankheit leiden und nicht dement sind,
- Personen mit geistigen Behinderungen,
- Personen mit früh einsetzender Alzheimer-Krankheit, die sehr oft aggressiv werden und während einer Sitzung auf- und abgehen,
- Personen im Stadium der Sich wiederholenden Bewegungen (Stadium III) und des Vegetierens (Stadium IV); sie brauchen keine Gruppenvalidation, sondern individuelle Validation,
- Zeitverwirrte Personen, die noch nie an einer Gruppe teilgenommen haben und die sich daher unbehaglich darin fühlen würden (zB ein ehemaliger Bauer, der nur wenige soziale Kontakte hatte und auch nicht daran gewöhnt ist, seine Empfindungen in Worte zu fassen; er braucht individuelle Validation).

Die Gruppe sollte mindestens sechs zeitverwirrte Teilnehmer beinhalten und ein oder zwei Teilnehmer im Stadium der Sich wiederholenden Bewegungen, vorausgesetzt, daß sie in der Gruppe bleiben wollen. Berührung durch die Betreuer oder durch andere liebevolle Teilnehmer bestärkt Personen in diesem Stadium oft, sodaß sie mit dem Wandern aufhören und anfangen, sich auf andere Teilnehmer zu beziehen. Bei weniger als sechs Teilnehmern wird innerhalb der Gruppe zu wenig Energie freigesetzt, sodaß es für die Betreuenden sehr schwer wird, verbale oder nonverbale Interaktionen in Gang zu bringen. Wenn jedoch eine Betreuungseinrichtung nur wenige zeitverwirrte Bewohner hat, sollten nicht mehr als maximal vier Bewohner im Stadium III in die Validationsgruppe aufgenommen werden. In solchen Gruppen gibt es kaum verbale Interaktionen, sondern hauptsächlich Singen und Bewegung.

In der Gruppe sollten mindestens zwei bis drei zeitverwirrte Personen sein, die noch sprechen können und die Erfahrung im Umgang mit Gruppen bzw in der Leitung von Gruppen haben, also zB eine mehrfache Mutter, ein Geschäftsmann bzw ein leitender Angestellter oder auch jemand, der ein kirchliches Amt ausübte. Sehr wichtig für die Gruppe ist auch, daß es sowohl Frauen als auch Männer gibt, weil dadurch mehr Energie stimuliert wird, was wiederum dazu führt, daß Personen, die normalerweise wenig sprechen, sich lebhafter beteiligen.

Es ist sehr wichtig, daß sich die Gruppe einmal in der Woche trifft. Wenn sich die Teilnehmer nicht regelmäßig treffen, wird ihr Zustand rasch schlechter.

DIE ROLLE DER VALIDATIONSGRUPPENLEITER

Die Betreuungspersonen einer Validationsgruppe müssen folgendes tun:

1. Eine private Atmosphäre schaffen. Desorientierte, sehr alte Menschen brauchen einen privaten Raum, in dem sie ungestört bleiben.
2. Mit dem Pflegepersonal gemeinsam den Ablauf besprechen und die benötigten Materialien für jedes Treffen bereitstellen. Die Leiter sollen sich auch regelmäßig mit dem Personal treffen, um über die Ziele und Resultate der Validation zu sprechen.
3. Für Sicherheit sorgen. Desorientierte, sehr alte Menschen müssen das Gefühl haben, daß sie vor Teilnehmern, die zu Gewalt neigen oder durch irgendwelche Aktionen die anderen erschrecken, sicher sind. Viele unglücklich orientierte Men-

schen, vor allem solche, die an Psychosen oder an der früh einsetzenden Alzheimer'schen Krankheit leiden, schlagen oft ohne sichtbaren Grund zu. Diese Personen sollten *nicht* in eine Validationsgruppe aufgenommen werden. Ebensowenig Personen im Stadium III; wenn sie ständig in Bewegung sind oder jammern, ziehen sie erstens selbst keine Vorteile aus der Gruppenvalidation und verhindern auch, daß die anderen Teilnehmer sich sicher fühlen.

4. Interaktion zwischen den einzelnen Teilnehmern ermöglichen.
5. Gruppenmitgliedern die Möglichkeit geben, ihre Probleme zu lösen, indem sie zwei unterschiedliche Lösungen für ein Problem anbieten. Die Sprache soll möglichst klar und einfach sein: möglichst einsilbige, unkomplizierte Wörter verwenden, zB: „Wenn Sie jemanden vermissen, den Sie lieben, sollen Sie dann allein weinen oder einen Freund finden?“ Sehr alte Menschen verfügen manchmal über intuitive Weisheit und können allgemeine Probleme lösen, zB: Wie findet man Liebe? Wie stellt man das Selbst-Wert-Gefühl wieder her? Wie drückt man menschliche Gefühle aus?
6. Jedem Teilnehmer eine bekannte soziale Rolle zuweisen. Diese Rolle soll dem Teilnehmer Wohlbefinden vermitteln und ihn keinesfalls überfordern, ihm Angst einjagen. Sie müssen auch sehr leicht zu übernehmen sein.
7. Den Ablauf strukturieren. Desorientierte, alte Menschen fühlen sich in einer vertrauten Umgebung sicher. Sie brauchen ein Gruppenritual. Jede Sitzung muß einen Anfang, einen Mittelteil und ein Ende haben. Die Leitung hilft den Mitgliedern mit dem Gruppenritual, durch diese drei Teile zu kommen.
8. Das Verhalten der sehr alten Menschen in Beziehung zu seinen Bedürfnissen setzen, indem sie Teilnehmer der Gruppe auffordern, sich gegenseitig zu helfen. Eine Frau wiegt sich hin und her und hält ihre Hand so, als wäre sie ihr Baby. Sie streichelt ihr Hand-Baby. Validierende Betreuer verbinden das Verhalten dieser Frau mit dem Bedürfnis, eine Mutter zu sein. Sie fragen die anderen Teilnehmer, wie man der Frau helfen könnte, die Mutterrolle wieder herzustellen und regen so Gruppeninteraktionen an. Die Teilnehmer bemühen sich jetzt um die Frau und wollen ihr helfen.

9. Die Gefühle der Gruppenmitglieder zu beachten.
10. Ihre Empfindungen ansprechen und auf sie eingehen, ähnliche Empfindungen miteinander verbinden. Desorientierte, alte Menschen können ihre Emotionen entweder verbal, über Berührung oder auch über Augenkontakt äußern. Gemeinsame Empfindungen zu äußern verbindet die Teilnehmer miteinander, es schafft ein „Wir-Gefühl". Gruppenmitglieder haben dadurch das Gefühl, dazuzugehören.
11. Mehrdeutige Wörter verwenden. Wie Sie wissen, verwenden desorientierte sehr alte Menschen nicht länger „normale" Wörter. Mit Hilfe von mehrdeutigen Wörtern gelingt es, die Kommunikation aufrecht zu erhalten, auch wenn die Teilnehmer nicht erklären können, was sie meinen. Ein Teilnehmer sagt etwa: „Der Geistling ist OK mit dem eigentlichen Kannglück." Die Leiter wiederholen das und versuchen, die außergewöhnlichen Worterfindungen mit einfachen Pronomen (z.B. „es", „wir", „jemand", „etwas", usw) wiederzugeben: „Meinen Sie, daß wir geistig Glück damit haben?"
12. Jene Validationstechniken einsetzen, die für Personen im Stadium II und III geeignet sind, um Interaktionen unter den Teilnehmern zu fördern.
13. Sich mit der Vergangenheit aller Teilnehmer vertraut machen, herausfinden, welche Lieder ihnen bekannt sind, wie gut sie sich noch bewegen können, sich mit ihrer Sozial- und Berufsbiografie befassen, sodaß man Themen findet, die alle ansprechen und Probleme entdeckt, die alle gemeinsam haben.
14. Berührung, bewußten Augenkontakt einsetzen, Musik und Rhythmusarbeit bei den einzelnen Teilnehmern einsetzen, um nonverbale Interaktion zu fördern.
15. Die Fortschritte mit den und Co-Leitern* auswerten.
16. Die Familien einbinden, indem man regelmäßig Familienworkshops durchführt, in denen Familienmitglieder die Möglichkeit haben, Validationstechniken zu erlernen. Familienangehörige helfen auch sehr gerne mit, etwa mit Musik bei besonderen Anlässen, die in der Gruppe gefeiert werden (Geburtstage, Feiertage, usw)
17. Ein Thema finden, bei dem ein allgemeines Problem gelöst werden muß. Es empfiehlt sich aber auch, eventuell auf ein

Problem einzugehen, das ein Teilnehmer vorschlägt. Ein Beispiel: ein Teilnehmer beginnt unvermittelt zu weinen. Die Leiter bitten die anderen Teilnehmer, der betreffenden Person zu helfen und erforschen den persönlichen Kummer der Betreffenden.

DIE ROLLE DER CO-LEITER

Ein Co-Leiter ist eine zweite Betreuungsperson, die bei allen Aktivitäten hilft: bei den Bewegungen, dem Rollstuhl-Turnen, den Transporten zum Treffen und natürlich auch bei der Auswertung. Die Betreuungsperson, die die Gruppe leitet, ist oft so beschäftigt mit einem oder zwei besonderen Teilnehmern, daß sie Interaktionen zwischen anderen Teilnehmern einfach nicht bemerkt. Der/die Co-Leiter/in ist ein Beobachter, der nach den Sitzungen Feedback* geben kann. Die Leiter und die Co-Worker sollten sich *nach jeder Sitzung* treffen, um die Fortschritte zu bewerten. Dafür gibt es ein eigenes Evaluationsformular (Tabelle 3, Seite 232
Leiter und Co-Leiter können auch ihre Rolle tauschen. Es darf aber auf jeden Fall nur eine hauptsächlich sich kümmernde leitende Betreuungsperson geben, da desorientierte, sehr alte Menschen nicht auf zwei Betreuer/innen zur gleichen Zeit eingehen zu können.

AUFBAU EINER VALIDATIONSGRUPPE

1. SCHRITT: INFORMATIONEN SAMMELN UND GRUPPENMITGLIEDER AUSWÄHLEN.

Die Betreuer müssen anhand der **körperlichen Merkmale** in Frage kommender Personen feststellen, in welchem Stadium von Orientierung bzw Desorientiertheit sie sich befinden. Dabei muß man immer bedenken, daß sehr alte Menschen nicht immer in einem Stadium bleiben, sondern zum Beispiel oft innerhalb von fünf Minuten vom Stadium I ins Stadium III wechseln. Für gewöhnlich befinden sich die Klienten jedoch die meiste Zeit über in einem Stadium. Die Betreuerin sollte ein potentielles Gruppenmitglied öfter sehen: mindestens 15 Minuten lang, zu verschiedenen Tageszeiten, mehrere Wochen lang. Nur so läßt sich der Grad der ungefähren Orientiertheit gut einschätzen. Zum Beispiel verändert sich das

TABELLE 3
EVALUATIONSFORMULAR FÜR VALIDATIONSGRUPPEN.

Leiter und Co-Leiter sollen die Evaluation nach jedem Gruppentreffen gemeinsam erledigen.

Name	spricht in der Gruppe	stellt Augenkontakt her	berührt	lächelt	zeigt Führungsinteresse	nimmt teil	Datum

0 – tut es nie 1 – tut es selten 3 – tut es häufig 4 – tut es immer

allgemeine Bemerkungen über das Gruppentreffen:
Konflikte:
Pläne für die nächste Woche

Verhalten eines Menschen oft über Nacht, da er zu dieser Zeit stärker an Verlassenheitsängsten leidet. Unglücklich orientierte Menschen werden zum Beispiel auf der Suche nach elterlicher Liebe oft zeitverwirrt.

Natürlich müssen die Betreuer auch die **psychischen Merkmale** eines eventuellen Gruppenmitgliedes beobachten. Sie sollten mit der betreffenden Person auch sprechen und dabei jene Validationstechniken anwenden, die für unglücklich orientierte und zeitverwirrte Personen geeignet sind (siehe Teil 1). Wenn zB ein sehr alter Mensch nicht berührt werden will, ist er für gewöhnlich orientiert oder unglücklich orientiert und gehört nicht in eine Validationsgruppe. Wer die gegenwärtige Zeit kennt, weiß, wo er sich befindet, die Rolle der Betreuer richtig erkennt oder die Namen seiner Kinder weiß, ist zu orientiert um von einer Validationsgruppe zu profitieren. Die folgenden „Hier und Jetzt"-Fragen helfen, ein mögliches Gruppenmitglied einzuschätzen:

1. Wie gefällt Ihnen dieses Heim?
2. Sind Sie schon lange hier?
3. Mögen Sie Ihre Zimmernachbarn?
4. Ist das Essen hier gut durch? Ist es heiß genug?
5. Müssen Sie lange warten, bis man Sie bedient?
6. Mögen Sie die anderen Leute hier?
7. Haben Sie genug Beschäftigung in diesem Heim?
8. Mögen Sie die Pflegepersonen?
9. Wie oft sehen Sie hier die Ärztin?
10. Was machen Sie während des Tages?

Orientierte oder unglücklich orientierte sehr alte Menschen werden auf diese Fragen passend antworten. Verwirrte sehr alte Menschen werden entweder das Thema wechseln, so antworten, daß sie es nicht verstehen, weil sie Wörter verwenden, die in keinem Wörterbuch zu finden sind, oder die Vergangenheit an die Stelle der Gegenwart setzen. Die Antwort eines verwirrten sehr alten Menschen auf die Frage: „Mögen Sie die anderen Leute hier?" könnte etwa so lauten: „Oh – sie sind meine lieben Freunde. Ich kenne diese Frau schon jahrelang. Wir sind zusammen in die Kirche gegangen, in Simelfat."

Die folgenden „Dort und Damals"-Fragen helfen, den Zustand eines sehr alten Menschen einzuschätzen:

1. Wo sind Sie geboren?
2. Als was haben Sie gearbeitet?
3. Sind Sie verheiratet?
4. Was für einen Beruf hatte Ihr Partner? Ihr Vater?
5. Wie lange haben Sie in dieser Stadt gelebt?
6. Haben Sie in einem großen Haus gelebt?
7. Haben Sie Geschwister?
8. Haben Sie auf Ihre Geschwister aufgepaßt?
9. Was für eine Religion haben Sie?
10. Haben Sie in der Kirche gesungen?
11. Was hat Ihnen Spaß gemacht? Singen? Tanzen? Waren Sie in einem Klub?

Eine zeitverwirrte Person könnte antworten: „Ich arbeite noch immer. Meine Mutter lebt auch noch. Ich muß auf die Kinder aufpassen."

Durch diese Fragen nach der Vergangenheit können die Betreuer leichter eine passende Rolle für die betreffende Person finden, sie können auch die Ziele des einzelnen dadurch kennenlernen. Wenn im Laufe des Gespräches jemand erzählt, daß er immer gesungen hat, werden ihm die Betreuer beispielsweise die Rolle des Vorsingens in der Gruppe geben.

Die „Hier und Jetzt"-Fragen und die „Dort und Damals"-Fragen helfen natürlich nicht nur dabei, das mögliche Gruppenmitglied einzuschätzen, sondern sind darüber hinaus für die Betreuer/innen wichtige Informationsquelle für die Leitung einer Validationsgruppe. Folgende Punkte werden dadurch klarer:

- Welche soziale Rolle ist dieser Person vertraut und angenehm?
- Welches Ziel kann diese Person durch Gruppenvalidation erreichen (zB: Verhinderung eines Rückzuges ins dritte Stadium; Erhöhung und Stärkung von verbalem Verhalten; vermehrte Augenkontakte; vermehrt nonverbale Interaktionen; mehr Energie; weniger Schreien, Weinen und Auf- und Abgehen)?
- In welchem Stadium befindet sich die Person die meiste Zeit über?

- Welches Thema oder welches ungelöste Problem wird diese Person am meisten beschäftigen (zB: nie geäußerter Kummer über den Tod eines Kindes; eine unglückliche Ehe; der Verlust eines Partners; der Verlust eines geliebten Elternteils; Einsamkeit; Langeweile; das Bedürfnis aktiv zu sein, oder das Bedürfnis nach Arbeit; Zorn auf einen Elternteil oder Verwandten)?
- Spricht die Person auf Musik an? Wenn ja, auf welche Lieder? Die Betreuer, die ja wissen, daß zeitverwirrte Personen sich weder an den Titel eines Liedes erinnern noch wissen, wie es anfängt, müssen anfangen, das bekannte Lied zu singen. Bekannte Melodien kommen dann dem Klienten in den Sinn, wenn sie von den Betreuungspersonen durch Singen angeregt werden. Zeitverwirrte und Bewegungen wiederholende Personen werden unter Umständen in das Singen einstimmen und jedes Wort mitsingen.
- Wie gut kann sich die Person noch bewegen? Kann sie Gewichte tragen? Welche Krankheitsgeschichte hat sie?
- Zu wem kann die Person eine Beziehung knüpfen? Zu einer Frau? Zu einem Mann? Wenn die Betreuer/innen wissen, welche Beziehungen die Person in der Vergangenheit hatte, fällt es ihnen leichter, sie in der Vergangenheit zu plazieren. Zeitverwirrte oder Bewegungen wiederholende Personen können nicht mehr gut sehen oder hören. Sie werden sich nur an die Person wenden, die gleich neben ihnen sitzt. Die Betreuer/innen müssen darauf achten, solche Personen nebeneinander zu setzen, die sich möglicherweise gut vertragen,

2. SCHRITT: DAS PERSONAL MITEINBEZIEHEN

Einzelvalidation kann ohne die Unterstützung aller Abteilungen durchgeführt werden, aber es ist unmöglich, eine Validationsgruppe erfolgreich zu führen, wenn man nicht verschiedene Gruppen des Personals zur Hilfe hat. Die Kern-Gruppe muß die Betreuer mit folgenden Arbeiten unterstützen:

1. Jene Teilnehmer, die im Rollstuhl sitzen, transportieren
2. Die Teilnehmer vor der Validationsgruppe zur Toilette bringen und reinigen.

3. Einen privaten, ungestörten Raum bereitstellen.
4. Für Ungestörtheit sorgen (zB sollte das Personal nicht eine Sitzung unterbrechen und Gruppenmitglieder herausholen.
5. Sicherstellen, daß Teilnehmer vor einer Sitzung nicht mit beruhigenden Medikamenten behandelt worden sind.
6. Neue Mitglieder vorschlagen, wenn ein Gruppenmitglied stirbt oder die Gruppe bereit ist ein neues Mitglied aufzunehmen.
7. Die Gruppenleitung über das Verhalten der Gruppenmitglieder informieren.
8. Die Leitung über familiäre Beziehungen informieren.
9. Neue Themen vorschlagen.
10. Den monatlichen Fortschritt auswerten.
11. Die Leitung über Beziehungen informieren, die sich zwischen Mitgliedern auch außerhalb der Treffen entwickelt haben.

Die Personalsitzungen sind auch für allgemeinen Informationsaustausch da. So kann etwa die Ergotherapeutin den Leiter/innen mitteilen, daß normalerweise am geplanten Tag, etwa einem Mittwoch, drei der vorgeschlagenen Mitglieder ihre Beschäftigungstherapie haben. An Mittwochen sollten daher keine Validationsgruppe-Sitzungen stattfinden, da die erwähnten Teilnehmer nach der Beschäftigungstherapiesitzung müde sein würden. Sozialarbeiter könnten neue Mitglieder für die Validationsgruppe vorschlagen, die Chefin der freiwilligen Helferinnen könnte jemanden vorschlagen, der die Betreuungspersonen beim Musikteil unterstützt.

3. SCHRITT: ZIELE SETZEN UND ROLLEN FESTLEGEN

Aus allen Teilnehmern, die für die Validationsgruppe ausgewählt worden sind, wählt die validierende Betreungsperson, die die Gruppe leitet:

- Eine zeitverwirrte Person, die Führungsqualitäten hat (zB: einen ehemaligen Klubleiter, einen ehemaligen leitenden Angestellten), die die Gruppensitzungen beginnt und beendet.
- Vier oder fünf zeitverwirrte Personen, die gern sprechen, singen und mit anderen leicht Kontakte knüpfen. Jemand, der zwar an der früh einsetzenden Alzheimer-Krankheit leidet, des-

sen Verhalten aber vorhersagbar ist und der sehr gern von weisen, desorientierten alten Menschen umsorgt wird, kann von einer Validationsgruppe durchaus profitieren. Eine unglücklich orientierte Person kann der validierenden Betreuungsperson assistieren.
- Ein oder zwei Personen, die im Stadium der Sich wiederholenden Bewegungen sind und die sofort auf Berührung durch die Betreuungsperson reagieren und mit den Bewegungen aufhören, wenn sie validiert werden.

Durch Rollen entstehen in den Sitzungen Strukturen, sie erleichtern auch die Teilnahme am Gruppengeschehen. Sie bleiben innerhalb der Gruppe immer gleich.
Die Leiter verteilen die Rollen immer so, daß sie mit dem Hintergrund der betreffenden Person übereinstimmen. So kann man zB die Rolle des Vorsingers nur jemandem geben, der gern singt, also etwa einem ehemaligen Chormitglied. Eine andere Rolle ist die der Gastgeberin oder des Gastgebers, die die Erfrischungen servieren. Dann gibt es noch den Bewegungsleiter, der das Tanzen oder die Rhythmusband leitet, die ganze Gruppe anregt. Insgesamt könnten noch folgende Gruppenrollen vergeben werden:

- die Begrüßende oder der Vorsitzende, die die Sitzungen eröffnet und schließt
- die Vorsingerin und der Leiter der Rhythmusband
- die Gedichtevorleserin
- der Gebetevorleser (zB ein ehemaliger Geistlicher oder Minister)
- der Stuhlarrangeur (zB ein ehemaliger Archtitekt oder Baumeister)
- der Blumenarrangeur (zB ein ehemaliger Gärtner)
- die Gefühlsleiterin (zB eine liebevolle sehr alte Frau, die gerne die Probleme anderer löst)

Die Teilnehmer sollten das ganze Leben der Gruppe hindurch immer dieselbe Rolle ausüben. Die Tatsache, daß sie die einmal angenommene Rolle immer wieder ausüben werden, stellt für die betreffenden Teilnehmer eine große Sicherheit dar. Mit jeder Woche werden die sehr alten Menschen dadurch redelustiger und re-

degewandter, sie üben ihre Tätigkeit immer geschickter aus und gewinnen dadurch Würde.
Natürlich kann man auch zusätzliche Rollen erfinden, um das Bedürfnis eines Teilnehmers zu kanalisieren. So wie jemand, der gerne summt, der Vorsinger wird, wird jemand, der klopft und „Ruhe!“ schreit, der „Ruhe-Schreier“ der Gruppe. Er oder sie klopft zu Beginn und am Ende jeder Sitzung mit einem Hämmerchen, wie bei einer Auktion oder im Gerichtsaal, um für Ruhe und Aufmerksamkeit zu sorgen. Dieser Teilnehmer wird dann nicht mehr ohne Anlaß „RUHE!“ schreien; sein Bedürfnis nach Respekt und Kontrolle wurde validiert. Männer, die sexuelle Bedürnisse ausagieren, werden Tanzleiter, so können sie Frauen in einer sozial akzeptablen Weise berühren. Ihre Ausagieren wird nachlassen, weil ihre Bedürfnisse in der Gruppe validiert werden. Soziale Kontrollen werden in der Gruppe erleichtert und die Teilnehmer helfen sich gegenseitig dabei, ihre Gefühle in akzeptabler Weise auszudrücken.
Natürlich kann es auch vorkommen, daß ehemalige Rollen Angst auslösen. Eine ehemalige Konzertpianistin kann vor Angst zittern, wenn sie wieder vor einem Klavier sitzt, unfähig zu spielen, ein Versagen fürchtend. Eine ehemalige Sekretärin möchte vielleicht nicht Protokoll führen, weil sie mit 65 gefeuert wurde, als sie nicht mehr schnell genug stenographieren konnte. Sie würde jedesmal an ihre Gefühle der Scham und der Schande erinnert werden, wenn sie den Stift und den Block zur Hand nehmen müßte. Sie könnte die Vorsingerin werden, vorausgesetzt, sie mag Singen. Wenn die Betreuerin bei der Zuweisung der Rollen einen Fehler macht, ist das aber auch nicht so tragisch. Ein zeitverwirrter Teilnehmer wird sich nicht daran erinnern und sehr schnell eine neue Rolle annehmen, die keine Angstgefühle in ihm weckt, vorausgesetzt, die Leiter sind immer besorgt um ihn und respektvoll. Zeitverwirrte und Bewegungen wiederholende Personen werden Fehler immer verzeihen, weil sie intuitiv wissen, daß die Betreuer sich um sie sorgen und sie respektieren.
Es kommt natürlich auch vor, daß jemand lieber nur zuhört oder nur ab und zu seine Meinung äußert, anstatt eine Rolle zu übernehmen. So jemand profitiert auch ohne Rolle von der Gruppe.

4. SCHRITT: DIE INHALTE DER SITZUNG PLANEN

Musik, Bewegung, Gespräche und das gemeinsame Essen sind die Hauptbestandteile der Validationsgruppe. Wieviel Zeit jeder dieser Tätigkeiten gewidmet wird, hängt davon ab, wieviel Kapazität die Gruppenmitglieder während des Treffens aufbringen. Jede Gruppensitzung ist anders. Energiefluß, Stimmungen, verbales und nonverbales Verhalten ändern sich im Lauf eines Tages. Die validierende Pflegeperson bewegt sich im Rhythmus der Gruppe, die sie leitet. Obwohl jede Sitzung anders ist, ist es notwendig, daß die Leiter den Ablauf bzw das Ritual genau einhalten, ebenso den Ablauf der Aktivitäten, weil die Teilnehmer daraus ein Gefühl der Sicherheit beziehen. Alle Teilnehmer wissen, daß die für sie sorgenden Betreuer darauf achten werden, daß sie sich während der Sitzung wohlfühlen; alle fühlen sich auch wohl, wenn sie ihre Gefühle durch Musik, Bewegung, Gespräche, Augenkontakte und gemeinsames Essen ausdrücken können.

Musik Musik stimuliert verbale Interaktionen und Energie. Die Betreuer müssen viele Lieder kennen: Liebeslieder, Schlaflieder, Marschlieder, fröhliche und traurige Lieder, die dem Gruppenmitglied vertraut sind. (Gehen sie zurück in die Jugendjahre der Personen und stellen sie fest, was damals die Schlager waren; auch Liederbücher für Volkslieder und Schulliederbücher sind eine gute Quelle) Man kann jedes Lied nehmen, wenn es die Stimmung in der Gruppe trifft und zum Thema paßt. Teilnehmer, die ihre Gefühle nicht mit Worten ausdrücken können, können sie singen. Ein Marschlied ist gut, wenn die Gruppe gemeinsamen Zorn ausdrükken will; Ein Liebeslied setzt sexuelle Gefühle frei und auch Erinnerungen an den Partner; ein Schlaflied stimuliert die Erinnerungen an die Mutter bzw die eigene Mutterschaft.

Die Gruppenmitglieder verwenden auch sehr gerne Rhythmusinstrumente wie Glocken oder Tschinellen, wenn sie singen. Oft werden dadurch auch Bewegungswiederholer zu Interaktionen mit der Gruppe angeregt. Sehr oft kommt es zu Äußerungen von Worten nach dem Einsatz von Bewegung und Singen. Der Bewegungsteil und die Lieder hören immer fröhlich und lustig auf, sodaß die Teilnehmer sich schon auf die nächste Sitzung freuen.

Bewegung Bewegungsaktivitäten stellen einen wichtigen Teil der Validationsgruppe dar, sie sind unerläßlich, will man Interaktion unter den Teilnehmern anregen. Einige sehr einfache Ausstattungsgegenstände sind dafür sehr nützlich:

- Ein weicher Ball, groß genug, um mit beiden Händen gehalten zu werden, wenn die Finger gebeugt sind, der von einem Teilnehmer an den nächsten weitergereicht wird. Das regt die Interaktion an.
- Ein Stoffsack, der mit Bohnen gefüllt ist. Er kann von den Teilnehmern geworfen werden und trägt dazu bei, daß sie ihre Zorngefühle loswerden.
- Ein sehr großes, langes Gummiband, das die Teilnehmer ergreifen können, wenn sie tanzen, um Spannungen freizusetzen.
- Schals; man kann sie zum Tanzen verwenden oder einfach für Bewegungen zur Musik. Man kann sich im Takt der Musik bewegen, mit den Füßen dazu klopfen. Leichte Figurentänze, einfache Paartänze und Kreistänze – alle diese Aktivitäten schaffen Freude, erhöhen die Energie und vermitteln der Gruppe ein Gefühl der Zusammengehörigkeit und des Wohlbefindens. Personen im Rollstuhl müssen nicht ausgeschlossen werden, da sie sich auch zur Musik bewegen können.

Kunsthandwerksprojekte, Figurenmalen, Teigkneten, Handpuppenspiele, Rhythmusgruppen und Gartenarbeit bieten Elemente für Bewegungsaktivitäten. Die Ergotherapeutinnen, Musiktherapeuten, Kunsttherapeuten und Tanztherapeuten können sehr viel zu den Bewegungsaktivitäten beitragen, da sie viele passende Bewegungen, Lieder usw kennen, die die desorientierten Teilnehmer nicht verängstigen. Die Leitung der Gruppe darf keine Aktivitäten anbieten, die für die desorientierten sehr alten Personen zu schwierig sind. Sie sehen nicht mehr gut, können Zusammenhänge nur mehr sehr schwer erkennen und haben weder genug Energie noch genug Motivation, komplizierte körperliche Tätigkeiten auszuführen. Die Bewegungen, Musik und Gespräche müssen auf die Kapazität der Gruppenmitglieder abgestimmt werden.

Diskussionsthemen Einige verbale Interaktionen sind für die Validationsgruppe lebensnotwendig, weil sie ruhende Hirnfunktionen stimulieren. Es kommt sehr oft vor, daß ein desorientierter sehr alter Teilnehmer in einer Validationsgruppe zum ersten Mal seit

Monaten wieder spricht. Die Themen sollten sich auf Gefühle beziehen und Bedürfnisse ansprechen, auf die nicht eingegangen worden ist., zB Liebe, Zugehörigkeit, das Bedürfnis, Empfindungen auszudrücken und von einer vertrauten Person angehört zu werden.
Einige speziell für Gruppentreffen geeignete Themen sind:

1. Vermissen Sie Ihre Eltern ?
2. Vermissen Sie Ihr Zuhause ?
3. Vermissen Sie Ihre Arbeit ?
4. Langweilen Sie sich ?
5. Haben Sie Angst vor dem Alleinsein ?
6. Was macht einen Menschen glücklich ?
7. Was macht einen Menschen traurig ?
8. Wie findet man den Sinn des Lebens ?
9. Wie sind Sie mit Ihren Geschwistern ausgekommen ?
10. Was haben Sie an Ihrer Mutter oder an Ihrem Vater am meisten geliebt ?
11. Was haben Sie an Ihrem Partner am meisten geliebt ?
12. Was sind die Qualitäten eines guten Freundes ?
13. Wie kommen Sie mit verrückten Leuten zurecht ?
14. Was ist verrückt ?
15. Warum handeln Leute so wie sie eben Handeln ?
16. Was geschieht, wenn jemand alt wird ?
17. Was machen Sie, wenn sie Ihren Partner vermissen ?
18. Sollen wir uns auf den Tod vorbereiten ?

Erfrischungen Gemeinsames Essen in einem sozialen Rahmen ist für die Teilnehmer sehr bestärkend, außerdem ergibt sich daraus die Rolle der Gastgeberin beziehungsweise des Gastgebers. Was serviert wird, hängt größtenteils von den Eßgewohnheiten und der Kultur der Teilnehmer ab. Was immer es ist, achten Sie darauf, daß es leicht gegessen beziehungsweise getrunken werden kann, sodaß die Teilnehmer nichts verschütten. Die Teller dürfen nicht schwer sein, man sollte sie auch leicht weiterreichen können, sodaß die Gastgeberin nicht in die Verlegenheit gerät, etwas zu verschütten. Die Leiter sollten sich auch mit der Diätköchin unterhalten und nur solche Erfrischungen aussuchen, die den Teilnehmern angemessen sind. Das Essen muß vor der Gruppensitzung zubereitet werden, sodaß die zeitverwirrte Gastgeberin beziehungsweise der Gastgeber die Teller mit Keksen sehr leicht weiterreichen kann, ebenso die Getränke und die Servietten. Das Ausüben dieser Rolle ist für diebetreffenden Teilnehmer sehr wichtig, er bekommt dadurch wieder einen gewissen Selbst-Wert. Ein Bewegungswiederholer, der gerne andere tätschelt, kann eventuell die Servietten weitergeben.

5. SCHRITT:
DEN RAUM VORBEREITEN.
Die Betreuer sollen den Raum vorbereiten und die Sitzplätze so arrangieren, daß eventuelle Freunde nebeneinander sitzen können. Tische sollen nicht verwendet werden. Tische trennen die Teilnehmer voneinander und machen es schwer, sich gegenseitig zu sehen, zu hören oder zu berühren. Natürlich kann ein Tisch später verwendet werden, etwa wenn die Erfrischungen gereicht werden oder eine Aktivität wie Fingermalen, Gärtnern oder Teigkneten durchgeführt wird. Der/die Leiter/in soll die Teilnehmer in einem Kreis sitzen lassen, der Begrüßer/die Begrüßerin soll genau ihr gegenüber sitzen, um die weniger verbalen Mitglieder zur Teilnahme zu ermuntern. Der/die Co-Leiter/in sitzt neben dem Mitglied, das dauernde Berührung braucht, um in der Gruppe bleiben zu können. Die Erfrischungen sollten in der Nähe der Gruppe aufgestellt werden, aber nicht so nahe, daß einige der Teilnehmer vor den anderen zugreifen können.

EIN VALIDATIONSGRUPPENTREFFEN LEITEN

Validationsgruppen müssen sich mindestens einmal pro Woche treffen, die Sitzung sollte mindestens 20 Minuten und maximal eine Stunde dauern. Jede Sitzung ist auf eine andere Art lebendig, die Länge einer Zusammenkunft hängt wesentlich von der Energie der Teilnehmer ab.

VOR DEM GRUPPENTREFFEN

Vor jeder Sitzung sollen die Leiter folgende Dinge tun:

1. Jedes Gruppenmitglied beobachten, um wichtige Hinweise zu erkennen.
2. Sich mit dem Personal besprechen, um den körperlichen und physischen Zustand der Teilnehmer zu bestimmen. Wenn zum Beispiel ein Gruppenmitglied verbal aggressiv von einem anderen Bewohner behandelt wurde, so kann das in der Gruppe besprochen und gelöst werden und wird so zum Tagesthema.
3. Das geplante Diskussionsthema oder das zu lösende Problem auf einen Teilnehmer beziehen. Das Thema kann so eingeleitet werden, indem die Leiter ein verbales, fürsorgliches Mitglied der Gruppe bitten, der Person zu helfen, die Fürsorge braucht. Das Lösen von Problemen führt zu gesteigertem Unabhängigkeitsgefühl und Selbstwert.
4. Sich zentrieren. Ein/e Leiter/in, der/die müde, zornig oder traurig ist, kann sich nicht mit den Gefühlen der sehr alten Menschen befassen. Nur wenn diese validierende Betreuungsperson zentriert ist und ihre Gefühle beiseite geschoben hat, kann sie die Gefühle der einzelnen Mitglieder bzw der ganzen Gruppe aufnehmen. Die Gruppenleiter müssen sich voll und ganz auf die Gruppenmitglieder konzentrieren. Sie brauchen dafür ihre ganze Energie.

WÄHREND DER GRUPPENSITZUNG

Erste Phase:
Geburt der Gruppe – Energie schaffen
(5-15 Minuten)

1. Der/die Gruppenleiter/in begrüßt die Teilnehmer einzeln und spricht sie mit ihrem Familiennamen an (zum Beispiel „Frau Jones"), um ihnen Würde zu geben, außer jemand bittet ausdrücklich darum, mit dem Vornamen angesprochen zu werden. Wer die Gruppe leitet, berührt jedes Mitglied, sieht ihm in die Augen und erinnert es an die Rolle, die es innehat.

Ein Beispiel: „ Hallo, Frau Smith! Ich bin Naomi Feil. Es ist schön, Sie zu sehen. Etwas Wunderbares muß geschehen sein. Sie sehen so glücklich aus. Möchten Sie unsere Begrüßerin sein? Neben Ihnen sitzt Herr Jones, und er wird uns mit dem Singen helfen. Nicht wahr, Herr Jones?"

Die Leitung geht zum nächsten Mitglied weiter. Die Teilnehmer vergessen von der einen Woche auf die andere, was für eine Rolle sie haben, aber wenn sie einmal mit dem Begrüßen oder mit dem Lied begonnen haben, können sie ohne weiters fortfahren. Von Woche zu Woche üben sie ihre Rollen mit mehr Sicherheit und Spontanität aus.

2. Die Gruppenleitung ermutigt die Teilnehmer dazu, sich während des Gruppentreffens an den Händen zu halten. Diese Berührung regt oft Augenkontakt und Sprache an und stärkt Beziehungen.
3. Die Leiter helfen dem Begrüßer/der Begrüßerin beim Aufstehen. Wenn sie stehend die anderen Teilnehmer begrüßen, verstärkt das ihren Status.
4. Die Leitung bittet den Vorsinger, mit dem Lied anzufangen. Sie fragt etwa:"Sollen wir 'Du bist mein Sonnenschein' singen?" Oft beginnt der Vorsinger spontan mit dem Lied. Wenn er/sie den Anfang des Liedes vergessen hat, schaut die validierende Betreuungsperson, die leitet, ihm/ihr konzentriert in die Augen und beginnt zu singen. Sehr bald stimmt der Vorsinger ein und singt jedes Wort mit. Die Leiterin konzentriert sich weiterhin auf den Vorsinger, schaut ihm direkt in die Augen, spiegelt seine Bewegungen, ahmt seinen Tonfall nach, sein Tempo, seinen Gesichtsausdruck (Augen, Unterlippe). Das festigt die Rolle des Vorsingers und seinen Status innerhalb der Gruppe. Gruppenmitglieder werden mitsingen und dadurch dem Vorsinger Würde und Selbstwert vermitteln. Es werden auf diese Art vier bis fünf Lieder vorgetragen, dadurch entsteht in der Gruppe Energie.
5. Die Leitung bittet den Vorbeter oder die Gedichteleserin, ein Gebet bzw ein Gedicht vorzutragen.

Zweite Phase: Gruppenleben – Verbale Interaktion (5 – 10 Minuten)

1. Der/die Gruppenleiter/in stellt das Thema vor, indem sie den verbalen, fürsorglichen Begrüßer bitten, jemandem mit einem allgemeinen Problem zu helfen. Die Problemstellung könnte so lauten: Wie überwindet man Einsamkeit? Die Leitung bindet so viele Mitglieder in die Problemlösung ein, wie sie können. Sie fragen, wie sie persönlich mit der Einsamkeit fertigwerden und

woraus sie Trost schöpfen. Jedes Mitglied kann antworten, so gut es kann und auf welche Art es will.
2. Die Gruppenleitung faßt die Probleme der Gruppe zusammen und hebt solche Mitglieder hervor, die zur Lösung beigetragen haben.

Dritte Phase:
Bewegung und Rhythmen
(3 – 20 Minuten)
1. Der/die Leiter/in bittet den Vortänzer/die Vortänzerin oder den Rhythmusgruppenleiter, mit dem Tanz bzw mit den Instrumenten anzufangen. Sie helfen ihnen dabei.
2. Co-Leiter und Leiter helfen nun den Teilnehmern, sich zu erheben und sich kreisförmig aufzustellen. Der Tanzleiter/die Tanzleiterin führt sie dabei an.
3. Die Tanzleiterin/der Tanzleiter können den Anfang machen, indem sie den Bohnensack oder den Ball werfen.
4. Nach dem Bewegungsteil können folgende Aktivitäten stattfinden: Fingermalen, Arbeiten mit Ton, Gärtnern usw.

Vierte Phase:
Schließen der Gruppe,
mit Vorschau auf das nächste Treffen
(5-15 Minuten)
1. Die Leitung bittet den Vorsinger/die Vorsingerin, mit dem Abschlußlied zu beginnen.
2. Sie hilft dem Gastgeber/der Gastgeberin, sich zu erheben und die Erfrischungen herumzureichen. Das regt die Aktivität, verbale Interaktion, Augenkontakt und gesellschaftliche Gefühle an und stärkt die Energie.
3. Sie hilft auch dem Begrüßer/der Begrüßerin, sich zu erheben und die Teilnehmer zu verabschieden, begleitet von liebevollen Wünschen und erwartungsvollen Bemerkungen über die nächste Sitzung.
4. Die Vorsingerin/der Vorsinger singt ein fröhliches, aufmunterndes Lied, währenddessen sich die Teilnehmer an den Händen halten.

5. Die Betreuungsperson, die diese Gruppensitzung geleitet hat, verabschiedet sich persönlich von jedem einzelnen, sie berührt alle und sagt, daß sie sich schon auf das nächste Treffen freut.
6. Das Pflegepersonal hilft dabei, die Teilnehmer wieder zu ihren Stationen zurückzubringen.

WIE MAN MIT PROBLEMEN FERTIG WIRD, DIE WÄHREND EINER SITZUNG AUFTRETEN

Sehr oft kommt es im Verlauf eines Treffens zu Problemen. Um sie zu lösen, muß die Betreuungsperson, die die Gruppe leitet:

1. Zorngefühlen offen gegenübertreten. Manchmal sind einzelne Teilnehmer schon zornig, bevor die Sitzung stattfindet. Ihre Lippen sind dann fest aufeinandergepreßt, ihre Körperhaltung streng aufrecht, ihre Hände fest zusammengefaltet, ihre Unterkiefer nach vorne gestreckt. Teilnehmer, die üblicherweise sprechen, werden sich dann weigern oder nur kurz angebunden sprechen. Oft greift das zornige Verhalten eines Teilnehmers (zum Beispiel Schreien, Auf - und Abgehen, Fluchen oder sich Ausziehen) auf den Rest der Gruppe über. Die Leitung sollte diese zornigen Gefühle direkt ansprechen (zB „Frau Green, Sie wollen mir nicht antworten. Sie sehen zornig aus")
2. Den Gefühlen der Gruppe begegnen, indem man Bewegungen verschiedener Teilnehmer spiegeln. Wenn Leiter bemerken, daß sich ein Teilnehmer unbehaglich fühlt, sollen sie die Bewegungen der betreffenden Person imitieren. Wenn der Teilnehmer eine Faust macht, soll auch die Leiterin eine machen. Das versichert dem Teilnehmer, daß sein Zorn durchaus akzeptabel ist und ermutigt die anderen, das Gefühl mit ihm zu teilen. Wenn die Leiterin jedoch ein nicht akzeptables Verhalten spiegelt, will sie damit dem betreffendem Teilnehmer bewußt machen, was er tut. Das folgende Beispiel macht das deutlich:

Frau Snow beginnt, sich während der Sitzung auszuziehen. Der Leiter wendet sich an Frau Green, eine weitere Teilnehmerin, und fragt: „Macht es Sie zornig, daß Frau Snow ihr Kleid aufknöpft? Was können wir dagegen unternehmen? Sollen wir sie fragen, wie sie sich fühlt?" Er wendet sich dann an Frau Snow." Frau Snow, Sie machen Frau Green sehr zornig, weil Sie Ihr Kleid aufknöpfen." Der Leiter demonstriert dann Auf- und Zuknöpfen, um Frau Snow zu helfen, sich ihres Verhaltens bewußt zu werden. Frau Snow hört mit dem Aufknöpfen auf, da sie dem Leiter zuschaut. Der Leiter bemerkt, daß Frau Snow ihm zuschaut und versucht, die Gefühle zu verstehen, die dem Verhalten von Frau Snow zugrunde liegen."Fühlen Sie sich eingeschnürt ?" frägt er. „Wenn sie das Kleid aufknöpfen, fühlen Sie sich dann freier?" Frau Snow nickt. „Frau Snow fühlt sich zugeschnürt," erklärt der Leiter, an alle gewandt. „Haben Sie sich je zugeschnürt oder eingeschlossen gefühlt, Frau Green?"

Der Leiter fährt fort, die Gefühle aller Teilnehmer zu erkunden, bis alle ihre Gefühle dazu geäußert haben. Nachdem alle Gruppenmitglieder auf diese Art ihren Zorn oder ihre Traurigkeit zum Ausdruck gebracht haben, fährt der Leiter mit dem Eröffnungsritual fort.

NACH DER GRUPPENSITZUNG

Es ist sehr wichtig, die Teilnehmer der Validationsgruppe unmittelbar nach dem Ende einer Sitzung in eine gesellige Situation überzuleiten – etwa in ein Abendessen, in ein Musikprogramm oder in einen Gottesdienst. Wenn die Gruppenmitglieder nach einer Sitzung allein und isoliert in ihren Zimmern sitzen, fühlen sie sich im Stich gelassen und beginnen oft mit negativem Verhalten. Es kann sein, daß sie sich nach der Teilnahme an einer warmen, geselligen, familiären Gruppe zurückgestoßen fühlen.

Nach der Gruppensitzung füllen Leiter und Co-Leiter gemeinsam das Evaluationsformular für Validationsgruppen aus, um sich auf die nächste Sitzung vorzubereiten. Zwischen den einzelnen Gruppensitzungen sollten die Betreuer mit der Einzelvalidation jedes Teilnehmers fortfahren, und zwar nach einem speziell abgestimmten Behandlungsplan. Dadurch können auch Mitglieder des Personals mit der Validation auf individueller Basis fortfahren. Ein spezieller Plan für einen Herrn Jones könnte so aussehen: „Berühren Sie Herrn Jones sanft an den Wangen, führen Sie die Finger in einer kreisförmigen Bewegung nach oben, 20 mal. Er vermißt seine Mutter, diese Berührung wird Augenkontakte stimulieren. Er wird mit dem Weinen aufhören. Singen Sie drei Lieder für ihn: 'Du bist mein Sonnenschein', 'Jesus liebt mich', und

'Schlaf süß und Gute Nacht'". Diese Einzelvalidation dauert nicht länger als fünf Minuten.

WIE MAN DAS THEMA „TOD" BEHANDELT UND EINEN MÖGLICHEN ABSCHIED DER LEITUNG

Desorientierte sehr alte Menschen trauern nur selten, wenn ein Gruppenmitglied stirbt oder der/die Leiter/in sie verläßt. Das ist so, weil sie Personen einfach durch andere ersetzen. Sie sind nicht mehr in der Lage, Beziehungen zu unterscheiden. Wenn ein Teilnehmer stirbt, reagiert der/die Leiter/in darauf, indem sie gemeinsam mit dem Pflegepersonal, den Sozialarbeitern und den Therapeuten einen Ersatz sucht. Für gewöhnlich erinnern sich die Teilnehmer nicht an die Person, die nicht mehr da ist. Sie werden ein neues Mitglied ohne weiteres akzeptieren, vorausgesetzt, die betreffende Person ist zeitverwirrt und nicht gewalttätig.
Der/die neue Leiter/in muß fürsorglich und respektvoll sein; die Gruppenmitglieder werden schnell ihr Vertrauen auf den Neuen übertragen. Wenn man keinen Ersatz findet, ziehen sich die Teilnehmer sehr schnell zurück und gleiten in andere Stadien ab.

BEISPIEL EINER VALIDATIONSGRUPPE

Die Leiterin geht im Kreis herum, stellt sich vor und nennt die Namen der Teilnehmer. Die Gruppenmitglieder nehmen einander bei den Händen und reagieren auf den aufrichtigen, engen Augenkontakt, auf die Berührung und auf den liebevollen Ton der Leiterin. Die Leiterin erinnert an die Gruppenrollen. Nach der Begrüßung wendet sie sich an die Begrüßerin, Frau Flanigan.

Leiterin: Frau Flanigan, Sie sind unsere Begrüßerin. Sie bringen uns richtig in Schwung! Wollen Sie nicht aufstehen und uns ein paar Worte sagen, damit wir uns alle wie zu Hause fühlen?

Frau Flanigan: Meine Damen, wir haben alle die Flamkin Baggin'sche Krankheit. Das ist eine Krankheit des hohen Alters. Wenn Sie alt werden, haben Sie ein gutes Einbildungsvermögen und stinkendes Lulu.

Leiterin (*zentriert sich*): Das ist eine interessante Krankheit, Frau Flanigan. Wie haben Sie sie entdeckt?

Frau Flanigan: Ich bin gerade auf die Toilette gegangen, da ist es mir klar geworden.

Herr Small: Sie hat Recht. Diese alte Dame da hat nie so schlecht gerochen, als sie noch ein kleines Mädchen war.

Leiterin: Ist das eines der härtesten Dinge, die man ertragen muß, wenn man alt wird?

Herr Small: Ich weiß das nicht, meine Dame. Ich sage Ihnen nur, was ich rieche, das ist alles.

Frau Kappe: Wissen Sie, es ist besser, alt zu sein, dann ist es egal, was Sie tun!

Frau Falk (*zu Frau Kappe*): In Ihrem Alter sollten Sie es besser wissen.

Frau Kappe: Ich weiß nicht, was Sie meinen. Ich bin unter 25.

Frau Falk: Sie sollten es besser wissen und nicht den anderen die Ehemänner stehlen. Hure!

Herr Small: Das ist ein schlimmes Wort, meine Dame. Schande über Sie!

Frau Kappe: Sie sind verrückt, wenn Sie unzulänglich sind, und Sie sind verrückt, wenn Sie´s nicht sind, also wo ist da der Unterschied?

Herr Small: Ich brenne innen aus, meine Dame. Ich ertrinke.

Frau Smith: Oh, haltet Euren Mund und fallt tot um!

Stille senkt sich über die Gruppe. Die Leiterin wiederholt und faßt zusammen, sie begegnet den Empfindungen der Gruppenmitglieder.

Leiterin: Frau Falk, Sie sind zornig, weil „sie" Ihren Ehemann gestohlen hat, und Herr Small, Sie denken, daß die Leute ihre Gefühle kontrollieren sollten. Manchmal fühlen Sie sich wie tot. Sie brennen innen aus? Frau Smith, Fühlen Sie sich jemals so, als wären Sie tot?

Frau Smith: Fallt tot um, alle miteinander. Und haltet den Mund.

Leiterin: Sind Sie auf uns alle zornig, Frau Smith? Weil wir uns sagen, wie wir uns fühlen?

Frau Smith: Ja. Benehmt Euch. Alle. Niemand benimmt sich wie ein Mensch:

Herr Small: Halt selber deinen Mund, Hure!

Frau Smith: Fall tot um!

Leiterin: Herr Small, Sie sind zornig auf Frau Smith, weil es ihr nicht gefällt, wie wir reden, ist es so?

Herr Small: So ist es, meine Dame. Ich kann so sprechen, wie ich will.

Leiterin: Frau Smith, glauben Sie, jeder hat das Recht, so zu sprechen, wie er will?

Frau Smith: Ja, wenn sie sich benehmen.

Leiterin *(an die fürsorgliche Begrüßerin gewandt, die alle Probleme für die Gruppe löst):*

Frau Flanigan, können Sie uns helfen? Sollen wir sagen, was wir denken, oder sollen wir den Mund halten?

Frau Flanigan: Beides. Ich glaube wir sollten beides tun. Und uns benehmen.

Leiterin: Danke, Frau Flanigan. Sie helfen uns immer, wenn es brenzlig wird. Glauben Sie, wir haben das Problem gelöst? Haben wir genug geredet?

Herr Small: Es ist genug, meine Dame! Singen wir doch was, hm?

Leiterin: Das ist eine großartige Idee! Sie sind unser Vorsinger, Herr Small. Wie wär`s mit „Je mehr wir zusammenwachsen“?

Herr Small singt mit lauter, freudiger Stimme. Die Leiterin hilft den Teilnehmern, sich an den Händen zu halten, und sie singen miteinander. Die Gruppe hat ein Problem gelöst, sie fühlen sich einander nahe. Sie singen noch drei oder vier Lieder. Sie haben wirklich genug geredet. Ursprünglich wollte die Leiterin über Einsamkeit sprechen, aber sie hat den Plan fallengelassen, weil sie sich im Einklang mit der Gruppe bewegen will. Frau Falks Zorn war viele Jahre lang eingeschlossen gewesen, sie hatte das Bedürfnis gehabt, ihn endlich auszudrücken. Herr Falk war ein Schürzenjäger gewesen und hatte sie dadurch sehr verletzt. Das war schon viele Jahre her. Frau Falk verwendet in der Gegenwart Frau Kappe als Ventil für ihren Zorn. Sie wird das solange tun, bis sie sich erleichtert fühlt. Dadurch, daß sie ihren Zorn in Worte faßt und ihn im Rahmen der Validationsgruppe auf gesellschaftlich akzeptierte Weise äußert, wird es nicht dazu kommen, daß sie zu schlagen anfängt. Als sie noch nicht Mitglied der Validationsgruppe war, fluchte Frau Falk oft und schlug Frauen, von denen sie dachte, daß sie ihr den Ehemann weggenommen hätten.

Die Leiterin bittet den Vortänzer, die Gruppe bei einem Kreistanz anzuführen. Dazu spielt sie eine Mitch-Miller-Kassette ab. Die Co-Leiterin tanzt mit den Rollstuhl-Fahrern, während die Leiterin mit jenen Mitgliedern tanzt, die noch stärker sind.
Nach drei Kreistänzen bittet die Leiterin die Gastgeberin, die Erfrischungen herumzureichen. Das ist in dieser Gruppe Frau Falk, eine ehemalige Unterhaltungskünstlerin. Sie reicht den Saft und die Kekse stilvoll herum und erlaubt den Teilnehmern gerade nur ein Keks pro Runde. Wenn sie die Kekse anbietet, hält sie Augenkontakt und ihr Sprechen verbessert sich. Sie geht im Kreis herum und genießt ihre Rolle. Als sie noch nicht die Rolle der Gastgeberin innehatte, wollte Frau Falk nie etwas tragen, obwohl sie gehen konnte. Ihre Rolle als Gastgeberin motiviert sie zur Bewegung und zur Interaktion mit anderen, sowohl innerhalb als auch außerhalb der Validationsgruppe.
Bevor die Sitzung beendet wird, bittet die Leiterin den Vorsinger, „Daisy“ zu singen. Die Gruppe singt insgesamt drei oder vier Lieder, voller Energie und Freude. Angeregt und mit Energie gefüllt durch die Bewegung, das Essen, die Unterhaltung und durch den Respekt vor sich selbst, da man ihnen zugehört hat, fühlen sich die Teilnehmer zufrieden. Die Sitzung kann jetzt beendet werden. Die Leiterin faßt zusammen.

Leiterin: Das war eine wunderbare Sitzung. Frau Flanigan, Sie haben uns geholfen zu lernen, wie wir unsere Gefühle äußern können, ohne die anderen zu verletzen. Frau Falk, Sie fühlen sich schlecht, wenn eine andere Frau Ihnen den Ehemann wegnimmt. Glauben Sie, wir können darüber nächste Woche noch einmal sprechen?

Frau Falk: Bestimmt. Sie sollte wissen, was sie getan hat.

Leiterin (verwendet das unbestimmte mehrdeutige Fürwort „sie“): SIE hat Sie sehr verletzt, und Sie haben es ihr nie gesagt. Jetzt ist es Zeit, es sich von der Seele zu reden, nicht wahr?

Frau Falk: Genau richtig!

Leiterin: Nächste Woche werden wir darüber sprechen, anderen die Ehemänner wegzunehmen, und was wir Leuten sagen, die uns verletzen. Frau Smith, wir haben Sie verletzt, als wir schlimme Wörter verwendet haben, nicht wahr?

Frau Smith (*nickt*): Es ist ekelerregend. Wirklich ekelerregend.

Herr Small: Das ist gut gesagt, meine Dame. Niemand kann mir weh tun und damit durchkommen.

Leiterin (*um Frau Kappe zu helfen, ihre Gefühle auszudrücken*): Frau Kappe, wenn Ihre Gefühle verletzt werden, erzählen Sie jemanden, wie Sie sich fühlen?

Frau Kappe: Ja, das tu ich, meine Liebe. Das tu ich. Machen Sie sich um mich keine Sorgen.

Leiterin: Glauben Sie, wir sind bereit, unsere Sitzung zu beenden?

Herr Small: Beenden wir sie. Ich werde noch ein Lied singen.

Leiterin: Wie wär's mit „Laß mich Liebling zu Dir sagen"?

Herr Small beginnt sofort zu singen, die Gruppe stimmt ein, sie halten einander an den Händen und wiegen sich zur Musik. Die Leiterin bittet Frau Flanigan, die Begrüßerin, einige Worte zum Abschluß zu sagen, nachdem das Lied aus ist.

Frau Flanigan: Gut. Wir haben uns alle mit Gedanken umgeben. Wenn schlechte kommen, spucken wir sie aus, dann stinken wir nicht so. Gut so

.

Die Leiterin schüttelt jedem einzelnen Mitglied die Hand, lobt noch einmal den Beitrag, den jeder einzelne geleistet hat und erklärt, daß sie sich schon auf die nächste Sitzung freut. Pflegehelferinnen, die die Bedürfnisse der Teilnehmer nach einer Validationsgruppe kennen, warten schon darauf, die Teilnehmer zum Abendessen in den Speisesaal zu führen. Das Pflegepersonal hat bereits erkannt, wie sehr die Teilnehmer von der Validation profitieren. Herr Small zB schreit nicht mehr in der Nacht. Frau Falk schlägt die anderen Frauen nicht mehr. Frau Smith flucht weniger, und alle Gruppenmitglieder beschäftigen sich nach den Gruppensitzungen mehr mit anderen Bewohnern. Die Validationsgruppensitzung hat 45 Minuten gedauert, sie kommt jede Woche zusammen. Die Teilnehmer üben bis zu ihrem Tod dieselbe Rolle aus. Diese Validationsgruppe gibt es bereits seit 10 Jahren.

Auf den letzten Seiten dieses Buches finden Sie Angaben über autorisierte Validationsanbieter im deutschsprachigen Raum, wo Sie Informationen über Validationsveranstaltungen mit Naomi Feil, Kurse, Angebote, Prüfungsbedingungen und Materialien bekommen.

Quellen
Erklärung der Fachworte
Validationsorganisationen

ALZHEIMER, A.: *Über eine eigenartige Erkrankung der Hirnrinde.* In: Allgemeine Zeitschrift für Psychiatrie 64, 1907, *146-148.*
ALPRIN, S.: *The study to determine the results of implementing Validation therapy.* Unv. Studie, Cleveland State University, Ohio 1980.
BUTLER, R.: *The life review: An interpretation of reminiscence in the aged.* In: Psychiatry 26, 1963, *65-75.*
BUTLER, R.N. & LEWIS, M.I. (Eds.): *Aging and mental health.* New York 1977.
DIETCH, J.T., HEWETT, L.J. & JONES, S.: *Adverse effects of reality orientation.* In: Journal of American Geriatric Society 37, 1989, *974-976.*
ERIKSON, E.: *Childhood and society.* New York 1963.
FEIL, N.: *Group therapy in a home for the aged.* In: The Gerontologist 7, 1967, *192-195.*
FEIL, N.: *A new approach to group therapy. The Tuesday Group.* Cleveland 1972, Film.
FEIL, N.: *A new life for Rose.* Cleveland 1973, Film.
FEIL, N.: *Living the second time around.* Cleveland 1974, Film.
FEIL, N.: *Looking for yesterday.* Cleveland 1978, Film. Auch: *Auf der Suche nach Gestern.* Deutschsprachige Nachvertonung, Wien 1994.
FEIL. N.: *The more we get together.* Cleveland 1980, Film.
FEIL, N.: *Group work with desoriented nursing home residents.* In: Social Work with Groups 5, 1982.
FEIL, N.: *Resolution: The final life task.* In: Journal of Humanistic Psychology 25, 1985, *91-105.*
FEIL,N.: *Validation: An empathetic approach to the care of dementia.* In: Clinical Gerontologist 8, 1989, *89-94.*
FEIL, N.: *Validation therapy.* In: P.K.H. Kim (Ed.): Serving the elderly. New York 1991.
FEIL, N.: *Validation therapy with late onset dementia populations.* In: G. Jones & B.M.L. Miesen (Eds.), Caregiving in dementia. London 1992a.
FEIL, N.: *V/F Validation: The Feil method (rev.ed.)* Cleveland 1992b.
FEIL, N.: *Sarah's choice.* Cleveland 1992c, Film.
FEIL, N. & FLYNN, J.: *Meaning behind movements of the disoriented old-old.* In: Somatics 4, 1983, 4-10.
FEIL, N., SHOVE, L. & DAVENPORT, S.: *Pilot study: A new approach for disoriented nursing home residents in a home for the aged.* Beitrag für die Internationale Gerontologische Gesellschaft, Puerto Rico 1972.

FRITZ, P.: *The language of resolution among the old-old. The effect of Validation therapy on two levels of cognitive confusion*. Beitrag zur Speech Communication Association, Chicago 1986.
GAJDUSEK, D.C.: *Hypothesis: Interference with axonal transport of neurofilament as a pathogenic mechanism in certain diseases of the central nervous system*. In: New England Journal of Medicine 312, 1985, *714-719*.
JONES, G.: *Remotivation in the aged*. In: Geriatric institutions 1985, *5-7*.
MILLER, N.L.: *Clinical aspects of Alzheimer disease*. Annals of Internal Medicine 109, 1988, *41-54*.
MORTON, I. & BLEATHMAN, C.: *Does it matter whether it's Tuesday or Friday?* In: Nursing Times 84(6), 1988, *25-27*.
NEUGARTEN, B.: *Dynamics of transition of middle to old age adaption and the life cycle*. Journal of Geriatric Psychiatry 1, 1970.
PEOPLES, M.: *Validation therapy versus reality orientation as treatment for the disoriented institutionalized elderly*. Unv.Diss., University of Akron 1982.
RUBIN, B.: *Burnout: Causation and measurement*. Univ.Diplomarbeit. Michigan State University 1982.
SELKOE, D.J.: *Amyloid protein and Alzheimer's disease*. In: Scientific American 1991, *68-76*.

A) MEDIZINISCHE FACHWORTE

Alzheimer'sche Krankheit
durch krankhafte Ablagerungen blockierter Kontakt der Nervenzellen
führt zu Gedächtnisschwäche, Orientierungsstörungen, Verfall der Persönlichkeit, spät einsetzende ab Ende 70
Aphasie
Sprachstörung
Arthritis
Gelenksentzündung
Arthrose
chronisch gewordene Gelenksabnutzung
Atheriosklerose, zerebrale
Verkalkung der Hirngefäße
Chronisch-organisches Hirnsyndrom
Schwachsinn aufgrund einer Erkrankung des Gehirns
Demenz
Schwachsinn
Depression
Bedrücktheit, Schwermut, oft verbunden mit Selbstvorwürfen
Hippocampus
zentraler Teil des Gehirns
Inkontinenz
Unvermögen, etwas zu halten (Harn, Stuhl, Gefühle, Worte)
Läsion
Verletzung
Neuron
Gehirnzelle
Osteochondron
krankhaftes Knochenwachstum
Osteoporose
altersbedingter Knochenschwund
Paget'sche Krankheit
krankhaftes Knochenwachstum
Psychotherapie
fachliche Hilfe zur eigenen Bewältigung von Lebenskrisen und Problemen
senil
alt, altersbedingt

B) FACHSPRACHE DER VALIDATION

Der Deutlichkeit halber werden die wichtigsten Begriffe englisch und deutsch angeführt

STADIEN

resolution phase of life	Aufarbeitungsphase	verarbeiten
maloriented	unglücklich orientiert	orientiert, aber mangelhaft oder unglücklich
time confused	zeitverwirrt	nicht mehr orientiert, Rückzug in die Vergangenheit
repetetive motion	sich wiederholende Bewegung	durch Sprachverlust Ausdruck in Bewegung, Rhythmus, Geräuschen
vegetation	Vegetieren	Vor-sich-hin-Dämmern, "lebende Tote"

TECHNIKEN

to center	zentrieren	Atemtechnik, um nicht eigene Gefühle oder Probleme mit denen der Klienten zu vermischen
to calibrate	einschätzen	genaue Beobachtung eines Klienten hinsichtlich Spannungszustand, sichtbaren Gefühlsregungen
to match	den Ton treffen	in der gleichen Stimm- und Gefühlslage ansprechen
to rephrase	umformulieren	zusammenfassen, unter Verwendung von Worten und Gefühlen des Klienten seine Gefühlslage ansprechen
to mirror	spiegeln	alle Lebensäußerungen des Klienten mit ihm wiedergeben

to use polarity	Polarität einsetzen	nach dem Gegenteil fragen
	polarisieren	nach Extremzuständen fragen
to use ambiguity	Mehrdeutigkeit einsetzen	unbestimmte Fürwörter anstelle von Unverstandenem einsetzen
preferred sense	bevorzugtes Sinnesorgan	jede Person bevorzugt das Sehen, das Hören oder das Spüren und kann daraufhin angesprochen werden, indem man entsprechende Wörter verwendet
face-to-face validation	Einzelvalidation individuelle Validation	eine validierende Pflegeperson beschäftigt sich mit 1 Klienten
group validation	Gruppenvalidation	Kommunikation in einer regelmäßigen Gruppe mit 6-8 Klienten
validation group	Validationsgruppe	
validation worker	Validations-Anwender/in	erste Ausbildungsstufe mit theoretischer und praktischer Prüfung
validation teacher	Validations-Lehrer/in	zweite Ausbildungsstufe, schließt Gruppenvalidation ein, Kurs
validation therapist	Validations-Experte/in	dritte Stufe, derzeit keine Ausbildung

C) THEORIEN, DIE IN DER VALIDATION VERWENDET WERDEN

Behaviourism
Verhaltensforschung, Verhaltenstraining
geht davon aus, daß Lebewesen durch Reize gesteuert werden, durch positive oder negative Konditionierung beeinflußt werden können, zB Pawlow'scher Hund

Erikson: Lebensphasen und Lebensaufgaben
Der Psychologe Erik Erikson schuf eine Theorie der Lebensphasen und der zu ihnen gehörenden Lebensaufgaben, die auf den Wechselbeziehungen zwischen unseren biologischen, mentalen und sozialen Fähigkeiten fußt.

LEBENSPHASE	*AUFGABE*	*FOLGEN DES SCHEITERNS*
frühkindliches Alter	vertrauen lernen	Mißtrauen ich bin nicht liebenswert
Kindheit	Regeln befolgen Selbstkontrolle	Scham, Schuldgefühl, Selbstvorwürfe
Adoleszenz	Identität finden Abnabelung, Rebellion	Unsicherheit, Rollenunklarheit, ich bin, wenn ich geliebt werde
erwachsen werden	Intimität lernen, für Gefühle, Erfolg, Mißerfolg	Isolation, Abhängigkeit
Lebensmitte	neue Aktivitäten entwickeln, wenn alte Rollen überholt	Stagnation Festhalten überholter Rollen
Alter	das Leben resümieren Integrität finden	Verzweiflung

zitiert nach Feil: Validation

Validation Training Institute, Inc., Naomi Feil
21987 Byron Road, Cleveland,
Ohio 44122, USA

European Office, Vicki de Klerk-Rubin
Stadionweg 50,
1077 SN Amsterdam, NL

1983 wurde das VTI mit einem Vorstand von Fachleuten aus verschiedenen Bereichen der Altenarbeit gegründet, um die Strukturen und die Unterstützung aufzubauen, die Naomi Feil für ihre sich ausbreitende Arbeit notwendig schienen. Sie leitet selbst die Einrichtung, die eine Non-Profit-Institution nach amerikanischem Recht ist. Seit 1983 hat das VTI daran gearbeitet, Ausbildungsprogramme und Prüfungsmodalitäten zu entwickeln, später auch Kriterien für Autorisierte Validations-Organisationen auf der ganzen Welt, die sich die Verbreitung und Sicherung der Validationsmethode in ihrem Land zur Aufgabe machen. Die Arbeit von VTI und allen nahestehenden Organisationen entspringt den Bedürfnissen der desorientierten Alten, ihrer Angehörigen und Pflegepersonen. Strukturell geht es vor allem darum, Idee und Wesen der Validationsmethode unabhängig von nationalen oder kulturellen Unterschieden sicherzustellen und vergleichbare Ausbildungsmodelle aufrecht zu halten.
Die Ziele des VTI sind, Information über Validation zu verbreiten und Möglichkeiten zu bieten, die Methode zu erlernen, vor allem aber sicherzustellen, daß Inhalt und Sinn gewahrt bleiben. Angesichts der rasanten Ausdehnung auf 3 Kontinenten ist es unmöglich, vom VTI aus alle Bedürfnisse von Interessenten zu befriedigen oder auch Ausbildung in den notwendigen Sprachen anzubieten.
Mit einem System autorisierter Validations-Organisationen, die vertraglich mit dem VTI verbunden sind, wurden Information, Ausbildung und Gewährleistung von Inhalten sichergestellt. Prinzipiell verfügt jede dieser Organisationen über zumindest eine Person, die ein qualifziertes Ausbildungsprogramm durchführen kann. Diese Organisationen verbreiten sowohl Informationsmaterialien des VTI in übersetzter Form als auch solche, die sie entprechend den lokalen Bedürfnissen selbst gestaltet haben. Jede Or-

ganisation hat ihr eigenes Gesicht, ihre eigenen Angebote und Dienstleistungen. Das VTI ist für Unterstützung und Beratung zuständig und kontrolliert die Qualität des Angebots.

Das Ausbildungssystem wurde vom Vorstand des VTI grundsätzlich dreistufig angelegt:

1.) Validations-Anwender/innen, die ausgebildet und berechtigt sind, Einzelvalidationen durchzuführen und die Methode mit ihren Grundprinzipien innerhalb der eigenen Institution zu vermitteln. Eine theoretische schriftliche Prüfung und eine Praxis-Demonstration, live oder per Videoaufzeichnung, und mindestens 6 Monate Arbeit mit Verwirrten sind neben der in der Ausbildung geforderten Praxis Voraussetzung zur Erlangung eines Anwender-Zertifikats.
2.) Validations-Lehrer/innen, die in der Kunst der Gruppenvalidation ausgebildet werden, mehr theoretischen Hintergrund vermittelt bekommen, und die Fähigkeit erwerben, Validation für die verschiedenen Zielgruppen zu präsentieren bzw. in Anwender-Kursen zu unterrichten. Sie brauchen eine abgeschlossene Anwender-Ausbildung, einen Lehrer-Kurs und eine theoretische und praktische Prüfung.
3.) Validations-Expert/inn/en (Therapists): für diese Stufe gibt es derzeit noch keine Ausbildung, verdienstvolle Validationslehrer/innen können nach 3 weiteren Praxisjahren ernannt werden. Sie sind ausgebildet und berechtigt, Lehrer-Kurse abzuhalten, und können auch eigenständig öffentliche Workshops halten.

Die anerkannten Expert/inn/en bilden Validations-Lehrer aus, die Lehrer/innen bilden die Anwender aus. Auf diese Weise kann das VTI Ausbildungsstandards garantieren, die Prüfungen sind auf der ganzen Welt gleich. Alle autorisierten Validations-Organisationen verpflichten sich, auf allen Ebenen nur vom VTI zertifizierte, anerkannte Ausbildner/innen einzusetzen, die Informationen über Validation klar, detailgenau und ohne persönliche Hinzufügungen weitergeben.

ALPHABETISCHES VERZEICHNIS DER AUTORISIERTEN EUROPÄISCHEN VALIDATIONS-ORGANISATIONEN

BELGIEN
Rhapsodie
28 rue de Facqz
B-1050 Brüssel
Tel 32-2-539 1204
Fax 32-2-538 2614

DÄNEMARK
Danish Validation Association
Thorsgade 8 A
DK 2200 Copenhagen
Tel 45-31-85 80 30

DEUTSCHLAND
Institut für Angewandte Gerontologie
Haubachstraße 8
D-10585 Berlin-Charlottenburg
Tel 49-30-341 5034
Fax 49-30-348 2303

Kuratorium Wohnen im Alter
Rathausstraße 36
D-82008 Unterhaching
Tel 49-89-66 55 8507
Fax 49-89-66 55 8546

FINNLAND
Tampere City Mission
Aleksanterinkatu 23 D
SF-331000 Tampere
Tel 35-831-122 878
Fax 35-831-480 612

FRANKREICH
Association pour la Promotion de la Validation-Therapy
Hopital Sebastopol
48 rue Sebastopol
51092 Reims cedex
Tel 33-26-40 73 38

NIEDERLANDE
Validation Training Institute, Inc.
Stadionweg 50
1077 SN Amsterdam
Tel/Fax 31-20-662 6913

Stichting Validation
Postbox 9012
7300 DP Apeldoorn
Tel 31-55-789 339
Fax 31-55-225 087

ÖSTERREICH
Validation Österreich
Zieglergasse 32
A-1070 Wien
Tel/Fax 0043-1-522 88 15

Österreichisches Institut für Validation
Dr. Hauptmann-Hermann Platz 6
A-9020 Klagenfurt
Tel 0043-463-24 80 83
Fax 0043-463-23 96 37

EUROPEAN VALIDATION ASSOCIATION (EVA)

Europäische Validations-Vereinigung
c/o Harald Hertwig, Präsident
Kuratorium „Wohnen im Alter e.V."
D 82008 Unterhaching, Biberger Str.50,
Tel 0049-89-66 55 85 07,
Fax 0049-89-66 55 85 46

Die Europäische Validations-Vereinigung (EVA) ist ein Zusammenschluß von autorisierten Validations-Organisationen aus verschiedenen europäischen Ländern, die 1993 über Initiative der Stichting Validation in Holland gegründet wurde.

Bei der Gründungskonferenz waren 9 europäische Länder vertreten: Belgien, Bundesrepublik Deutschland, Dänemark, Finnland, Frankreich, Großbritannien, Holland, Österreich, Schweden.

Statutenmäßig festgelegt wurde, daß EVA eine Stiftung nach holländischem Recht ist, ein mindestens dreiköpfiges Präsidium plus ein Vertreter des Validation Training Institute, und ein Vorstand, der aus Vertretern aller beteiligten Organisationen besteht. Für Länder mit mehr als einer autorisierten Validations-Organisation gilt ein (gemeinsam ausgeübtes) Stimmrecht.

Bisher gab es 3 EVA-Konferenzen:

- 1993 das Gründungstreffen in Eindhoven auf Einladung der Stichting Validation mit Hilfe einer EU-Subvention, bei dem Bert Jansen (NL), Ann Parr (GB) und Heinrich Hoffer (A) gewählt wurden, Vicki de Klerk-Rubin wurde VTI-Vertreterin,
- 1994 eine Konferenz in Wien, auf Einladung von Altern & Kultur – Validation Österreich mit Hilfe einer Subvention des Bundesministeriums für Umwelt, Jugend und Familie, bei der Harald Hertwig vom Kuratorium „Wohnen im Alter e.V." als Präsident gewählt und Job Moor als holländischer Vertreter ins Präsidium kooptiert wurden, und auch ein polnischer Vertreter teilnahm,
- 1995 die 3. Konferenz in Berlin auf Einladung des „Instituts für angewandte Gerontologie"

Aufgabenstellungen für die EVA sind nach wie vor

- die Festlegung eines europäischen Regulativs für Ausbildung und Zertifizierung entsprechend den VTI-Normen
- die Erstellung und Führung einer Liste aller zertifizierten Validations-Lehrer/innen Europas
- der Aufbau eines Archivs für alle Validationsdokumente aller beteiligten Länder plus einem Übersetzungsdienst
- die Arbeit an europäischen Forschungsprojekten in bezug auf Validation
- die Gewinnung der notwendigen Mittel für diese Projekte

IFAG

PHILOSOPHIE

Das Institut für Angewandte Gerontologie (IFAG) arbeitet seit langem an der Realisierung humaner Visionen einer innovativen Altenarbeit. Dies erfordert ein Umdenken und das Beschreiten neuer Wege. Das Ziel ist, ein tatsächlich lebenspraktisches, gesundes und soziales Versorgungsumfeld zu schaffen.

Das IFAG bietet unter anderem

- Aus- und Weiterbildung
- Serviceangebote
- Forschung
- Beratung
- usw

VALIDATION

Im Rahmen eines vom IFAG veranstalteten internationalen Kongresses in Berlin zu einer „innovativen Altenhilfe – Denkfabrik Altenarbeit“ stellten wir Validation nach Feil© vor und wurden selbst glühende Verfechter dieser Methode. Validation ist unserer Auffassung nach eine geniale Sicht- und Betreuungsmethode für demente Senioren.

Wir bieten als durch das VTI vertraglich autorisierte Organisation Workshops mit Naomi Feil, Kurse für Validations-Anwender und in Bälde für Validations-Lehrer.

Damit sind aber unserem Tatendrang und unserer Überzeugung über die Güte der Feil'schen Methode noch keine Grenzen gesetzt!

Wer sich also in Deutschland für die Validation interessiert und an der Altenhilfe Veränderungen vorzunehmen bereit ist, soll und kann sich mit uns in Verbindung setzen:

IFAG
Haubachstraße 8
D 10585 Berlin
Tel 030-34 150 34

KURATORIUM WOHNEN IM ALTER E.V.

Anerkannt durch das VTI (Validation Training Institute) Naomi Feils

- Ausbildungen
- Einführungsseminare
- Workshops
- Supervision

Als erstes anerkanntes Validations-Ausbildungszentrum Deutschlands können wir inzwischen auf mehrre Jahre Erfahrung bei Vaildation nach Feil© zurückblicken. Seit 1990 bieten wir Seminare und Workshops über Validation an. Wir arbeiten ausschließlich mit zertifizierten Validation-Trainern.

Selbstverständlich sind wir Mitglied in der *European Validation Association EVA.*

Informieren Sie sich unverbindlich über unsere Angebot!

Wir legenWert auf Qualität!

Bibergerstraße 50
D-82008 Unterhaching
Tel: 089-66 55 85 07
Fax 089-66 55 85 46

ÖSTERREICHISCHES INSTITUT FÜR VALIDATION

Partner des Validation© Training Institute (VTI), Inc., Ohio, USA
berechtigt in der Methode Validation nach Feil© auszubilden und zu zertifizieren.
Mitglied der European Validation Association (EVA)

Wir bieten:

1. **Informationsmaterial über Validation**
2. **Validations-Präsentationen**
3. **Validations-Einführungsseminare, auch individuell auf Institutionen abgestimmt**
4. **Systematisch aufbauende Ausbildungsprogramme**
   - Grundbaustein: Validations-Anwender/in, berechtigt Einzelvalidation anzuwenden (1 Jahr)
5. **Vorläufige weitere Ausbildungsstufen in Zusammenarbeit mit dem VTI:**
   - Praxisanleiter/in für Einzelvalidation in Institutionen (1/2 Jahr)
   - Trainer/in für Einzelvalidation in Institutionen (1/2 Jahr)
   - Validations-Lehrer/in (insgesamt 2 Jahre), Anwendung von Einzel- und Gruppenvalidation
   - Validations-Berater/in für Angehörige und/oder Angehörigengruppen 1/2 Jahr)
   - Validationstherapeut/in bzw. Validation-Master/Expert (insgesamt 3 Jahre)
6. **Co-Trainings zum Erwerb von Lehrbeauftragungen**
7. **Validations-Supervisionen und -Praxisanleitung**
8. **Validations-Angehörigenberatung**
9. **Mitwirkung bei Projekten und Forschung**

ÖIV – Sekretariat:
Dr. Hauptmann-Hermann-Platz 6
A – 9020 Klagenfurt
Telefon: +43 463 248083
Fax: +43 463 239637

VERZEICHNIS LIEFERBARER TITEL 1996

Poster **VALIDATION**
Stadien und Techniken nach Feil
50x36 cm, 2fbg, S 20.- plus Versandspesen

Naomi / Ed Feil
LEBE DEIN ALTER(N)
Videokassette VHS, ca.24 Minuten,
deutschsprachiger Sprechertext
S 500.- plus Versandspesen

AUF DER SUCHE NACH GESTERN
Videokassette VHS, ca 27 Minuten, deutschsprachiger Sprecher/innentext
S 400.- plus Versandspesen

Heinrich Hoffer und Eva Ribarits (Hg.)
ALTERN UND/MIT/HAT **KULTUR**
Almanach zum Jahr der Älteren 1993
158 Seiten, Fotos W.Puchner, broschiert,
im Direktbezug S 220.- plus Versandspesen
Buchhandels-Ladenpreis S 248.- (Fachbuch-Rabatt 30%)

Naomi Feil
VALIDATION -- EIN NEUER WEG ZUM VERSTÄNDNIS ALTER MENSCHEN
im Direktbezug S 195.- plus Versandspesen
Buchhandels-Ladenpreis S 218.-
(Fachbuch-Rabatt 30%)

ALTER EGO
Magazin für das Altern, für aktivierende Alten- und Gemeinwesenarbeit – in Österreich und im restlichen Europa. Berichte, Fachartikel, Information, Termine, Service. Ca 30 Seiten A4 broschiert. Erscheinungsweise 4mal jährlich. Einzelpreis 50.-, Jahresabo (4 Ausgaben) 150.-, für Mitglieder von Altern & Kultur gratis.

BÜCHER, VIDEOS, ZEITSCHRIFTEN, LEHRMATERIALIEN
bei Altern & Kultur,
A 1070 Wien, Zieglerg. 32, Tel./Fax: 522 88 15

BESTELLUNGEN

Österreich, Schweiz, etc.: *Bürowerkstatt*, A-1220 Wien, Dr. Otto Neurathgasse 1 **Deutschland:** *Waschzettel-Buchversand Alexander Möckl* D 86153 Augsburg, Argonstr.2 1/2, Tel.(06) 0821 56 30 80, Fax 555 707

ALTERN & KULTUR – VALIDATION ÖSTERREICH

Altern & Kultur ist ein gemeinnütziger Verein mit den Zielen

- etwas an der vorherrschend negativen gesellschaftlichen Bewertung von Altern und Alter in Bewegung zu bringen
- Theorie und Praxis, Wissenschaft und Kultur unter einem Dach zu vereinen
- durch generationsübergreifende Arbeit der zunehmenden Entfernung zwischen den Altersgruppen entgegenzuwirken.

Dazu gibt es die Arbeitsfelder WISSENSCHAFT und FORSCHUNG, ALTENKULTUR, VERANSTALTUNGEN, GEMEINWESENORIENTIERTE ALTENARBEIT und VALIDATION ÖSTERREICH. Zu unseren Aktivitäten gehören eine Senioren-Theater-Gruppe, die Dichter-Gruppe AKU, gehören Schulveranstaltungen in Zusammenarbeit mit dem Österreichen Kulturservice und der Bundesakademie für Sozialarbeit, mit der gemeinsam wir auch am Projekt „Eigenverantwortlich älter werden in Großwohnanlagen“ mitarbeiten. Wir arbeiten auch im „Europäischen Netzwerk Erinnerungsarbeit“, v.a. mit Age Exchange London auf dem Gebiet von Ausstellungen und der gemeinsamen Arbeit von jung und alt, haben seit 1990 einen Kooperationsvertrag mit dem VTI sowie Autorenverträge mit Naomi und Ed Feil, und sind Gründungsmitglied von EVA.
Aus der Praxis mit zahllosen Anfragen heraus bereiten wir gerade Angebote auf dem Beratungs- und Supervisions-Feld, spezialisiert für die Altenarbeit vor, kombiniert mit der Zeitschrift „alter ego“.
VALIDATION entspricht allen unseren Zielen. Seit fünf Jahren veranstalten wir Workshops und öffentliche Präsentationen mit Naomi Feil und verlegen ihre Bücher und Videos. Im Lauf der Zeit sind Supervisionen - zur Qualitätssicherung - und die Ausbildung von Validations-Lehrer/innen dazugekommen, deren erster Jahrgang im Februar 1996 zertifiziert wird. Die Form der Ausbildung hat sich vom Rollenspiel im Workshop zur Praxis mit real Altersverwirrten im Heim verlagert.
Derzeit bieten wir pro Jahr den kompletten Zyklus in zweitägigen Seminaren in immer anderen Bundesländern an: Einführungs-Workshop - Aufbau-Workshop - Workshop Gruppenvalidation, immer möglich Supervision und öffentliche Vorträge, und tragen Informationen zu diesen Themen in die Öffentlichkeit.

Wenn Sie Interesse an unserer Arbeit haben, freuen wir uns auf Nachrichten, Kritiken, Vorschläge und Ihre Mitarbeit!

A 1070 Wien, Zieglerg.32,
Tel./Fax (0043 1) 522 88 15